이 책이 많은 사람들에게 읽혀 이 시간에도 고통스러운 병마와 싸우고 있는 환자들과 이들을 위해 최선을 다하고 있는 의료진들과 환자 가족들에게 큰 용기와 희망을 주는 계기가 되기를 바랍니다.

_____ 님께

_____ 드림

난치병은 있어도
불치병은 없다

난치병은 있어도 불치병은 없다

2013년 2월 10일 초판 인쇄
2013년 2월 15일 초판 발행

저　　자	박병준
발 행 인	이승수·배영환
편 집 책 임	김지훈
디 자 인	김영선·김선영·안소희
교정·교열	배규호
마 케 팅	박영철·나영주·홍성용
발 행 처	도서출판 의학서원
등 록 번 호	제406-00047호 / 2006.3.2
주　　소	서울시 마포구 동교로 12길 36 진성빌딩 3층(서교동 383-2)
	Tel 02) 2637-4806, 4863　　Fax 02) 2637-4807
홈 페 이 지	www.dhsw.co.kr
E - m a i l	bookkorea1@hanmail.net
정　　가	15,000원
I S B N	978-89-93153-52-1 03510

불법복사는 지적재산을 훔치는 범죄행위입니다.
저작권법에 의하여 무단전재와 무단복제를 금합니다.
이를 위반할 시에는 처벌을 받게 됩니다.

난치병은 있어도 불치병은 없다

박병준 지음

파킨슨병, 파킨슨 증후군 어떻게 할 것인가?

도서출판 의학서원

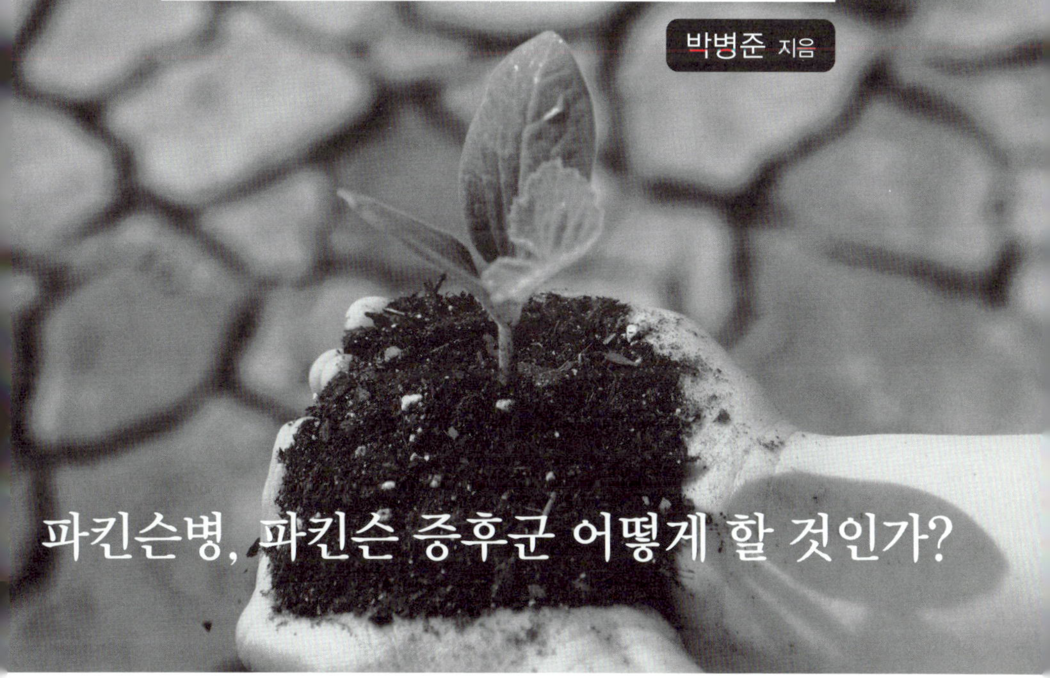

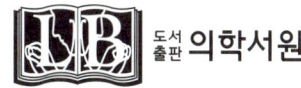

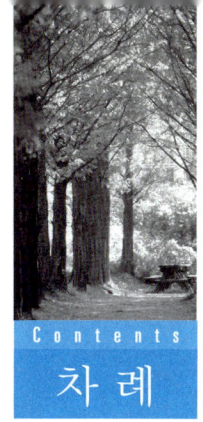

차 례

추천사 • 6
머리말 • 8

PART 01
파킨슨병 치유
1장 파킨슨병 치유에 대하여 • 14

PART 02
파킨슨병
1장 파킨슨병이란? • 18
2장 파킨슨병의 원인 • 20
3장 파킨슨병의 분류 및 평가 방법 • 28

PART 03
파킨슨병의 증상과 진단
1장 파킨슨병의 증상 • 36
2장 파킨슨병의 진단 • 46
3장 파킨슨병과 본태성 떨림 • 52

PART 04
파킨슨병의 치료

- 1장 서양 의학적 치료 · 56
- 2장 한의학적 치유 · 61

PART 05
파킨슨 증후군

- 1장 파킨슨 증후군이란? · 64
- 2장 파킨슨 증후군의 특징적 증상 및 증후 · 68
- 3장 치료 방향 · 70

PART 06
파킨슨병 환우들의 일상생활

- 1장 파킨슨(난치병)치료 5정(五正)요법 · 73
- 2장 낙상 방지를 위한 일상생활 · 103
- 3장 적정체중 유지하기 · 105
- 4장 적정한 식사 · 106
- 5장 심리적 안정 찾기 · 107
- 6장 변비 대처하기 · 109
- 7장 요가아사나 · 111

PPART 07
파킨슨병의 학문적 연구 방향

- 1장 임상 연구 결과 · 128
- 2장 도파민측정 결과 · 130
- 3장 면역 형광 염색에 의한 뇌의 흑질 상태 비교 · 131

4장 헤파드 복용에 의한 파킨슨병 치료 패턴 • 132

5장 파킨슨병 치료에 대한 환우들의 유효성 평가 • 135

6장 학문적 연구 방향 및 성과 • 142

PART 08
파킨슨병 치료 사례

1장 치료 과정별 사례 • 164

2장 환자 유형별 사례 • 169

3장 치료 과정 점검표 참고 사례 • 172

4장 내원 환자 중 표본 7명의 통계 사례 • 76

5장 노년 발병 환우 치료 사례 • 178

6장 조기 발병 환우 치료 사례 • 181

7장 환우들에게 용기를 주는 사례 • 184

8장 파킨슨병 환우들의 글 • 217

PART 09
연구 과정

1장 외국인 환자 유치 의료기관 등록(제 0344 호) • 240

2장 파킨슨병 관련 특허 및 상표등록과 향후 과제 • 242

3장 특발성 파킨슨병/ 파킨슨 증후군 환자 7례의 치료 경과 사례 • 246

4장 '5정요법'에 의한 파킨슨병 치료 종결의 1례에 대한 고찰 • 269

부록

- 사진 모음 • 289
- 색인 • 291

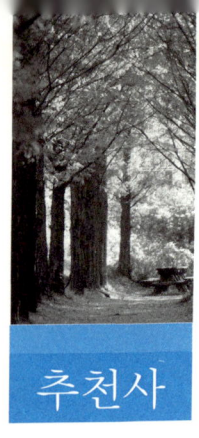

추천사

　과학기술의 발달로 인해 세계는 이제 하나의 시대로 되어 가고 있습니다. 서양에서 새로운 것이 나오면 곧바로 동양에도 등장하고, 마찬가지로 동양에서 유행하면 금방 서양에도 전해지고 있습니다. 의료 역시 국민적 요구와 다양한 환경적 요인으로 인하여 동양 의학과 서양 의학을 접목시킨 '동서의학 협진' 시스템이 서서히 진행되고 있습니다. 또한 국내외적으로는 세계무역기구(WTO)라는 세계 협약에 직면하고 있습니다. 이제는 사람의 생명을 다루는 의료마저도 경제적 논리라는 거대한 거미줄 상에 놓여 그야말로 '생존'하여야 하는 현실입니다.

　현재 한의학계에서는 "과거 동물원에서 이제는 정글 사파리로 변한 환경을 어떻게 이해하고 대처하여야 하는가?"라는 주제로 수많은 정책 과제 세미나가 열리고 있으며, 정부 역시 해마다 한의학의 세계화와 과학화를 위하여 보건복지부를 비롯한 다양한 부처에서 노력을 전개하고 있습니다. 특히 2013년은 《동의보감(東醫寶鑑)》이 탄생된 지 400주년이 되는 해로서 우리 모두가 우리의 전통의학인 한의학을 심도 있게 재조명해 보는 시간을 가져야 할 것 같습니다.

　그런데 이러한 현실적 인식과 시스템 점검은 우리의 문제를 해결해 줄 수 있는 기반 조성에 매우 중요한 사항이지만, 우리에게 더욱 중요한 것은 바로 한의사들의 깊이 있는 연구와 학습 자세라고 생각합니다. 제 자신도 "과연 그런 노력을 하였는가?"라는 자문에서 결코 자유롭지 못하다는 점에서 이 책을 읽는 동안 만감이 교차하였습니다.

　한 사람이 장인이 되기 위해서는 적어도 1만 시간의 노력이 필요하며,

노벨상을 받으려면 적어도 25년 이상을 한 연구에 집중하여야 한다고 합니다. 이는 인내와 노력이 없으면 어떤 분야에서든 장인이 되기 힘들다는 사실을 간접적으로 시사해 주는 말입니다. 이런 통계 수치를 알면서도 졸업 후 과연 몇 퍼센트의 한의사들이 이런 노력을 기울일까요?

그러한 점에서 박병준 박사님의 노력에 경의와 찬사를 보냅니다. 다른 한의사들이 졸업 후 기존 임상에 안주하고 있을 때, 박병준 박사는 파킨슨병에 대한 끊임없는 연구를 통하여 오늘의 출간에 이르렀다는 점에서 대학교수인 저 자신에게 반성의 기회와 더불어 잔잔한 감동을 주었습니다.

이 책에서는 파킨슨병, 파킨슨 증후군에 대하여 동서의학적 차원에서 정리 고찰하여 전문가 뿐만 아니라 일반인들이 쉽게 이해할 수 있게 기술하고 있습니다. 특히 한의학 부분에서는 장기간의 임상 경험을 바탕으로 새로운 처방을 개발하여, 현재 특허를 보유하고 있을 정도로 심도 있는 임상 연구가 이루어짐에 따라 파킨슨병, 파킨슨 증후군에 대한 한의학적 임상 지침서로 전문가인 한의사들에게도 적극 권하고 싶습니다. 아울러 현재 사용하고 있는 한약재 역시 지식경제부가 지원하는 TBRC의 약물 안정성 센터의 검사와 전문가의 검증을 마친 안전한 한약을 사용한다는 점에서도 한의사로서 저자의 의식 있는 노력을 엿볼 수 있습니다.

이 책의 출간을 다시 한 번 축하드리며, 저자께서는 향후에도 파킨슨병, 파킨슨 증후군으로 고통 받는 환자와 가족들에게 새로운 희망과 용기를 줄 수 있는 한의사로서 늘 곁에 있어 주시길 바랍니다. 아울러 이 책의 출간이 한의사들에게는 임상 지침서로, 본인에게는 한 단계 더 큰 세계로 나아가는 도약의 기회가 되길 진심으로 기원합니다.

김동희
난치성 면역질환 동서생명의학연구센터 센터장
대전대학교 한의과대학 교수

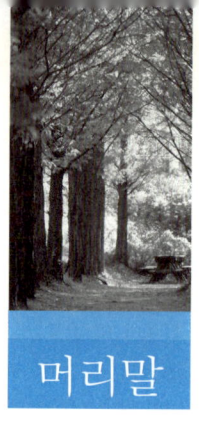

머리말

파킨슨병은 65세 이상의 인구 중 약 1%가 앓고 있는, 만성 퇴행성 신경변성 질환이다. 우리나라에는 약 30만~40만 명의 환우가 있는 것으로 알려져 있다. 특히 우리나라는 세계에서 가장 빠른 속도로 고령화가 진행되고 있다. 우리나라는 2016년에는 14세 이하의 유년인구보다 노년인구가 많아지며, 2026년에는 노년인구가 전체 인구의 20% 이상을 차지하는 초고령사회에 진입하게 된다. 이러한 사회적인 현상으로 인해 파킨슨병의 발병률 및 유병률은 계속 증가할 전망이다.

이 질환은 뇌의 흑질(substantia nigra) 치밀 부의 도파민성 신경세포 사멸이 특징적이며, 그 결과 선조체(stiatum) 내 현저한 도파민 결핍으로 인해 안정 시 진전, 운동지연, 근육경직, 자세 불안정 등의 증상을 나타내게 된다. 초기에는 생활에 지장을 주지 않지만 점점 더 진행되면서 환우 본인은 물론이고 가족에게도 많은 괴로움을 주는 질환이다.

현재까지 도파민의 전구물질인 레보도파(levodopa)를 이용한 도파민 대체요법이 가장 효과적인 치료법이지만 3~5년 장기 복용 시 약물효과 시간이 점점 짧아지거나(wearing-off), 약물의 효과에 대한 운동조절 기능의 변동이 심해지는 현상(on-off 현상), 이상운동증(diskinesia), 환각, 환시 등의 부작용이 발생한다. 이로 인한 환우들의 불편함, 심한 고통과 절망감은 말로 표현할 수 없을 정도이다.

저자는 1995년 이후 난치병에 관심을 가지고 수많은 시행착오를 겪으며 지속적으로 연구해 왔다. 특히 파킨슨병에 대해 관심을 가지고 동서양의 논문, 서적 등을 참고하고 난치병 관련 전문가들의 견해를 참조

하여 임상에 접목시킨 결과 도파민 제제의 단점을 보완하고 환우들의 삶의 질을 향상시킬 수 있는 부분들이 도출되었기에 이를 책으로 엮어 보았다.

한의학적인 5정요법(正食, 正體, 正飮, 正血, 正心)과 요가아사나(yoga asana) 등은 지금까지 시도한 여타의 방법보다 효과적이었다.

그러나 아직 부족한 부분이 많으며, 위 질환의 전문가들의 의견과 다른 부분이 있을 수 있다. 향후 더 많은 수정과 보완이 이루어져야 한다. 이 책에 기재되지는 않았지만 가능성 있는 방법들이 존재하나 법과 제도적 한계, 경제적 지원 문제 등으로 연구단계에 있다. 그 외 학계의 약물요법, 수술요법, 줄기세포 이식, 근육세포의 신경세포 분화적용 등 여러 가지 방법이 연구되고 있다.

지금까지 파킨슨병에 대한 서적들은 너무 간략하거나, 양이 너무 방대하거나 지나치게 전문적인 면이 많았다. 특히 한의학적인 관점의 기술이 다소 부족한 실정이었다. 저자는 한국인의 실정에 부합하고 파킨슨병 전문가나 환우들이 본 질환을 이해하기 쉽게 집필하였다. 또 하나는 흩어져 있는 의안, 논문이 후학에게 약간이라도 참고가 되기를 바라는 의도가 있다. 부족한 부분이나 미진한 부분들은 제현들의 첨삭을 바란다.

저자는 파킨슨병 환우들의 카페에 들어가 안타까운 사연들을 볼 때마다 의자(醫者)로서 연민과 고통을 느낀다. 하지만 "유병즉 유법(有病則 有法)"이라 아무리 어려운 질병이라도 치료법은 반드시 있다는 것이 한의사로서, 파킨슨병 전문가로서 저자의 사명감이다. 단지 그 치료법에 얼마나 정확히 근접하느냐의 문제만 남는다. 파킨슨병 환우들과 보호자들을 위하여 정부기관, 연구단체, 의료인, 과학자들의 더 많은 관심이 필요하다.

이 책이 발간되도록 도와주신 모든 분께 감사드리며, 정신을 깨우쳐 주신 두 분 스승님, 학문의 길을 지도해 주신 대전대학교 한의과대학 김동희 교수님, 박상채 박사님, 김용범 박사님, 윤봉한 전문의님, 행공동작의 드로잉을 도와준 박성희 양, 요가 아사나 편집을 도와준 이수련님, 사)아헹가 요가협회장 현천 스님, 교정을 도와준 김혜영 팀장, 허윤희 팀장, 미호꼬 팀장, 지금까지 파킨슨병에 대해 연구해 오신 의사, 과학자, 한의사 분들께 지면으로나마 진심어린 감사의 말을 전한다.

마지막으로 도서출판 의학서원 이승수 사장님과 편집진에게도 깊은 사의를 표한다.

한의학 박사 일보(一步) **박병준** 拜上

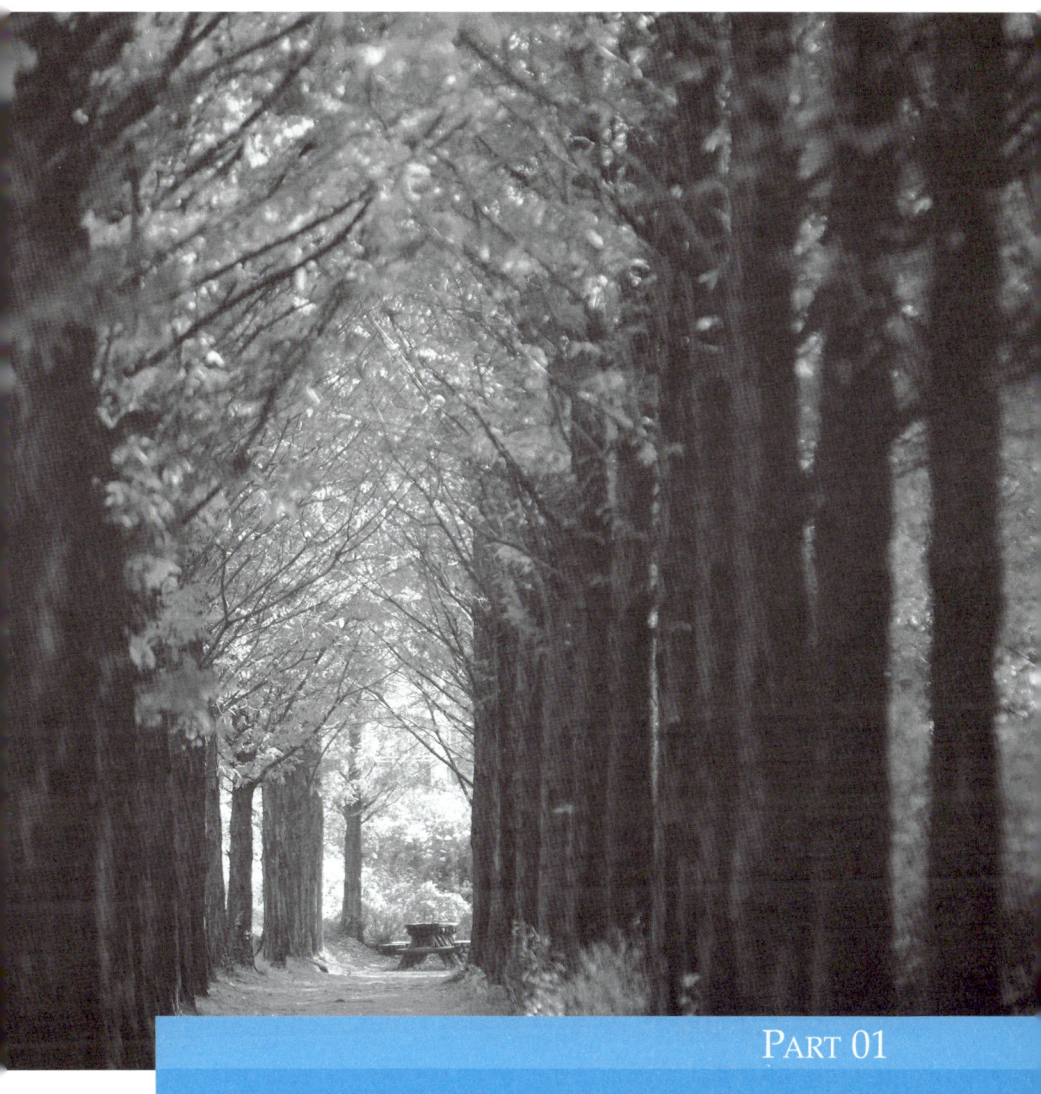

PART 01
파킨슨병 치유

01
파킨슨병 치유에 대하여

영진한의원에 내원하는 환우 분들로부터 자주 접하는 질문 중 하나가 "만약 양약을 복용하지 않는다면 진행이 더 빨라지거나 치료시기를 놓치는 것이 아닌가?"에 대한 것이다. 이에 대한 답은 현재 환우 분들이 복용하고 있는 양약(도파민 제제)의 시판을 허가한 나라의 견해를 보면 될 것이다.

미국 파킨슨병 질환 협회(APDA : American Parkinson Disease Association)의 공식견해로는 현 시판 중인 어떠한 양약도 진행을 느리게 해주지는 못한다고 확인하고 있다. 즉, 약을 복용함으로써 얻는 것은 증상의 일시적인 완화이며 일정한 기간 이상 복용 시 부작용이 일반적이라고 기술하고 있다. 다시 말하면 레보도파를 늦게 복용한다고 하여 진행이 더 빠르게 되거나 치료시기를 놓치는 것이 아님을 의미한다. 실제로 미국 국립보건원(NIH : National Institute of Health)에서도 양약 복용에 대해서, 일상생활에 지장을 줄 때 최소 용량부터 시작하거나 또는 도파민 효현제부터 시작하기를 권고하고 있다.

진단적인 면에서도 파킨슨병은 전적으로 3대 증상 중 2가지 또는 3가지 이상의 임상적 증상에 의거하여 전문가가 진단하며 어떠한 검사 결과로도 이를 확진하지 못한다고 되어 있다.

파킨슨병이나 파킨슨 증후군은 난치성 질환이다. 쉬운 질병은 그대로 있어도 자연적으로 치유된다. 약간 어려운 병은 수개월 동안 전문인에 의한 치료가 필요하다. 그러나 난치병은 기간에 구애 없이 환자, 보호자, 의료진 간의 신뢰를 바탕으로, 할 수 있는 최선을 다한 후에 결과를 기다릴 뿐이다.

파킨슨병이나 파킨슨 증후군은 뇌라는 불가역적인 신경의 만성퇴행성 질환이다. 정상인도 자연적으로 10년에 5%의 흑질이 파괴되어 죽어간다. 그러나 파킨슨병은 2~5배, 파킨슨 증후군은 4~10배의 속도로 흑질이나 기저핵이 사멸된다. 파킨슨병의 증상이 시작되면 이미 흑질의 60% 이상이 사멸한 상태이다. 그 나머지 살아 있는 흑질이 더 이상 빠른 속도로 사멸되지 않도록 하는 것이 일차적인 목표이다. 그러나 현재 어떠한 서양 의학적 치료로도 진행을 멈추거나 느리게 하지 못하고 있는 실정이다.

하지만 파킨슨병 치유한약인 헤파드(Hepad : Healing herbmedicine of Parkinson Disease)의 일차적인 동물모델실험과 본원의 임상치료사례 등에서 진행을 멈추게 하는 부분이 도출되고 있다. 이는 모든 환우와 보호자분들이 영진한의원을 신뢰해 주시고 지극히 치료에 임해 준 덕택이라 생각한다.

영진한의원을 신뢰하시고 파킨슨병 치유를 위해 내원하여 주시는 환우 분들에게 다시 한 번 고개 숙여 감사드린다.

지금 이 시간에도 영진한의원 의료팀은 더 나은 파킨슨병 치유를 위한 연구에 매진하고 있다. 건의사항이나 본원에 조언을 해주실 분들의 글을 기다리고 있다. 부족한 부분, 잘못된 부분에 대하여 많은 고언을 부탁드린다.

영진한의원에 내원하시는 환우와 보호자님!

용렬한 한의사 한 사람의 힘만으로는 치료가 종결되거나 호전되지 않습니다. 정확한 기간을 정해서 환자분이 언제까지, 어떤 증상이, 어떻게 호전된다고 말씀드리지는 못합니다. 파킨슨병에 대한 헤파드(Hepad)의 객관성이 있기 위해서는 적어도 6개월 이상 치료가 되어야 판단이 가능해집니다. 치료시작 3개월 경과 중 30%는 호전반응이, 40%는 무반응, 30%는 더 악화됩니다. 악화의 원인은 호전반응, 명현반응, 한약과 양약의 약물상충현상 때문입니다. 악화되는 경우 3개월까지 좋아지는 반응이 없다면 저의 능력이 미치지 못함입니다.

또한 오시는 모든 분들이 반드시 호전된다고 장담할 수 없습니다. 100인 100색인 환자의 상태가 다르며, 어떻게 보면 이 부분은 다분히 신의 영역이기도 하기 때문입니다. 환자 상태와 기후 상태, 양약 처방의 변동, 환자분의 심리적 변동에 따라 일부 기간에는 악화되기도 합니다. 다만 그 기간이 개개인의 조건에 따라 짧아지기도 합니다.

영진한의원에서 치료 중인 모든 환우 분들이 계속적으로 호전만 되는 것은 아니었습니다. 호전되기도 하지만 일시적으로 악화되기도 합니다. 그렇지만 진행이 느려지거나 멈추는 방향성만은 확실합니다. 나약한 인간이지만 신의 영역인 뇌의 가속적인 노화에 도전함에 있어, 정말이지 지극한 정성을 다한다면 충분히 가능한 일이라 생각합니다.

영진한의원에서는 환우나 보호자 분들을 위해

1. 우선 헤파드(Hepad)의 더 나은 처방을 연구하고 있습니다.
2. 공통적인 부분을 도출해 부담 없는 의료비가 되도록 노력하고 있습니다.
3. 경제적인 여건이 어려우신 환우 분의 경우 관련기관이나 협회의 공식적인 협조요청에 의해 도움을 주도록 하고 있습니다.

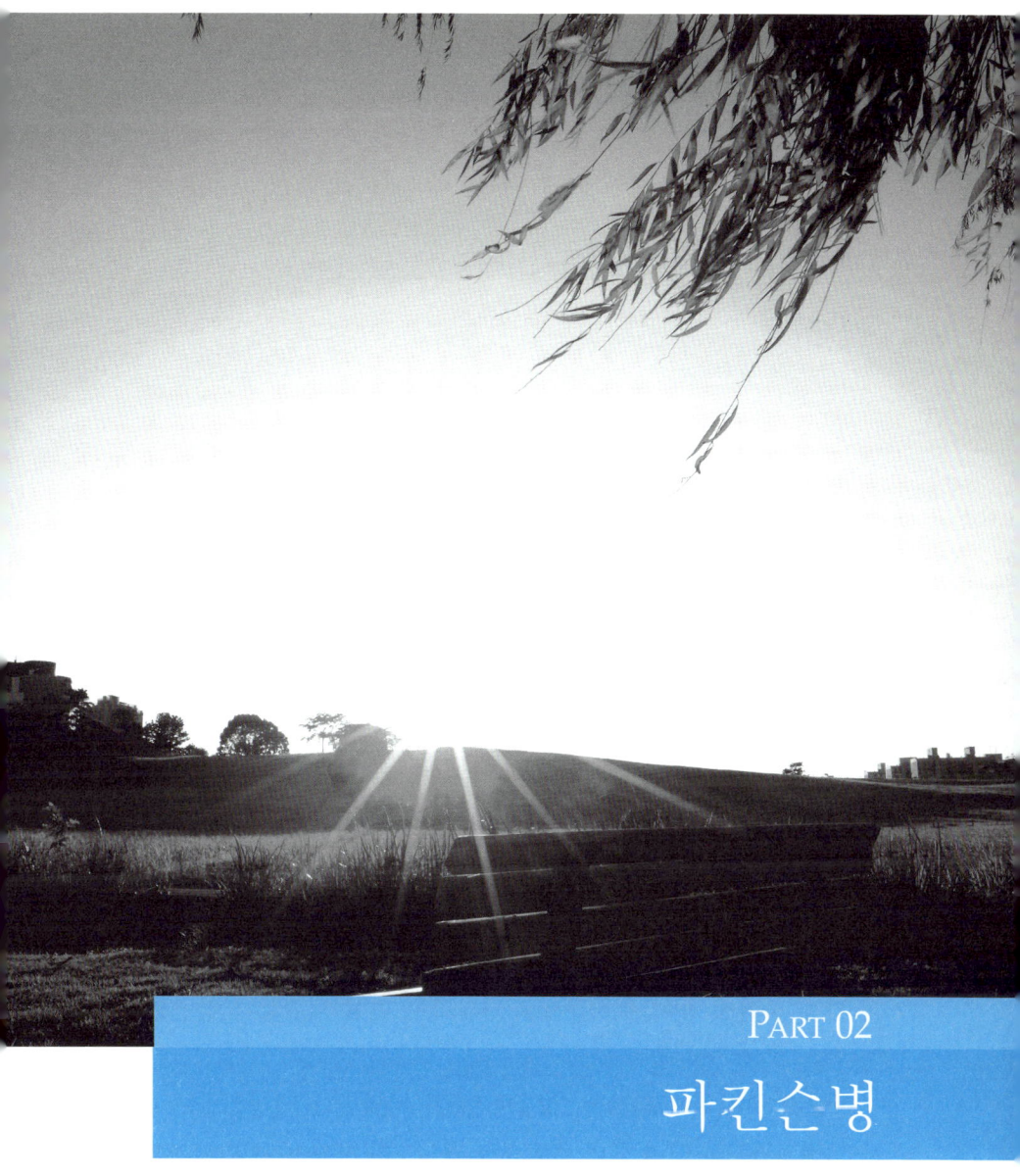

PART 02
파킨슨병

01
파킨슨병(Parkinson's Disease)이란?

1817년 영국의 의사인 제임스 파킨슨(James Parkinson, 1755~1824)은 진전, 경직, 서동 등 비슷한 증상을 보이는 6명의 환자들을 관찰하고 이에 대해 '떨리는 마비(Shaking Palsy)'라는 병명을 붙여 이 질환을 최초로 기술하였다. 그 후 프랑스 의사인 장 마르탱 샤르코(Jean Marie Charcot)가 파킨슨의 이름을 따서 파킨슨병이라 이름 붙였다.

파킨슨병은 뇌의 흑질(substantia nigra)에 분포하는 도파민성 신경세포가 점차 소실되어 발생하며, 그 결과 선조체(striatum) 내에 도파민 결핍이 현저하게 일어난다. 그리고 안정 시 진전, 근육경직, 운동완만(운동느림) 및 자세 불안정 등이 특징적으로 나타나는 만성 퇴행성 신경변성 질환이다.

정상적인 경우에 흑질은 10년에 5%가 사멸한다. 정상적인 노화과정에 의해 120살이 되면 뇌내 흑질의 신경세포가 60%가 사멸하고 40% 이하만 남게 된다. 이때 비로소 파킨슨병 특유의 증상이 출현하게 된다. 즉, 현재 파킨슨병의 증상이 나타난다면 이미 뇌 흑질이 40% 이하만 남아있으며 뇌 흑질의 나이가 120살을 넘어가고 있음을 의미한다. 또 다른 관점에서 심신(心身)이 지나친 과로(過勞)를 받게 되고 이를 이겨내지 못하면, 선후천적으로 흑질이 약점인 사람들은 나이에 무관하게 파킨슨병이 발병하게 된다. 즉 몸은 생물학적인 현재의 나이이지만 뇌의 나이는 이미 120살을 넘어가고 있는 것이다. 우리나라 파킨슨병 환우들의 평균 발병나이는 64.1세이며 65세 이상의 인구 중 약 1%가 이 질환을 앓고 있다. 현재 약 30만~40만 명의 환우들이 있을 것으로 추정하고 있다. 그러나 인구의 고령화로 인하여 파킨슨병의 발병률과 유병률은 점차 증가하고 있는 추세이다.

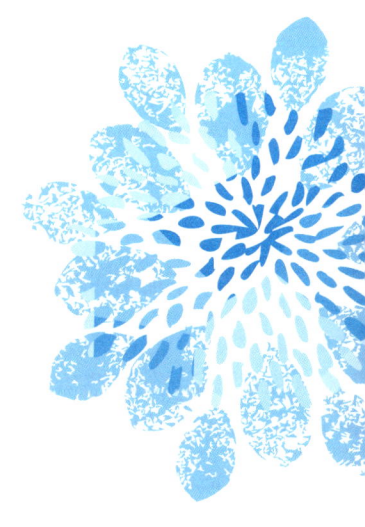

02 파킨슨병의 원인

1. 서양 의학적인 원인

파킨슨병은 뇌의 흑질에 도파민성 신경세포의 사멸과 이로 인한 도파민이라는 신경전달물질이 감소되어 나타난다. 파킨슨병은 사망한 파킨슨병 환우들의 뇌에서 흑질의 사멸과 도파민의 감소를 발견하게 되면서 치료 방법에 일대 전환점을 가지게 되었다.

도파민의 감소는 생성 자체의 감소와 생성된 도파민의 급속한 산화, 분해의 두 가지가 원인이다. 도파민이 감소하면 선조체로부터의 운동 명령이 잘 전달되지 않으므로 몸의 움직임이 자유스럽지 못하게 된다. 그렇기 때문에 특징적인 증상이 나타난다. 흑질은 대뇌에 싸여 있는 중심부의 작은 영역으로 특이한 검은 색소가 다량 분포되어 있다. 이 영역을 흑질 치밀부라 한다. 흑질 치밀부는 도파민 생성에 관여를 한다. 한편 색소가 빈약한 부위는 망상부라 하며 가바(GABA : Gamma Amino Butyric Acid)의 생산에 관여한다.

파킨슨병이 진행된 환자의 경우 뇌의 형태학적인 면은 정상이나 흑질의 검은 색소가 없어진 것을 발견할 수 있다. 이 부분은 흑질 세포의 변형으로 어이지게 되며, 이로 인해 도파민이 적어져 특징적인 증상이 나타나게 된다.

파킨슨병으로 사망한 환자는 흑질의 변형되지 않은 세포 중 레비소체(lewy body)들이 관찰되는데, 이 세포 발현은 파킨슨병의 중요한 특징이

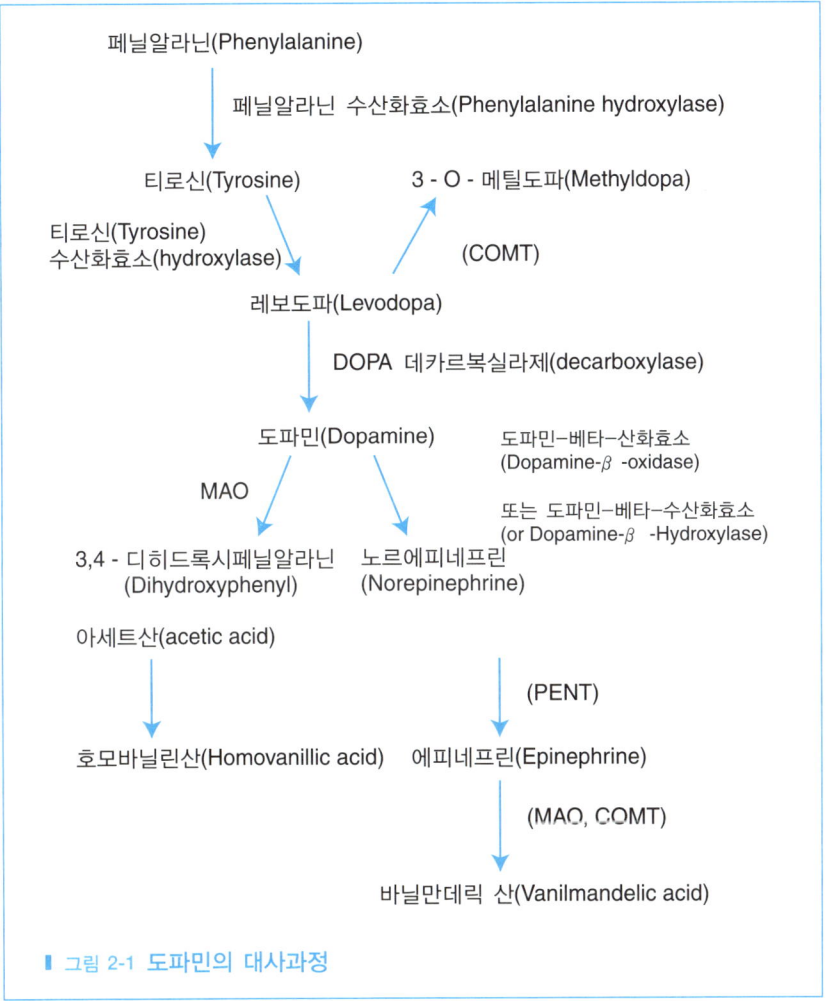

▌ 그림 2-1 도파민의 대사과정

다. 즉 신경세포의 사멸 과정 중 레비소체가 형성되는 것으로 보고 있다.

　신경세포의 사멸은 도파민 신경세포의 축삭 말단에서부터 시작된다. 축삭 말단이 파괴되면서 단백질 혼합체가 형성되는데, 이 성분의 구성체들이 알파-시뉴클레인(alpha-synuclein)과 유비퀴틴(ubiquitin) 등이며 이들은 레비소체를 구성하는 것으로 알려져 있다. 레비소체의 생성은 흑색질 도파민성 세포의 축삭돌기 말단에서 시작한 퇴행성 변화가 세포체의 역방향으로 진행이 이루어지며 결국 세포의 사멸이 초래되는 것으로 추정하고 있다.

　여기에서 알파-시뉴클레인은 파킨슨병이 유전인자와 관련될 수 있음을 제시해 주고 있다. 그러나 파킨슨병과 유전인자와의 관계는 아직까지 명확하지 않다. 파킨슨병을 일으키는 유전자인 알파-시뉴클레인의 발견 이후, 파킨슨병과 관련된 "PARKIN" "UCH-L1", "DJ-1", "Pink-1", "Nurr-1" 등의 단백질이 추가로 알려지고 있다. 그러나 일란성 쌍둥이의 추적 조사에서 이의 일관성이 입증되지 않았고 대부분의 파킨슨병 환자들에게서는 명확한 유전자가 발견되지 않아 파킨슨병과 유전적 상관성에는 지속적인 연구가 필요하다. 다만, 유전적 성향이 있는 경우 환경적 독소, 약물 등에 같은 단위로 노출되었을 때 발병에 민감할 수 있다고 알려져 있다.

　대뇌피질 밑에는 운동과 관계 있는 선조체가 있다. 선조체에는 여러 가지 신경전달물질이 모여 있다. 그중에서도 파킨슨병과 관계 있는 것이 도파민과 아세틸콜린이며, 이 두 가지 신경전달물질이 뇌의 명령을 온몸의 신경에 전달하여 몸을 움직이게 한다. 또한 이 두 가지 물질의 균형이 유지되면, 선조체로부터의 운동명령이 대뇌피질로 전달된다.

　그러나 도파민이 줄어들어 아세틸콜린이 상대적으로 많아지면, 운동명령이 잘 전달되지 않는다. 그렇기 때문에 동작이 느려지거나 떨림이 나타나거나 근육이 뻣뻣해진다. 파킨슨병에서는 일상의 평범한 생활동작이 자연스럽지 못하게 된다.

나이를 먹으면 뇌의 기능이 떨어지는 것과 마찬가지로 도파민의 양도 나이가 들어감에 따라서 감소한다. 노화와 더불어 정상인도 흑질의 도파민성 세포와 선조체의 도파민 함량은 10년에 약 5%씩 감소한다. 이에 비해 실질적인 임상증상이 발현된 파킨슨병 환자의 경우 이미 4~5년 전부터 급격한 신경세포의 퇴행이 일어나며, 도파민성 세포는 50% 감소, 선조체 도파민 함량은 70% 감소를 보인다.

파킨슨병 환자에게서는 흑질의 변화가 빨리 일어나고, 도파민의 감소도 급격히 일어난다. 왜 흑질에서 이러한 변화가 일어나는지에 대해서는 아직 정확히 밝혀지지 않고 있다. 따라서 파킨슨병에서는 흑질의 변화에 의해서 부족해진 도파민을 적절히 보충하는 것이 치료의 기본이 된다.

2. 한의학적인 원인

1) 한의학적인 병인병리

가장 오래된 중국의 의학서인 《황제내경(黃帝內經)》〈소문. 지진요대론(素問. 至眞要大論)〉에서 "諸風掉眩, 階屬於肝…… 諸暴强直 階屬於風" "厥陰司天, 其化以風"이라 하여 도(掉)가 진전(震顫)을 의미하며 궐음풍목(厥陰風木)의 기운으로 인해 풍(風)이 생기고 이러한 풍상(風傷)이 간(肝)과 관계 있음을 논하였다. 〈소문. 음양응상대론(陰陽應相大論)〉에서는 "風勝則動"이라 하여 풍(風)의 기운이 편승하면 근육의 움직임을 정상적으로 제어하지 못하여 사지가 떨리게 된다고 하면서 근육(筋肉)과 간(肝), 풍(風)이 서로 밀접한 관계에 있음을 논하였다. 명대(明代)의 장경악(張景岳)은 《경악전서(景岳全書)》에서 음허(陰虛), 혈허(血虛)로 근맥이 당기는 경증(痙症)을 기술하였으며, 허준(許浚)이 편찬한 《동의보감(東醫寶鑑)》에서는 편고(偏枯), 중부(中腑)를 경직 및 강직증상으로 서술하였다. 청대(淸代)의 장로(張璐)는 《장씨의통(張氏醫通)》에서 "振顫與瘈瘲相類.瘈瘲則手足牽引而或伸或屈.振顫則但振動而不屈也.亦有頭動而手不動者.蓋木盛則生風生火.上衝於頭.故頭爲振顫.若散於四末則手足動而頭不動也."라 하여 부위에 따른 진전(震顫)의 병리기전을 언급하였다.

이는 파킨슨병의 주된 증상이 근육질환이며, 간경락(肝經絡) 그리고 이와 표리관계인 담경락(膽經絡)과 관련이 있음을 설명해 준다.

또한 〈소문. 지진요대론〉에서는 "骨者,髓之府,不能久立,行將振掉,骨將憊矣."라 하여 진전(震顫)이 신(腎)의 부속기관인 골수(骨髓)와 관련이 있음을 밝히고 있다. 전증(顫證)은 신장(腎臟), 골(骨), 수(髓)와의 생리·병리적 관계에서 발생된다. "腎生骨髓 腦爲 髓之海"라 하여 수(髓)의 허증(虛症)은 신음부족(腎陰不足)으로 야기된다. 신음(腎陰)이 부족하면 수생목(水生木)의 관계상 간목(肝木)을 불양(不養)하므로 풍증(風症)이 발생하고 진전(震顫) 등의 증상이 나타난다.

처음 파킨슨병을 기술한 제임스 파킨슨도 이를 'shaking palsy' 즉, 진전마비(震顫痲痹)라고 기술하고 있다. 근자의 문헌인 《임상중의뇌병학(臨床中醫腦病學)》에서는 간신음허(肝腎陰虛), 기허혈소(氣虛血小), 담열동풍(痰熱動風)이라 하고, 《중의뇌의학(中醫腦醫學)》에서는 간신부족(肝腎不足), 음양양허(陰陽陽虛), 기혈양허(氣血兩虛), 담열동풍(痰熱動風), 혈어동풍(血瘀動風)으로 변증하고 있다. 유군(劉軍)은 중의학적으로 파킨슨병 환자의 임상증상을 진전(震顫), 진전율(震顫慄), 수전(手顫), 족전(足顫)으로 표현하고, 기혈부족(氣血不足), 근맥실양(筋脈失養), 간신휴손(肝腎虧損), 허풍내동(虛風內動), 혈어경수(血瘀經隨)로 변증하였으며 사해주(謝海洲)는 기혈휴손(氣血虧損), 간신부족(肝腎不足), 수해부족(髓海不足), 간양상항(肝陽上抗)으로 구분하였다.

이상의 고대 및 근래의 한의학적 문헌을 종합하여 보면 파킨슨병은 한의학적으로 진전마비(震顫麻痺)에 적합하며 공통적인 병인은 풍(風), 화(火), 담(痰), 어(瘀), 허(虛)이며 임상적 유형은 간신음허(肝腎陰虛), 기혈양허(氣血兩虛), 혈허생풍(血虛生風), 간양화풍(肝陽化風), 기체혈어(氣滯血瘀), 기탁혈오(氣濁血汚)로 구분되어 간(肝), 비(脾), 심(心), 신(腎)과 관계됨을 알 수 있다.

따라서 뇌신경의 만성 퇴행성 노화는 간신음허(肝腎陰虛)와 기혈양허(氣血兩虛)를 근본 원인으로 볼 수 있다(본허 : 本虛). 또 하나는 태생적으로 부족해지기 쉬운 장부(藏腑)의 허실(虛實), 환경적 원인과 감정적 원인이 더해져 본 병을 발병시키는데, 이 부분은 체질적인 원인이 된다(본허 : 本虛).

간신음허(肝腎陰虛)와 기혈양허(氣血兩虛)를 유발시키는 인자는 혈허생풍(血虛生風), 간양화풍(肝陽化風), 기체혈어(氣滯血瘀), 기탁혈오(氣濁血汚) 등이다(표실 : 表實). 파킨슨병 치료에 있어서 본허(本虛)와 표실(表實)을 같이 볼 것인지, 본허(本虛)나 표실(表實) 중 어느 하나를 원인으로 볼 것인지는 한의학적인 정확한 사진(四診 : 한의사가 질병을 진단하기 위한 4가지 진단 방법, 즉 망진(望診), 문진(問診), 문진(聞診), 맥진(脈診))이 필요하다.

2) 한의학적인 병증과 변증

위와 같은 문헌적 고찰을 통하여 살펴보면 파킨슨병은 한의학적으로 진전(震顫), 치(痓), 경(痙), 계종(瘈瘲), 중풍의 편고(偏枯), 중부증(中腑證)의 범주에 속한다.

파킨슨병과 관련된 한의학적 병증은 치(痓), 계종(瘈瘲), 경(痙), 전(顫) 등이다.

① 치(痓) : 언어장애, 손발이 경직되면서 비비 꼬아지는 증상(구금(口噤), 수족급강(手足急强), 근육경직(筋肉硬直))

② 계종(瘈瘲) : 근맥이 당기는 증상

③ 경(痙) : 머리를 흔들며 근육이 강직되고 몸이 꼬이거나 뒤집힘(두요(頭搖), 강직(强直), 연급(攣急), 반장(反張))
④ 전(顫) : 떨림, 흔들거리는 증상
⑤ 중부(中腑) : 중풍(中風)의 인체 침범 깊이에 따라 중혈맥(中血脈), 중부(中腑), 중장(中臟)으로 구분하며 이 중 중부(中腑)는 사지관절이 수축되면서 감각이상이 오는 질환
⑥ 편고(偏枯) : 기혈의 조화가 깨져 한쪽이 마음대로 움직이지 않으면서 근육이 마르며 뼛속까지 아픈 증상

(1) 간신음허(肝腎陰虛)

대부분의 사람들은 장년 이상이 되면 신음(腎陰)이 부족해진다. 신(腎)은 수(水)에 속하고 목(木)은 수(水)의 기운으로 자양된다. 신음부족(腎陰不足)은 수(水)가 목(木)을 자양하지 못하여 간주근(肝主筋)의 기능실조를 가져온다. 이러한 간신음허(肝腎陰虛)는 골수, 근육의 약화를 가져오게 되어 파킨슨병의 증상을 유발한다.

(2) 기혈양허(氣血兩虛)

원래부터 품부부족(禀賦不足)하거나 대병(大病), 구병(久病), 과로(過勞) 후에 장부(藏腑)의 기혈생화기능(氣血生化機能)이 쇠퇴하면 중초(中焦)의 운화기능(運化機能)이 감퇴된다. 중초(中焦)의 운화기능 감퇴는 전신장부의 무력을 초래하며 이로 인해 각종 퇴행성 질환이 발생한다. 특히 신경계의 퇴행이 유발될 때 파킨슨병이 발병한다.

(3) 혈허생풍(血虛生風)

혈허(血虛)는 실혈과다(失血過多)나 생혈부족(生血不足), 구병(久病)으로 인한 간혈부족(肝血不足)으로 발생된다.

혈허(血虛)로 간주근(肝主筋)이 실조되고 신생골수(腎生骨髓)가 되지 않아 파킨슨병이 발병한다.

(4) 간양화풍(肝陽化風)

간신음허(肝腎陰虛)로 음(陰)이 양(陽)을 제어하지 못하면 간양(肝陽)이 항진(亢進)되어 풍(風) 관련 질환이 발생한다.

(5) 기체혈어(氣滯血瘀)

병사(病邪)나 외상(外傷), 정신적(精神的)인 문제 등에 의해 기(氣)의 운행이 원활하지 못하고 울체(鬱滯)되거나, 혈한응체(血寒凝滯), 혈열(血熱), 기허(氣虛) 등으로 혈(血)의 운행(運行)이 장애(障碍)를 받아 장부(藏腑)와 경락(經絡)의 순환(循環)이 불순(不順)하여 발생한다.

(6) 기탁혈오(氣濁血汚)

생활환경의 불결, 작업환경의 독소, 연탄가스 중독 등이 기기(氣機)의 순행을 방해하여 파킨슨병이 발병한다.

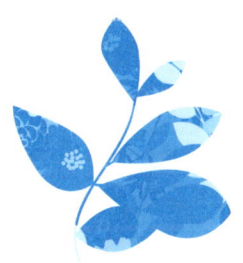

03 파킨슨병의 분류 및 평가 방법

1. 발병 연령에 따른 분류

1) 유년 발병 파킨슨병(JPD : Juvenile Parkinson Disease)

20세 이전에 발병하는 파킨슨병이며 청소년기 파킨슨병이라고도 한다.

2) 조기 발병 파킨슨병(YOPD : Young Onset Parkinson Disease)

21세에서 40세 사이에 발병하는 경우로 장년 발병 파킨슨병 또는 청년기 발병 파킨슨병, 약년기 발병 파킨슨병이라고도 한다. 발병 초기의 증상이 노년 발병 파킨슨병은 진전 증상이 다수인 것에 비해 조기 발병 파킨슨병은 근긴장 이상의 빈도가 높다. 자고 일어나면 증상이 일시 호전되며, 하루 동안에도 증상의 변동이 나타나며, 반사가 항진되는 것이 특징이다. 가족력이 있는 경우 YOPD의 가능성이 높으며 거꾸로 유전성인 경우에 YOPD인 경우가 많다.

전체 발병 환우의 5~10%가 이 시기에 발병한다. 장기간 약물 치료를 해야 하므로 이상운동증이나 운동성 동요현상의 출현 가능성이 높은 편이다. 이러한 장기간의 유병률은 신경의 퇴행성 질환인 특성으로 인해 노년기에 들어가기도 전에 일상생활을 영유하기가 힘들어지게 된다. 슈라지(Schrage) 등의 연구에 의하면 조기 발병 파킨슨병 환자들의 사망 위험률은 정상 인구군에 비해 두 배정도 높은 것으로 알려져 있다. 이러한 연유로 조기발병 파킨슨병 환우들의 치료에는 보다 종합적인 관리와 동서 의학적인 접근 방식이 필요하다.

3) 노년 발병 파킨슨병(LOPD : Late Onset Parkinson Disease)

가장 많은 비율을 차지하며 노년기에 발병한다. 평균 발병 연령은 64.1세이다.

2. 중증도에 의한 분류(Margaret Hoehn & Melvin Yahr)

파킨슨병은 뇌 흑질의 도파민성 신경세포가 60% 이상 사멸되었을 때 비로소 외형적인 증상이 나타난다. 또한 증상이 조금씩 진행되며, 환자에 따라서 경과의 차이가 큰 질환이다. 혼 & 야 단계(Hoehn & Yahr Stage)는 파킨슨병이 진행되는 양상에 따라 1기~5기로 분류하였다.

다만, 떨림 증상이 외부로 나타나지는 않지만 가슴속, 위완 부위, 팔, 다리속이 수년간 떨려서 내원하는 경우에 파킨슨병으로 진단되는 경우가 상당수 발견되었다. 이를 내부진전기라 하며 중증도 분류 0기로 명명한다.

- 0기 - 외부로 나타나지는 않지만 가슴, 위완 부위, 팔, 다리가 속에서 떨림(내부진전)

    미미한 떨림을 본인만 느낀다.

- 1기 - 증상이 팔이나 다리, 기타 부위의 한쪽, 또는 한 부분에서만 나타난다.

    증상이 미약하다.
    불편하지만 동작을 할 수는 있다.
    사지의 한쪽만 떨림이 있다.
    주위 사람들이 이상 증상을 눈치 채기 시작한다.

- 2기 - 양쪽에서 증상이 나타난다.

    할 수 없는 것들이 조금 있다.
    자세 바꾸기, 앞으로 나아가는 것에 지장이 있다.

- 3기 - 보행 장애가 있다.

    눈에 띄게 움직임이 느려진다.
    걸을 때와 서 있을 때에 균형 잡는 것이 나빠진다.
    심한 기능 장애가 보편화된다.

- 4기 - 주로 의자에서 생활한다.

    증상이 심하다.
    제한된 범위 내에서만 걸을 수 있다.
    경직, 강직(굳음)이 심해진다.
    혼자의 힘으로 사는 것이 힘들다.

- 5기 - 주로 침대에서 생활한다.

    심한 허약 단계
    서거나 걷지 못한다.
    끊임없는 보살핌이 필요하다.

3. 일상생활 평가에 의한 분류(Activity of Daily Living)

슈와브(Schwab)와 잉글랜드(England)는 파킨슨병의 진행 양상을 일상생활평가표를 이용하여 객관화하였다. 이 평가는 점수 방식에 의하며 점수가 높을수록 장애 정도가 낮다.

- 100 : 완전히 독립적이고 본질적으로 정상인 상태
  개인은 어려움을 거의 의식하지 못하고 일상생활을 유지한다.
- 90 : 거의 독립적임. 약간은 어려움을 의식하면서 일상적인 생활을 한다. 이전 보다 시간이 두 배 정도 걸리기도 한다.
- 80 : 거의 독립적임. 일상적인 생활을 한다. 이전보다 시간이 두세 배 정도 걸린다. 스스로 동작의 어려움과 느려짐을 의식하기 시작한다.
- 70 : 완전히 독립적이지 않다. 일상적인 생활에 어려움을 느끼며, 서너 배의 시간이 걸리기도 한다. 일상적인 생활에 많은 시간을 보낸다.
- 60 : 비독립적이며, 도움이 조금씩 필요하다. 일상적인 일을 할 수 있으나 아주 느리고 많은 힘이 든다. 어떤 일은 도움 없이는 불가능하다.
- 50 : 더 많은 도움이 필요하다. 환자는 모든 일상적인 일에 어려움을 느낀다.
- 40 : 다소 의존적이다. 혼자 모든 일을 하려 하지만 혼자서는 끝내기가 힘들다.
- 30 : 일상적인 생활을 할 수 있으나 많은 도움이 필요하다.
- 20 : 어떤 일상적인 일도 도움이 필요하다.
- 10 : 모든 면에서 도움이 필요하다.
- 0 : 침상생활만 가능하다. 삼키는 기능, 대소변 기능도 비정상적이다.

4. 보행 장애 설문(FOGQ : Freezing Of Gait Questionnaire)

파킨슨병의 주요 증상 중 보행 장애를 평가하는 척도이다. 총 6가지 항목으로 구성되어 있으며, 각 항목당 0~4점의 가중치가 부여된다. 총점이 높을수록 장애 정도가 높다.

5. 임상 분류(Clinical Classification)

파킨슨병의 진행되는 정도를 약물의 반응 정도와 부작용에 기초하여 평가하는 방법이다.

- 1등급 : 항파킨슨 약물을 사용하지 않은 환자
- 2등급 : 레보도파를 제외한 약물을 사용한 환자
- 3등급 : 레보도파를 사용하면서 이상 반응이 없는 환자
- 4등급 : 레보도파를 사용하면서 운동성 변성이 있는 환자
- 5등급 : 레보도파를 사용하면서 운동성 변성, 이상운동증을 동반하는 환자

6. 파킨슨병 등급 척도
(UPDRS : Unified Parkinson's Disease Rating Scale)

파킨슨병의 진행 정도 평가를 위한 표준 척도로 정신적 상태, 운동 기능 상태, 일상생활 상태, 약물에 대한 부작용 등으로 구성되어 있다. 이 방법은 실제적으로 유효한 상관 관계를 나타내고 있어 파킨슨병의 연구

에 도움을 주고 있다. 그러나 시행하는 자의 숙련도에 따라 결과치가 달라질 수 있으며, 측정 시간이 너무 많이 걸리는 단점이 문제되고 있다.

최근에는 개관적 수치가 가능한 보행 분석기를 이용하여, 활보장(stride length)이나 보행 속도(gait velocity), 보행 주기시간(gait cycle time), 관절의 운동 범위 등을 정량적으로 분석하는 기법들도 활용되고 있다. 또 다른 방법으로 파킨슨병 환우의 보행을 3차원적 자세 측정기를 사용하여 무게 중심과 질량 중심을 비교 분석하는 방법도 도입되고 있다.

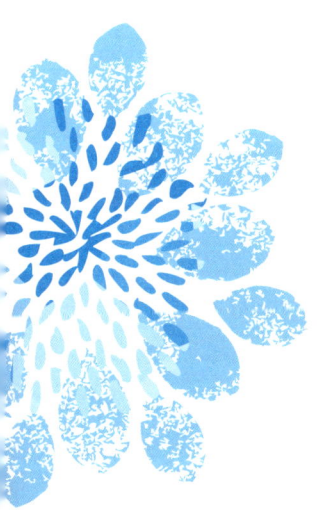

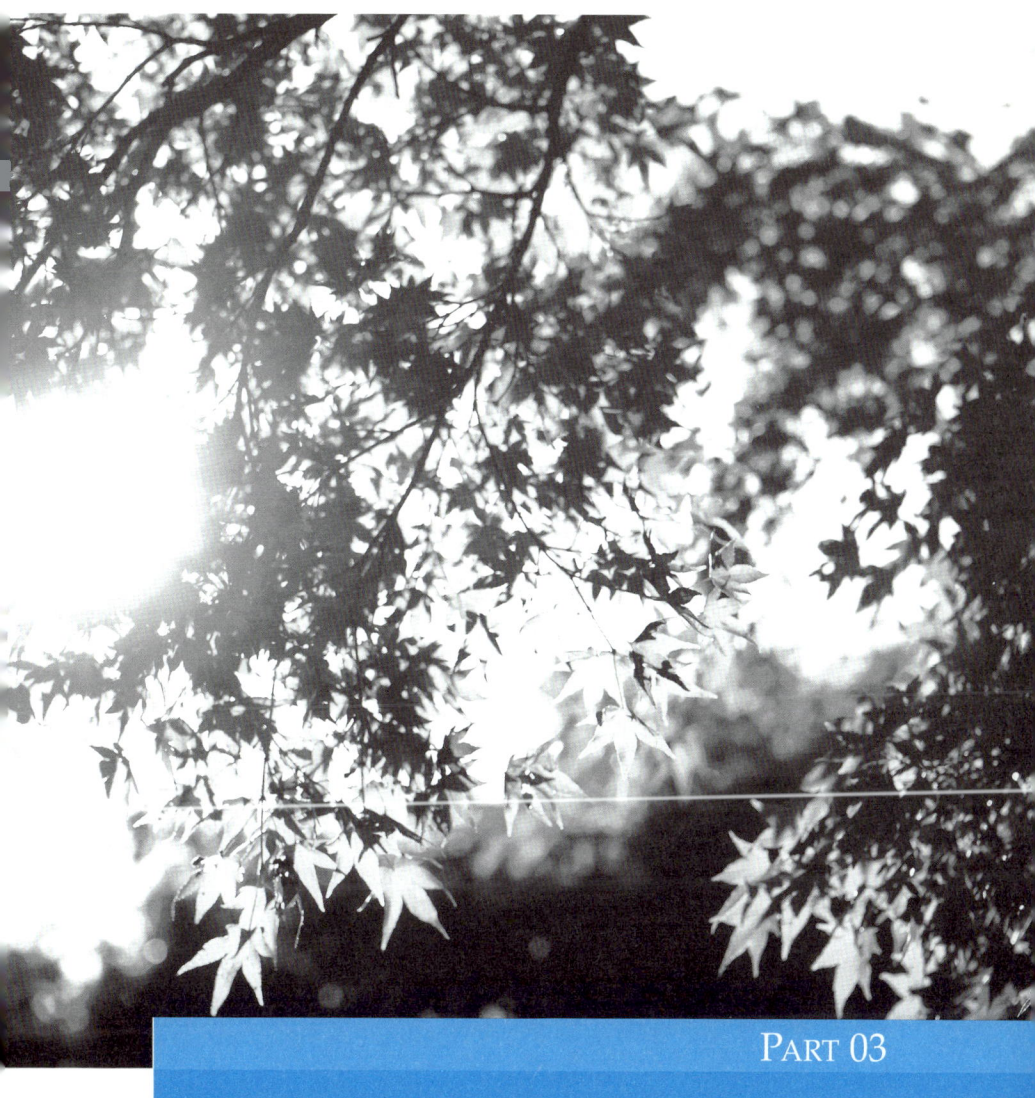

PART 03
파킨슨병의 증상과 진단

01
파킨슨병의 증상

1. 파킨슨병의 3대 증상

파킨슨병은 만성 진행성 퇴행성 질환이다. 초기에는 가벼운 내부 진전이나 약간의 다리 끌림, 한쪽으로 몸이 기울어지는 등의 증상이 나타난다. 그러나 시간이 지날수록 특유의 3대 증상이 나타난다. 손발의 떨림(진전), 움직임의 느림(서동), 근육이 굳어지고 관절을 펴고 굽히기 어려움(경직) 등을 파킨슨병의 3대 증상이라고 한다. 3가지 증상이 반드시 모두 나타나는 것은 아니며, 이 중에서 2가지의 증상이 느껴지면 전문가의 진찰을 받아보아야 한다.

1) 손발의 떨림(진전)

- 파킨슨병의 75% 환우에게서 진전 현상이 나타난다.
- 손이나 발의 진전이 대부분이지만 드물게 얼굴의 떨림(안면, 입술, 턱, 혀)이 나타나기도 한다.

- 1초에 4~6회 정도의 빈도로 규칙적으로 일어난다.
- 누워 있거나 안정적일 때에 일어나는 것이 특징이다.
- 처음에는 한쪽의 손이나 발에서 떨림이 일어나지만, 병이 진행되면 양쪽 모두에서 지속적으로 일어난다.
- 손가락이 알약을 빚는 듯한 모습을 하는 경우도 있다.

2) 움직임의 느림(서동)

- 전반적으로 무의식적인 동작이 적어지고 느려진다.
- 장시간 같은 자세로 있게 되고 표정의 변화가 없어진다.
- 눈을 깜박이는 횟수가 줄어들고 목소리도 작아진다.
- 보행 문제가 점점 더 심해지면 발을 질질 끌고, 보폭이 좁아진다.

3) 근육의 굳어짐(경직)

- 근육이 딱딱하게 굳어지고 움직임이 부자연스럽다.
- 관절을 굽히거나 펴려고 하면 톱니바퀴를 돌릴 때와 같은 저항감이 규칙적으로 느껴진다.
- 베스트팔(Westphal) 현상 : 운동 속도에 비례하여 경직 정도도 증가한다.
- 프로망(Froment) 징후 : 스트레스나 기울(氣鬱)시 경직되는 반대편을 움직이게 되면 경직이 더 심해진다. 일반적인 마비나 근육경직, 관절염 등과는 구별이 가능하다.

2. 전조 증상

1) 걸음걸이의 변화

- 본인 의사와 무관하게 무의식적으로 한쪽 팔의 전후 동작이 작아지거나 생략된다.
- 등이 앞으로 굽어지면서 자세가 구부정해진다.
- 한쪽 다리가 조금씩 끌린다.

2) 내부 진전

- 내부에서 미미하게 팔다리나 가슴, 배 등의 떨림을 인식하곤 한다.

3) 동통성 견관절 경직

- 편측의 어깨 주위가 뭉치고, 굳은 느낌이 들면서 통증이 시작된다.
- 오십견이나 견관절 주위염과 구분되는 통증이 서서히 진행된다. 10% 내외의 환자에서만 이 증상이 나타난다.

4) 발의 경련

- 아침에 일어날 때 발에 경련이 일어난다.
- 엄지발가락은 위로, 그 외 발가락은 아래로 굽어지듯이 나타나므로 쥐(전근(轉筋))가 나는 증상과 구별이 된다.

5) 안면 경직

- 눈 깜박임의 횟수가 줄어들고, 표정의 변화가 적어지므로 화가 나거나 무표정한 얼굴로 보인다.

6) 필체의 변화

- 편측에서 섬세함이 부족해지고 평소 쓰던 글씨보다 서체가 작아진다(소자증).

3. 진행성 증상

파킨슨병 진단을 받은 후 모든 환우들은 조금씩 진행이 되는 것을 느끼게 된다. 그러나 그 정도가 정확히 일치하지는 않는다 나이아 벼려가 환경적 여건에 따라 큰 차이를 보인다. 진행성 증상 중 연하 장애와 보행 장애는 삶의 질을 현저히 떨어뜨리고 여러 합병증을 유발한다. 초기 파킨슨병 환우들은 위 두 가지 증상이 가급적 출현하지 않도록 노력해야 한다.

1) 연하 장애

자율신경이란 몸 안으로부터의 정보나 외부의 자극에 반응하여 생명 유지를 위하여 의지와 상관없이 작동하는 신경계를 의미한다. 호흡, 심장의 박동, 체온유지, 장의 연동운동, 음식물을 삼키는 동작 등이 모두 자율신경에 의해 조절된다. 연하 장애는 자율신경의 실조로 삼키는 기능이 원활하지 않게 되는 것을 말한다.

하루에 분비되는 침의 양은 맥주 1병 정도인데 무의식적으로 삼키는 기능이 잘 되지 않아 침을 흘리게 된다. 초기에는 가벼운 침 흘림부터 시작한다. 낮에는 증상이 없으나 밤에 일어나 보면 베개에 흘린 흔적을 발견하기도 한다. 조금 더 지나면 한쪽으로 침을 흘리게 되며 양치질 할 때 물이 한쪽으로 흐르게 된다. 만약 침 삼킴의 문제를 넘어 음식을 삼키지 못하면 자주 사래가 걸리며 음식 섭취의 또 다른 문제를 유발하게 된다.

2) 보행 장애

한쪽 발을 끌면서 보행을 하던 보행 장애가 조금 더 심해진다. 보폭이 좁아지고 무릎은 굽히고 걷게 되는 종종걸음이 나타난다. 첫 발걸음이 잘 떨어지지 않기도 한다. 종종걸음으로 걷다 보면 보행의 속도 조절이 되지 않아 의지대로 멈출 수 없는 경우도 발생한다(돌진 현상). 이러한 불완전한 보행은 낙상(落傷)을 초래하여 파킨슨병 치료에 부담을 주게 된다. 일반인의 낙상은 가벼운 찰과상이나 타박상 정도로 그치지만 파킨슨병 환우의 낙상은 골절(骨折)을 초래하는 경우가 많다.

3) 발의 통증을 수반한 경련

엄지발가락이 말려들면서 통증이 발생한다. 도파민의 농도가 낮아지는 늦은 저녁이나 새벽에 빈발한다. 장기간 도파민 제제를 복용하는 것이 원인으로 파악되고 있지만 자세한 상관 관계는 아직 알려지지 않고 있다. 자는 도중 경련과 통증으로 잠을 깨고 통증을 경험하므로 불안하게 되며 불면증으로 이환되기도 한다.

4) 자세반사 장애

파킨슨병 환우는 일어서는 동작은 가능하지만, 앞이나 뒤로 몸이 밀렸을 때 반사적으로 팔을 흔들거나 발을 내밀어서 균형을 잡는 동작이 잘 되지 않기 때문에 넘어지는 것을 막을 수 없다. 정상적인 자세를 바로 잡는 반사작용이 잘 이루어지지 않으므로 이를 자세반사 장애라 한다.

5) 동작의 어려움

서동증과 자세반사 장애 등으로 몸의 움직임이 힘들어지고 균형 잡기가 힘들어지면서 일상적인 동작에 어려움이 발생한다. 주위의 눈을 의식하게 되고 행동이 소극적으로 변하기도 한다. 의자에 앉으면 몸이 한쪽으로 기울어지게 된다. 증상이 가벼운 쪽으로 몸이 기울어진다. 이를 방치하면 척추측만증(脊椎側彎症), 척추신경의 뒤틀림으로 인한 신경뿌리 증상 등이 발생한다.

6) 변비

파킨슨병 진단 전부터 발생하거나 발병 초기부터 나타나는 경우가 많다. 뇌의 흑질에 특징적 레비소체가 장의 연동 운동을 방해하여 발생한다. 그러나 장의 신경에도 원인이 되는 레비소체가 출현하므로 도파민 제제로는 잘 치유되지 않는다. 따라서 파킨슨병에서 발병하는 변비는 일반적인 변비 치료 대책을 가지고 대응해야 한다.

7) 부종, 손발시림, 정맥류

자율신경 장애로 모세혈관의 움직임이 나빠지면 부종이 발생한다. 오후부터 저녁 무렵에 심해진다. 아만타딘(Amantadine : 국내 시판 상품명은 피케이메르쯔)의 부작용으로 나타나기도 하므로 약물 목록을 살펴보아야 한다. 모세혈관 기능 부전은 손발의 시림, 동상, 정맥류까지도 초래하기도 한다. 파킨슨 증후군에서 종종 손발시림이 가장 불편한 주소증(主訴症)으로 기록되기도 한다.

8) 수면 장애

수면(睡眠)은 얕은 잠과 깊은 잠의 형태가 약 7주기가 이루어지면서 인체의 휴식이 이루어진다. 한 주기는 90~120분이 걸린다. 정상인의 경우 초기에는 얕은 잠에서 조금 더 깊은 잠을 자고 깨어날 때 얕은 잠을 잔다. 그런데 사람들은 노화가 진행됨에 따라 깊은 잠을 자는 시간이 적어지고 얕은 잠의 수면이 증가한다. 파킨슨병 환우는 수면 단계의 이동 변화 횟수가 증가하여 정상 수면 주기가 교란되고 수면분절 현상이 나타난다.

정상적으로 얕은 잠을 자는 동안 몸의 근육은 자연적으로 움직임이 제한되는데 이는 수면 도중 생기는 꿈이 동작으로 나타나는 것을 억제하기 위한 것이다. 그러나 파킨슨병 환우들은 몸의 근육 활동이 꿈을 꾸는 동안 억제되지 않기 때문에 몸동작이 실제로 나타나게 된다. 생생한 꿈을 꾸면서 다른 사람들의 수면을 방해하기도 한다. 마오비(Mao-B)나 아만타딘(Amantadine)은 밤잠을 방해하기도 하며 리큅(Requip)이나 미라팩스(Mirapex)는 낮졸음을 유발하기도 한다. 또한 도파민 제제의 진정 작용이 수면을 방해하기도 한다.

하지불안 증후군이 수면 장애를 일으키기도 한다. 하지불안 증후군은 가만히 있으면 불안하여 다리를 움직이고 싶은 충동을 억제하지 못하게 되는 증후로 정적인 수면을 방해한다.

9) 치매

파킨슨병은 주 증상과 더불어 치매를 포함한 다양한 인지기능 장애가 나타난다. 파킨슨병 환우에서 보이는 인지기능 장애는 약 80%에서 나타나며, 이 중 30%가 치매로 진행된다. 파킨슨병 환우에서 3~5년 이내 치매가 발생할 확률은 정상 노인에 비해 5~6배 높은 것으로 알려져 있다. 주의력 집중 부족, 사고 과정의 느림, 기억력 장애, 지남력 장애(방향감각 부족) 등의 증상들이 나타난다. 초기부터 치매가 동반되기보다는 주로 말기에 출현하는 경우가 많다. 병리적 소견에 의하면 대뇌피질에서 확인할 수 있는 레비소체의 존재 여부와 밀접한 관련이 있는 것으로 보고 있다.

10) 우울증

다른 질환에 비하여 파킨슨병에서 우울증의 빈도는 40%로 매우 높은 편이다. 이러한 사실은 우울증이 파킨슨병과 직접 연관이 있다는 것을 의미한다. 일부 환우들은 파킨슨병 출현 수년 전부터 우울증이 먼저 나타난다. 흑질을 포함한 뇌의 신경전달물질의 파괴 및 부족이 우울증의 원인으로 파악되고 있다. 우울증은 세로토닌의 농도에 의해 발생한다. 도파민의 농도가 낮아지면 근경축과 떨림증이 나타나며 이로 인해 세로토닌 신경세포에 영향을 미쳐 세로토닌의 농도가 떨어진다.

11) 환각, 망상

파킨슨병에 사용되는 약물들은 뇌 신경전달물질을 인위적으로 조절하는 것이다. 그러나 아직 밝혀지지 않은 수많은 신경전달물질과 화학물질은 자연적으로 분비되는 농도로 완벽하게 조화를 이루지 못하기 때문에 정신과적 증상이 발생한다.

오랫동안 도파민 제제를 복용한 말기 파킨슨병 환우들은 환각을 경험하게 된다. 실제로는 없는데 고양이 등의 동물, 오래전에 죽은 가족, 곤충들이 보인다고 하소연한다.

망상(잘못된 믿음)증도 주로 말기 전후에 출현한다. 그러나 간혹 도파민 제제의 농도가 높을 경우 중기에 출현하기도 한다. "누군가가 나를 잡으려 한다, 나를 미행한다, 배우자가 바람을 피운다, 돈을 훔쳤다……" 등의 망상이 나타나며 환우 본인이 불공평하게 학대받고 있다고 호소하기도 한다.

4. 부수적 증상

인위적인 신경전달물질의 보충은 치료와는 다른 이상 반응들이 나타난다. 구강 건조, 변비, 소화 장애 등은 복용 초기부터 출현한다. 일정한 시간이 지나면 약효의 불안정에 의한 다양한 증상이 출현한다. 운동성 동요 현상은 레보도파를 하루 600mg 이상 장기 복용하는 경우 발생하기 쉽다.

1) 약효 소실 현상

파킨슨병 환우가 초기에 진단을 받고 도파민 제제를 복용하면 수년간은 증상이 개선된 상태가 지속된다. 그러나 그 후 점점 약효가 약해지며 약효가 지속되는 시간과 그렇지 않은 시간이 나타나는데 이를 약효 소실 현상이라 한다. 이 간격이 극히 짧아 마치 스위치를 켜고 끄는 것처럼 동작이 제한될 때 이를 온-오프(On-Off) 현상이라 한다.

2) 동결 현상

동결 현상은 진행하던 동작이 마치 얼어 버리듯 그 상태로 꼼짝하지 못하게 되는 현상이다. 걷다가 그 동작 그대로 한동안 멈추어 서 있거나 스위치를 누르려고 하다 몇 cm 앞에서 멈추어 버리거나 식사 중 올라가던 손이 멈추게 되어 환우를 당황하게 한다.

3) 이상 운동증

도파민의 농도가 일정하게 유지되지 못하고 그 농도가 지나치게 높거나 다른 신경전달물질과의 조화가 깨졌을 때 몸을 전후좌우로 심하게 흔드는 현상을 이상 운동증이라고 한다. 파킨슨병 본래의 떨림과는 동작의 크기에서 확연히 구분되며 복용량을 줄이면 증상은 개선되나 특유의 떨림과 무력감이 심해진다.

02 파킨슨병의 진단

1. 서양 의학적 진단

파킨슨병의 진단은 영상 의학적 소견이 불분명하여 전적으로 임상진단에 의거하며 영국 파킨슨병 학회 뇌은행의 기준에 의한 진전, 경직, 서동 중 두 가지 이상이 나타나면서 레보도파에 반응을 보이는 경우에 한한다. 확진은 사후 뇌 조직의 조직병리학적인 검사에 의해 알파-시누클레인(α-synuclein)이라는 특정한 단백질로 구성된 레비소체(lewy body)가 발견될 경우에 파킨슨병으로 확진한다.

파킨슨병의 진단 기준

기본 증상

1. 안정 시 떨림이 있다(진전).
2. 동작이 느리고 동작하는 데 시간이 걸린다(서동).
3. 어깨, 팔, 목, 등, 허리 등이 뻣뻣해진다(경직).
4. 보행이 느리고 걷기가 힘들며 균형 잡기가 어렵다(보행 장애).

▓▓▓ 신경학적 소견

    1. 무동, 서동 :   얼굴 표정이 없다.

                          낮은 음성으로 단조롭게 말한다.

                          동작이 완만하고, 자세를 잘 바꾸지 못한다.

    2. 자세 반사 장애 : 자세가 앞으로 숙여진다.

                          보행 시에 팔을 흔들지 않는다.

                          걷기 시작하면 멈추지 못한다(가속 보행).

                          끄는 걸음걸이로 종종걸음을 걷는다.

                          가볍게 몸을 밀어도 걸음을 떼지 못한다.

▓▓▓ 임상 검사 소견

    1. 일반적인 검사에는 특이한 이상이 없다.

    2. 뇌의 영상 검사(CT, MRI)에서는 명확한 이상이 없다.

▓▓▓ 감별 진단

    1. 뇌혈관 장애가 아닌 것이 증명되었다.

    2. 약물에 의한 병이 아닌 것이 증명되었다.

    3. 그 외의 뇌성 병변 질환이 아닌 것이 증명되었다.

1) 뇌와 심근 검사

- 파킨슨병은 CT나 MRI 등과 같은 영상 검사에서 뇌에 이상이 없는 것으로 나타나는 특징이 있다.
- PET(단층촬영술), SPECT(단일광자 방출 단층 촬영술) : 도파민을 생산하는 뇌의 능력을 측정한다.
- MRI(자기공명영상) : 수두증, 다발성 뇌경색, 선조체흑질 변성, 진행

성 핵상마비 등과 감별 진단하는 데 도움을 준다.
- MRA(자기공명혈관조영) : 동맥경화의 정도를 조사한다. 혈관성 파킨슨 증후군과 파킨슨병을 감별한다.

2) 레보도파 혈중 농도 검사

파킨슨병 치료약의 효과를 조사하여, 약의 적정량을 조정하기 위해서 정기적으로 검사할 필요가 있는 것이 레보도파의 혈중 농도 측정이다.

파킨슨병 치료약의 대부분은 산에 잘 녹으며, 물에는 잘 녹지 않는 성질이 있다. 위(胃)의 산성도가 약효의 열쇠를 쥐고 있기 때문에 위액(胃液)의 산성도 측정은 중요하다. 고령의 환자나 위 수술을 받은 사람은 위액의 산성도가 낮은 경우가 많기 때문에 약의 흡수가 잘 이루어지지 않아서 약효가 충분히 발휘되지 않는 경우가 있다.

2. 한의학적 진단

1) 변증유형별 진단

- 간신음허(肝腎陰虛) - 설(舌) : 홍강 소태(紅絳 少苔) / 맥(脈) : 세삭(細數)
- 기혈양허(氣血兩虛) - 설(舌) : 담(淡) / 맥(脈) : 세약무력(細弱無力)
- 혈허생풍(血虛生風) - 설(舌) : 질담(質淡) / 맥(脈) : 현세(弦細)
- 간양화풍(肝陽化風) - 설(舌) : 홍강(紅絳) / 맥(脈) : 현(弦)
- 기체혈어(氣滯血瘀) - 설(舌) : 태박 혹 자반(苔薄 或 紫班) 맥(脈) : 현삽(弦澁)
- 기탁혈오(氣濁血污) - 설(舌) : 적(赤) / 맥(脈) : 현삽(弦澁)

2) 사상유형별 진단

(1) 태양인(太陽人)

폐대간소(肺大肝小)하므로 상승하는 기운은 많고 하강하는 기운은 적다.

① 외감요척병(外感腰脊病)

폐(肺)의 호산지기(呼散之氣)가 왕성하고 간의 흡취지기(吸取之氣)가 부족하여 상체는 강건하나 하체가 허약해진다.
- 주 증상 : 정강이가 시림, 걷기 힘듦, 다리의 힘이 없어짐.

② 내촉소장병(內觸小腸病)

폐(肺)의 부(腑)인 위완(胃脘)의 발산하는 따뜻한 기운은 왕성하나, 간(肝)의 부(腑)인 소장의 서늘한 기운을 흡수하는 기운이 부족하다.
- 주 증상 : 음식을 받아들이지 못함, 자주 토함, 자주 화를 냄.

(2) 태음인

폐소간대(肺小肝大)하여 간(肝)의 흡취지기(吸取之氣)는 강하고 폐(肺)의 호산지기(呼散之氣)가 약하여 불균형을 초래한다.

① 위완수한표한병(胃脘受寒表寒病)

폐(肺)의 부(腑)인 위완(胃脘)의 상승하는 기운이 부족하고 폐(肺)의 호산지지(呼散之氣)가 부족하면, 표출하는 기운이 적어지므로 병이 발생한다.
- 주 증상 : 먹으면 자주 체하고 너부룩함, 허리와 다리가 힘이 없음, 황달이 나타나고 자주 기침이 나고 오래감.

② 간수열리열병(肝受熱裏熱病)

간대(肝大)하여 흡취지기(吸取之氣)가 왕성하여 안으로 모으는 기운이 과다하다. 모든 기운이 쌓이게 되고 이는 울열(鬱熱) 발생의 원인이 된다.
- 주 증상 : 당뇨 증상인 다음(多飮), 다식(多食), 다뇨(多尿).

(3) 소양인

비대신소(脾大腎小)하여 중심 세력이 상부에 있어 양화(陽化)되기 쉽다. 상승하는 양(陽)을 제어하기 위해 음청지기(陰淸之氣)가 필요하다.

① 비수한표한병(脾受寒表寒病)

비대(脾大)하여 비장(脾臟) 속의 양기(陽氣)가 왕성하고, 같은 비장(脾臟) 속의 음기(陰氣)를 핍박하여 이 음기가 하강하지 못함에 따라 질병이 발생한다.
- 주 증상 : 일반적 감모증상, 설사, 부종.

② 위수열리열병(胃受熱裏熱病)

신소(腎小)하여 음허증(陰虛證)이 호발하며, 맑은 양기(陽氣)가 상승하지 못하여 화기(火氣)가 발생한다.
- 주 증상 : 대변불통, 상소(上消), 중소(中消), 하소(下消), 도한(盜汗), 순종(脣腫), 옹저(癰疽), 인후병(咽喉病).

(4) 소음인

신대비소(腎大脾小)하여 전체적으로 중심 세력이 하부에 있어 따뜻한 기운으로 기를 상승시키는 것이 치료의 주안점이다.

① 신수열표열병(腎受熱表熱病)

신대(腎大)로 인하여 신음(腎陰)이 왕성하면 그 이부(裡腑)인 대장(大腸)이 승양작용을 하지 못하고 울체(鬱滯)되어 질병이 발생한다.

• 주 증상 : 인후병(咽喉病), 일반감모(一般感冒), 다한증(多汗症).

② 위수한리한병(胃受寒裏寒病)

비양(脾陽)이 부족하여 음화(陰化)되기 쉽고 이로 인한 음실(陰實)의 기(氣)가 축적되어 발생한다.

• 주 증상 : 복통, 설사, 부종, 위장관련 제 질환.

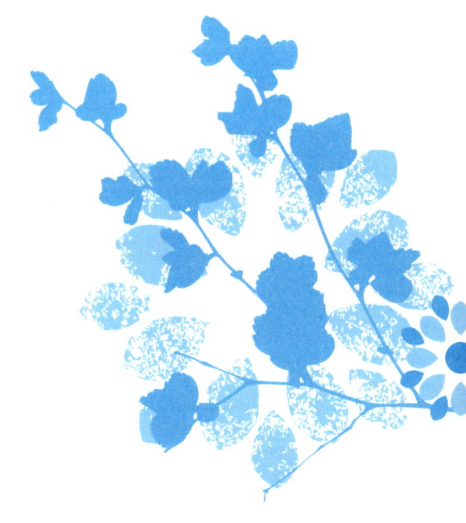

03
파킨슨병과 본태성 떨림

-
-
-

　파킨슨병이나 파킨슨 증후군을 제외하고 진전을 유발하는 가장 많은 유형은 본태성 떨림이다. 한의학적으로는 심허성(心虛性)과 주객성(酒客性)이 있다. 심허성은 심장(心臟)의 기능적 약화에 기인하며, 주객성은 과도하고 지속적인 음주가 원인이다. 파킨슨병이 노년기에 발병하지만 본태성 떨림은 40세 전후에 잘 나타난다. 특히 팔을 쭉 뻗은 상태에서 더 잘 나타나므로 '자세성 진전'이라 하기도 한다. 70%의 가족력을 나타내므로 '가족성 진전'이라 하기도 한다. 이 외에도 떨림은 윌슨병(Wilson's Disease), 파킨슨 증후군(Parkinsonism), 쇠뇌성 운동실조, 헌팅톤 병(Huntington's Disease), 할레보르덴 스파츠 증후군(Hallerborden-Spatz Syndrome) 등에서도 나타나므로 전문가에 의한 감별이 필요하다.

표 3-1 파킨슨병의 떨림과 본태성 떨림

구분	파킨슨병	본태성 떨림
떨림의 형태	수면 중 외에는 누워 있어도 일어남 매초 4~6회 전후로 떨림 한쪽부터 시작됨	안정 시에는 일어나지 않음 긴장 시 심해짐 매초 8~12회 전후로 떨림
그 외의 증상	떨림 이외의 증상이 있음	원인에 따른 증상이 나타남
연령	60세 전후에서 많이 발병함	40세 전후에 호발
환자의 수	1,000명에 1명 정도 발병	100명에 1명 정도 발병

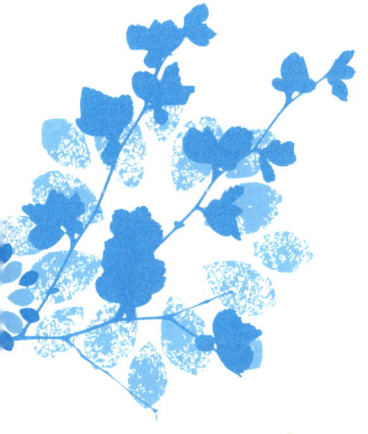

파킨슨병의 증상과 진단

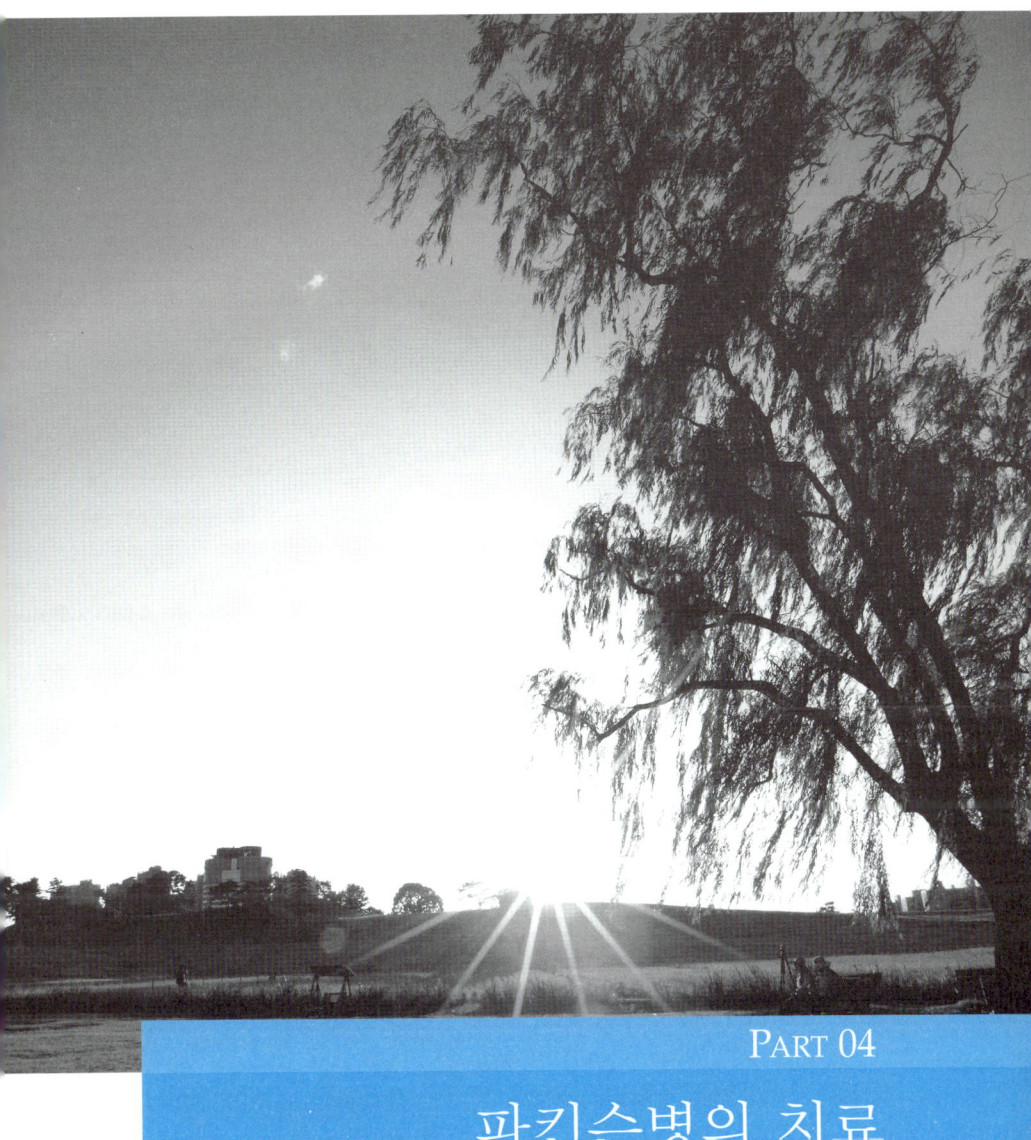

PART 04
파킨슨병의 치료

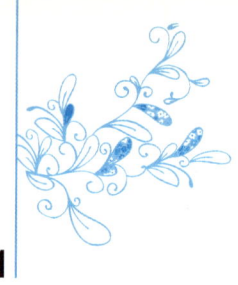

01 서양 의학적 치료

1. 약물 치료

서양 의학적인 약물 치료는 도파민의 부족분을 보충해 주거나, 도파민의 분해대사를 약화시키거나, 아세틸콜린의 양을 조절해 균형을 잡아주는 방향으로 진행된다.

1) 도파민 제제

뇌-혈관-장벽(Blood-Brain-Barrier)에 의해 도파민이 직접 뇌 내로 들어가지 못한다. 그러나 도파민의 전구물질인 레보도파는 뇌-혈관-장벽을 바로 가로질러 뇌혈관에 도달하며, 도파민으로 전환되어 파킨슨병의 증상을 개선시켜 준다. 도파민 제제의 복용이 흑질 도파민성 세포사멸을 억제하는 것은 아니지만, 선조체 내의 도파민 양을 유지할 수 있게 해준다.

2) 도파-탈카르복실라제-억제제

레보도파를 복용하면 복용한 양 만큼이 전부 뇌에 도달하지는 못한다. 이는 복용한 레보도파를 탈-카르복실라제 효소가 도파민으로 분해해 버리기 때문이다. 따라서 혈류에 도파민 농도가 높아지면서 뇌에 도달하는 양은 상대적으로 낮아지게 된다. 혈류의 높아진 도파민 농도는 구토, 어지럼증을 유발한다. 도파-탈카르복실라제-억제제는 뇌 이외의 영역에서 레보도파가 도파민으로 전환되는 것을 차단하여 레보도파가 뇌에 도달하는 양을 늘려 준다.

3) 항콜린 제제

도파민계와 콜린계의 균형이 깨지면 파킨슨병이 나타난다. 부족한 도파민과 균형을 맞추기 위해 항콜린 계열의 약물을 사용한다.

4) 도파민 효능제

레보도파의 복용으로 도파민의 양은 늘었지만 수용체는 부족해진다. 도파민 효능제는 도파민 수용체에서 도파민의 활성을 모방하여 신경전달이 잘 되도록 하는 역할을 한다.

5) 콤트 억제제

콤트 억제제는 많은 양의 레보도파가 뇌에 도달하도록 도와준다. 콤트 억제제는 레보도파의 복용량을 가시적으로 줄여 준다. 또한 콤트 억제제는 레보도파 치료로 운동성 변성이 일어난 경우 약효감소기를 연장시켜 준다.

6) 마오 억제제

뇌에 도달한 도파민은 마오에 의해 분해된다. 마오 억제제는 일부 도파민이 분해되는 과정을 막아 준다. 이는 뇌 내에 도파민의 잔류 시간을 늘려 준다. 마오 억제제는 레보도파제와 같이 사용되면 문제가 일어날 수 있으므로 동시에 잘 사용하지 않는다.

표 4-1 파킨슨병에 사용되는 양약

항파킨슨 제제			
약물의 범주	성분명	상품명	국내 시판 상품명
도파민 대체약물 (Levodopa)	Levodopa+Benserazide	Madopa	**마도파**
	Levodopa+Carbidopa	Sinemet	**시네메트, 시네메트씨알**
			레보다
			이시콤
			프로매트
			퍼킨
	Levodopa+Carbidopa +Entacapone		스타레보
도파민 효현제 (Dopamineagonist)	Bromocriptine	Bromidine	부로미딘
		Parlodel	팔로델
	Ropinirole	Requip	**리큅**
			파키놀
	Pramipexole	Mirapex	**미라펙스**
항콜린제 (Anticholinergics)	Benztropine	Benztropine	벤즈트로핀
	Trihexyphenidyl	Trihexine	**트리헥신, 알탄**
	Procyclidine	Proimer	프로이머
항바이러스제 (Amantadine)	Amantadine		**피케이멜즈**
			아만타
		Parkintrel	파킨트렐
MAO-B 억제제 : 마오비 선택적 억제제	Selegiline	Mao-B	**마오비**
			유멕스
COMT 억제제 : 탈탄산 효소 억제제	Entacapone	Comtan	**콤탄**

※ 굵은 글씨는 상용되는 약물임.

2. 수술 치료

약물 치료로도 떨림이 개선되지 않거나 약물 장기 복용에 의한 이상운동증, 무력증이 개선되지 않을 경우 수술 치료를 고려하게 된다. 수술 치료는 크게 3가지 형태가 있다.

- 기저핵 부위에 인위적 병소를 만드는 방법(Creating a lesion in the brain)
- 뇌 심부 자극술(DBS; Deep Brain Stimulation)
- 세포이식(Implantation)

1) 기저핵 부위에 인위적 병소를 만드는 방법
   (Creating a lesion in the brain)

도파민이 발견되기 전 파킨슨병의 증상을 악화시킨다고 여겨지는 기저핵의 일부를 파괴하는 수술이 시행되었다. 그러나 신가한 부작용이 위험 때문에 도파민의 발견과 더불어 더 이상 수술을 하지 않게 되었다. 그러나 도파민 제제 치료의 한계를 인정하게 되면서 수술 요법을 재사용하게 되었다. 담창구 절단술(Pallidotomy), 시상하핵 절단술(Subthalmotomy), 시상 절단술(Thalamotomy)은 뇌에 삽입한 작은 탐침을 이용해 전류를 흘려보내거나 냉동시키는 방법으로 그 일부를 파괴하는 수술이다. 수술한 반대 측의 떨림, 경직, 이상운동 등의 증상이 줄어든다.

2) 뇌 심부 자극술(DBS : Deep Brain Stimulation)

뇌 심부 자극술은 뇌에 아주 가는 전선을 삽입하여 정확한 위치에 도달시킨 다음 다른 쪽 끝을 박동 조율기에 연결하고 전선의 끝에서 아주 미약한 전류를 발생키는 방법이다. 담창구 절단술 등에 비하여 출혈의 위험도는 적은 편이나 감염, 전선의 끊김 등의 문제가 발생할 수 있다. 수술 받은 뇌의 반대편에서 발생하는 서동, 경축, 이상 운동 등의 개선에 효과를 보이고 있다.

3) 이식(Implantation)

세포 이식은 파킨슨병 환자의 뇌 손상 부위에 세포를 이식하여 그 기능을 되찾게 하려는 방법으로 아직 연구 단계에 있다. 처음 시도는 부신수질의 도파민성 세포를 뇌에 이식하였는데 증상이 개선되지 않았다.

유산된 인간 태아의 뇌에서 채취한 세포를 뇌에 이식하는 방법은 결과가 다양하였다. 일부 환자에서는 놀랄 만한 증상의 개선이 있었던 반면, 다른 환자들에서는 효과가 없을 뿐 아니라 오히려 증상이 악화되고 합병증이 출현하였다.

또 다른 시도는 도파민을 생성하는 인간 세포를 실험실에서 배양하여 뇌에 이식하는 방법이 연구되고 있다.

더 발전된 방향은 인간 배아 줄기세포를 이용하는 것이다. 이 세포들은 아직 성숙하지 않은 단계에서 적당한 유전 신호를 받으면 어떠한 종류의 세포로도 분화된다는 점에 착안한 방법이다. '적당한 신호'가 선결과제이며 성공적으로 적용되기까지 많은 추가 연구가 필요하다.

성장인자는 인체 내 다양한 종류의 세포에서 얻을 수 있는 분자물질이다. 성장인자는 세포 안에서 세포의 성장과 성숙을 돕는 역할을 한다. 뇌에서 추출한 성장인자와 신경아세포에서 추출한 성장인자는 동물 실험과 인체 실험에서 의미 있는 결과를 보고하고 있으나 아직 초기 단계에 있다.

획기적인 방법이 나올 때까지 흑질의 사멸이 심각하지 않도록 관리하는 지혜가 필요하다.

02 한의학적 치유

한의학적인 치유는 변증론치(辨證論治)와 체질의학적 치유론(體質醫學的 治癒論)에 의거한다. 서양 의학적 관점은 동일한 질병일 경우 동일한 약이 처방된다. 그러나 한의학에서는 동일한 질병이라도 개개인의 허실(虛實) 상태, 이전의 병력 상태, 현재 환우 분의 다른 질병 보유 상태, 체질에 따라 처방이 달라진다. 이를 증상에 따라 질병을 파악하고 치료한다 하여 '변증론치'라고 한다.

한의학적 치유는 음양과 장부의 균형을 바로잡아 줌으로써 자연적인 뇌수(腦髓)의 활성화를 유도함에 주목적을 둔다. 간신(肝腎)과 음양(陰陽)의 조화를 맞게 해줌으로써 "신생골수 뇌자 수지해(腎生骨髓 腦者 髓之海)"의 역할을 수명이 다할 때까지 도와주는 것이 치료의 원칙이다. 치료의 기본은 간신(肝腎)을 부(補)하고, 기혈(氣血)을 부충하며, 체질적(體質的)인 장부허실(臟腑虛實)을 바로잡는 것이며, 이를 방해하는 간풍(肝風)이나 담(痰), 기체(氣滯), 혈어(血瘀) 등을 부수적으로 제거하도록 함이 파킨슨병 치료의 대원칙이다.

염좌, 두통, 복통 등의 작은 질병은 가만히 있어도 자연 치유된다. 구안와사(口眼喎斜 : 안면신경마비), 요각통(腰脚痛 : 추간판탈출증), 만성비염(慢性鼻炎), 대상포진(帶狀疱疹) 등의 질환은 반드시 전문가에 의한 치료와 관리가 필요하다. 암(癌), 루게릭병, 파킨슨병, 신부전(腎不全) 등의 난치 질환은 치유 약물의 복용뿐 아니라 일상생활에서 치유를 위한 생활의 변화가 필수적이다.

큰 질병의 발생은 전신이 독소(毒素), 혈액의 혼탁(混濁), 생체이물(生體異物, Xenobiotic)로 가득 찬 후 유전적, 후천적으로 가장 약한 부위부터 뚫고 나온 것이므로 전신 질환인 것을 바로 알아야 한다. 간암, 신부전, 파킨슨병을 간(肝), 신(腎), 뇌(腦)의 부분적인 질환으로만 인식하고 그 부위만 치료하는 것은 질병에 대한 이해가 부족한 탓이다. 바른 먹을거리 요법(正食療法), 올바른 자극요법(正血療法), 바른 몸 마음 찾기요법(正心療法), 체질에 따른 한약과 식이요법(正體療法, 正飮療法) 등의 5정요법(五正療法)이 필요한 이유이다.

헤파드(Hepad)는 국내외에서 사용되는 한약 중 파킨슨병에 유효한 약물을 처방하여 검증한 결과물이다. 위 원칙에 의거하여 단독 또는 양약과 병행하여 사용되며 중증도 1·2기는 질병의 진행을 막거나 느리게 하며, 3기 이상은 양약의 부작용을 최소화하고 삶의 질을 높여 주는 데 주목적이 있다.

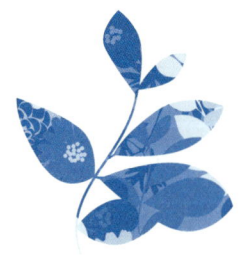

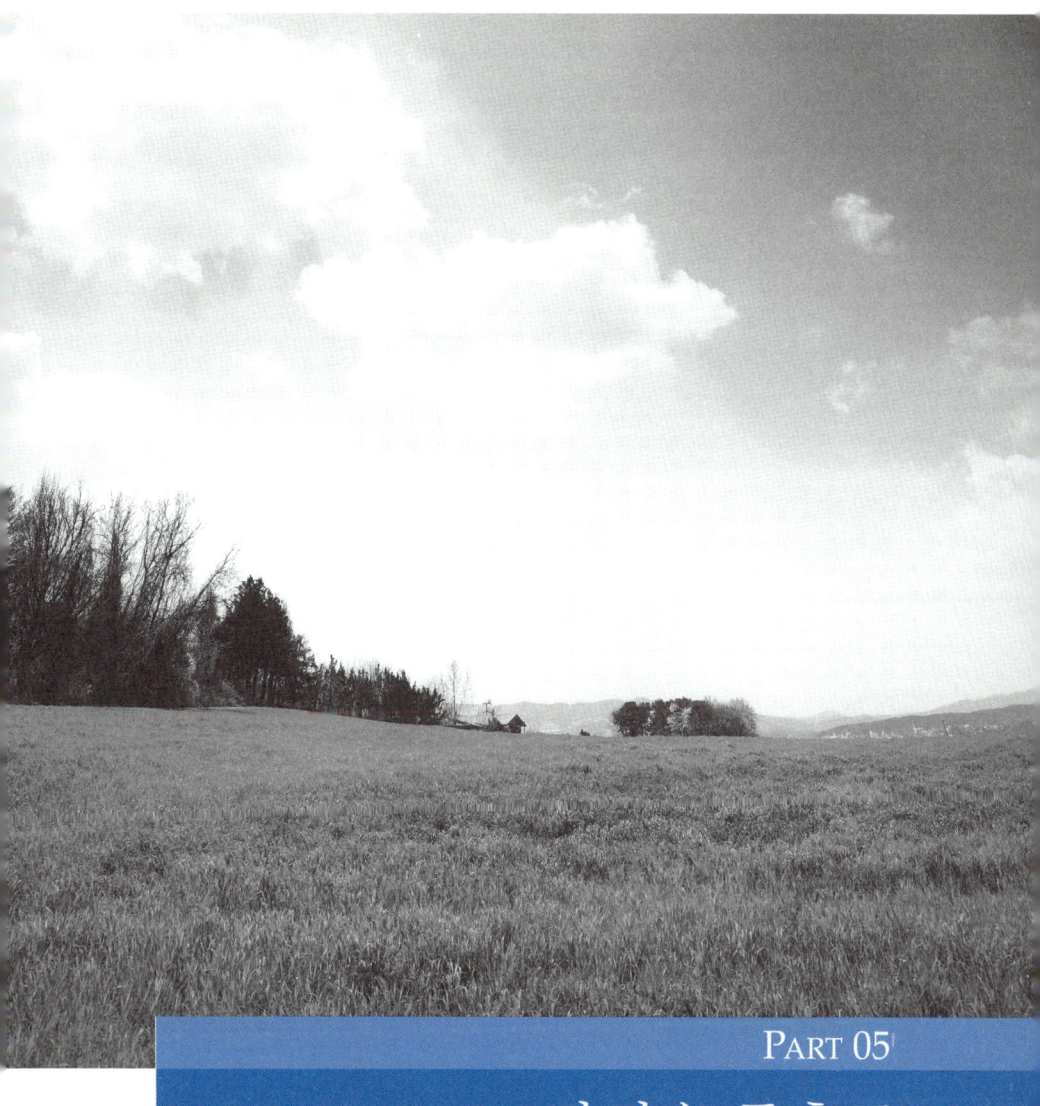

PART 05
파킨슨 증후군

01
파킨슨 증후군 이란?

1. 파킨슨 증후군(Parkinson's syndrom)이란?

파킨슨병은 선조체에서의 도파민 부족이 원인이 되어 손발의 떨림, 근육의 굳어짐, 완만한 동작, 자세반사 장애, 보행 장애 등과 같은 다양한 운동 장애가 일어나는 질환이다. 그러나 도파민이 충분하더라도 어떤 이유에 의해서 선조체 및 선조체의 신경 경로에 장애가 생기면 파킨슨병과 매우 유사한 증상이 나타나게 된다. 일반적으로 이를 파킨슨 증후군이라고 한다.

파킨슨 증후군은 이차성 파킨슨 증후군(secondary parkinsonism)과 비정형적 파킨슨 증후군(atypical parkinsonism)으로 구분한다.

1) 이차성 파킨슨 증후군

이차성 파킨슨 증후군의 원인은 약물, 대사성 이상, 독성 물질(망간, 일산화탄소 등), 뇌졸중, 외상, 정상압 뇌수두증, 뇌염 등이며 이들의 치료는 원인 제거 및 기존 질병에 따른 치료로 더 이상의 병의 진행을 억제하는

데 도움이 된다. 그러나 비가역적인 손상, 고령, 합병증 등에 따라 빠른 진행 및 악화가 나타나는 경우도 있다.

2) 비정형적 파킨슨 증후군

비정형적 파킨슨 증후군은 특발성 파킨슨 증후군이라 하며 다계통 위축증(MSA), 진행성 핵상 마비(PSP), 피질기저 핵변성(CBD), 레비소체병(DLBD) 등으로 구분된다.

임상적 증상으로 떨림은 드문 편이며, 도파민 제제 치료에 대부분 반응하지 않고, 운동성 장애(보행 장애, 언어 및 균형 장애), 자율신경 장애(연하 장애, 체온조절 장애, 변비, 기립성 저혈압, 무기력한 증상)를 보여, 환자의 평균 수명을 빨리 단축(병의 이환 기간은 평균 3~9년)시키는 경향을 보인다. 치료제는 빈약하며 치료는 증상의 완화를 위한 기본적인 수준이다.

3) 기타 유사성 신경학적 질환

(1) 본태성 떨림

비교적 대칭성이며 파킨슨병과 달리 진전 외에 다른 증상이 없다. 안정 시에는 떨림이 잘 일어나지 않으며 팔을 쭉 뻗었을 때와 같은 특정한 자세를 취할 때 나타난다. 가족력이 있는 경우 발병 확률이 높아 가족성 진전이라고도 한다. 음주 과다로 인한 주객수전(酒客手顫), 심허로 인한 심허수전(心許手顫), 풍두선(風頭痙) 등이 여기에 해당된다.

(2) 윌슨병(Wilson's Disease)

유전자의 결함으로 인해 눈, 간, 뇌, 신장 등의 특정 조직에 구리가 축적되어 발생한다. 파킨슨병과 증상은 유사하나 증상 발현이 청소년기에 나타나며, 소변의 구리 검출량에 의해 파킨슨병과 구별된다. 날갯짓하는 듯한 진전의 특징적 증상과 더불어 구음 장애, 경직, 서동, 근긴장 이상증, 정신 장애 등이 나타난다.

(3) 헌팅톤병(Huntington's Disease)

일명 무도증(舞蹈症)으로 불리며 도파민의 지나친 활성이 주원인이다. 유전적 성향이 강하고 인구 10만 명당 5~10명에서 발병한다. 진행을 느리게 하는 치료법이 없다고 알려져 있으며 증상 발현 이후 15~20년에 사망한다. 도파민 활성을 억제하기 위하여 도파민 수용체 길항제를 사용한다. 이러한 원인으로 도파민의 심각한 부족을 발생시킬 경우 파킨슨 증후군으로 이행된다. 성격 변화, 치매를 동반한다.

(4) 근긴장 이상증(Dystonia)

비정상적인 근육 긴장 상태로 신체의 일부분이 과도하게 굳어지거나 꼬이고 경련이 수반된다. 근긴장 이상증은 이 질병 자체의 원인으로 증상이 발생하기도 하고 파킨슨병, 파킨슨 증후군과 같은 다른 신경학적 질환으로 인해 발생하기도 한다. 경련성 사경은 머리와 목이 한 방향으로 돌아가며 지속 시간이 수 분에서 수 일까지 지속된다.

하체 근긴장 이상은 발가락이 안쪽으로 말린 채 안쪽으로 돌아가 통증이 유발되고 보행에 지장을 받는다. 안검 경련증은 위 또는 아래의 눈꺼풀이 무의식적으로 떨리는 증상으로 입술까지 내려오는 경우에는 주의를 요한다. 구강 하악 근긴장 이상증은 턱이 의지와 무관하게 벌어지거나 오므라들어 심각한 섭식 장애, 대인 기피증 등을 부수적으로 유발한다.

근긴장 이상증은 대인관계에서 오는 감정의 처리 미숙으로 인한 경우가 많으므로 지나친 피해 의식, 극단적 종교 의식, 지나친 윤리 의식 등은 피하도록 하며 순리에 따르는 원만한 생활이 필요하다.

(5) 알츠하이머병

대뇌피질을 포함한 뇌의 변성이 원인이며 성격의 변화와 기억력 장애를 수반한다. 대뇌피질의 신경반, 신경섬유 덩어리 및 전뇌 기저부의 콜린성 신경계의 소실이 나타난다. 장기적인 기억은 유지하나 단기, 특히 중기 기억 장애가 특징이다. 말기로 갈수록 인지 장애, 지남력 장애, 대소변 실금 등으로 발전한다.

(6) 할레보르덴-스파츠 증후군(Hallerborden-Spatz Syndrome)

유아기에서 청년기 사이에 발병하는 유전성 질환이다. 근긴장 이상증, 경직, 진전, 치매 등이 나타난다. 흑질과 기저핵에서 비정상적인 철분의 축적이 특징이다. 아직까지 효과적인 치료법은 없으며 진행성으로 사망하게 된다.

4) 파킨슨 증후군 유발 약물

약물 유발 파킨슨 증후군은 문제의 약물을 중단 시 호전되는지 관찰이 필요하다. 과잉 투여나 개개인에 의한 특수성으로 발병된다. 가능성의 약물은 도파민 감소제, 신경 안정제, 항구토제, 도파민 차단제, 항우울제, 항간질제 등이다.

5) 파킨슨 증후군 유발 독성 물질

가능성 있는 독성 물질로는 망간(manganese), 일산화탄소(carbon monoxide), 메탄올(methanol), 에탄올(ethanol), MPTP(1-methyl-4-phenyl-1,2,3,6-tetrahydropyridine) 등이다. 특히 MPTP는 일종의 합성 마약으로 이를 복용한 일군의 사람들이 파킨슨병 증상과 거의 일치하는 증상을 보여 동물 실험에 파킨슨병 유발 약물로 사용되고 있다.

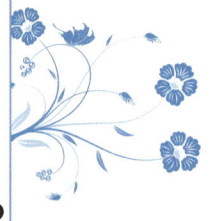

02
파킨슨 증후군의 특징적 증상 및 증후

■
■
■

■ 표 2-1 파킨슨 증후군의 특징적 증상 및 증후

구분	특징	증후
혈관성 파킨슨 증후군	뇌출혈, 뇌경색, 두부 외상이 원인/ 증상이 주로 하체에 국한되므로 하체 파킨슨 증후군이라고도 불림/ 진전은 많지 않으며 경직과 운동 불능/ 뇌 영상 검사상 이상 판별 가능	한쪽 팔다리 무력, 저림, 언어 장애
올리브 뇌교 소뇌 위축증(다계통 위축증)	소뇌의 위축으로 인한 기능 장애가 특징/ 영상 검사상 전형적인 소뇌 위축 소견/ 넓은 소뇌 교조를 동반	언어 구사의 불명확, 동작의 어색함, 보행 장애, 치매, 시각 장애
샤이 드레저 증후군 (다계통 위축증)	자율신경계의 기능 이상 특징/ 진행성인 질병으로 결과적으로 사망함/ 도파민 제제에 대한 반응이 미미	기립성 저혈압 소변 조절 기능 장애 성기능 장애 수면 무호흡증, 성대 마비
선조체 흑질 변성 (다계통 위축증)	진행될수록 동작의 불능이 심해짐/ 선조체와 흑질의 신경세포 상실	낙상 언어 장애 연하 곤란

구분	특징	증후
진행성 핵상 마비	파킨슨병과 유사한 증상이 나타남/ 평균 발병 연령이 50~60대/ 발병 후기 치매 동반/ 도파민 제제 복용에 유효한 반응 나타남	안구 상하운동 불능 전신 경직 낙상 후 발병, 핵상 응시 마비가 특징
레비소체병	치매와 자율신경계 이상/ 도파민 제제는 증상을 악화시킴	환각 발생 주의 치매, 환각, 우울증 실어증, 실인증
MPTP 유발 파킨슨 증후군	마약 대용인 합성 마약 MPTP를 복용하여 발생/ 흑질의 도파민성 신경세포를 선택적으로 파괴시킴으로써 파킨슨병 유발	
약물 유발 파킨슨 증후군	향정신성 약물이나 신경 이완제를 복용함으로 인해 파킨슨병과 유사한 증상이 나타남/ 도파민 감소제, 항구토제, 도파민 차단제, 삼환계 항우울제, 항간질제 복용 후 증상이 출현하면 약물 유발 파킨슨 증후군을 의심	

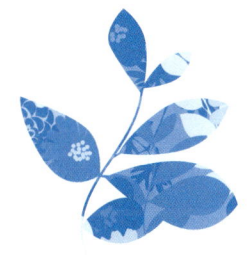

03 치료 방향

이상 운동 질환으로 분류되는 환자들의 경우 일차적으로 파킨슨병이 아니라는 감별 진단이 선행되어야 한다. 일반적으로 파킨슨 증후군의 경우 파킨슨병과 구별되는 독특한 진단적 지표가 있다. 전문가에 의하여 파킨슨 증후군의 진단이 내려진 후 치료가 되어야 할 것이다. 파킨슨 증후군에 대한 서양 의학적인 약물은 정해져 있지 않고 대증 치료에 국한되며, 초기에 약간의 유효성을 보이나 2~3년 후에는 부작용이 나타나고 반응성이 극히 적어진다.

파킨슨 증후군의 가장 많은 부분을 차지하는 다계통 위축증의 경우 파킨슨병에 비해 진행이 2~5배 빠르기 때문에 치료의 1차적 목표는 진행을 느리게 하는 것이다. 또한 진단 후 평균 생존 기간은 6~10년 정도이다.

헤파드(Hepad)에 의한 파킨슨 증후군의 치료 시 다음의 3가지 부류로 치료 양상을 보인다.

- 제1부류 : 치료 초기에 유효한 반응을 보이다가 6개월 전후 다시 진행이 심해진다.
- 제2부류 : 치료 초기부터 유효한 반응을 보이며 1년 이상 치료 시 진행이 느려지거나 멈춘다.
- 제3부류 : 치료 초기부터 호전 반응 없이 빠른 진행을 보인다.

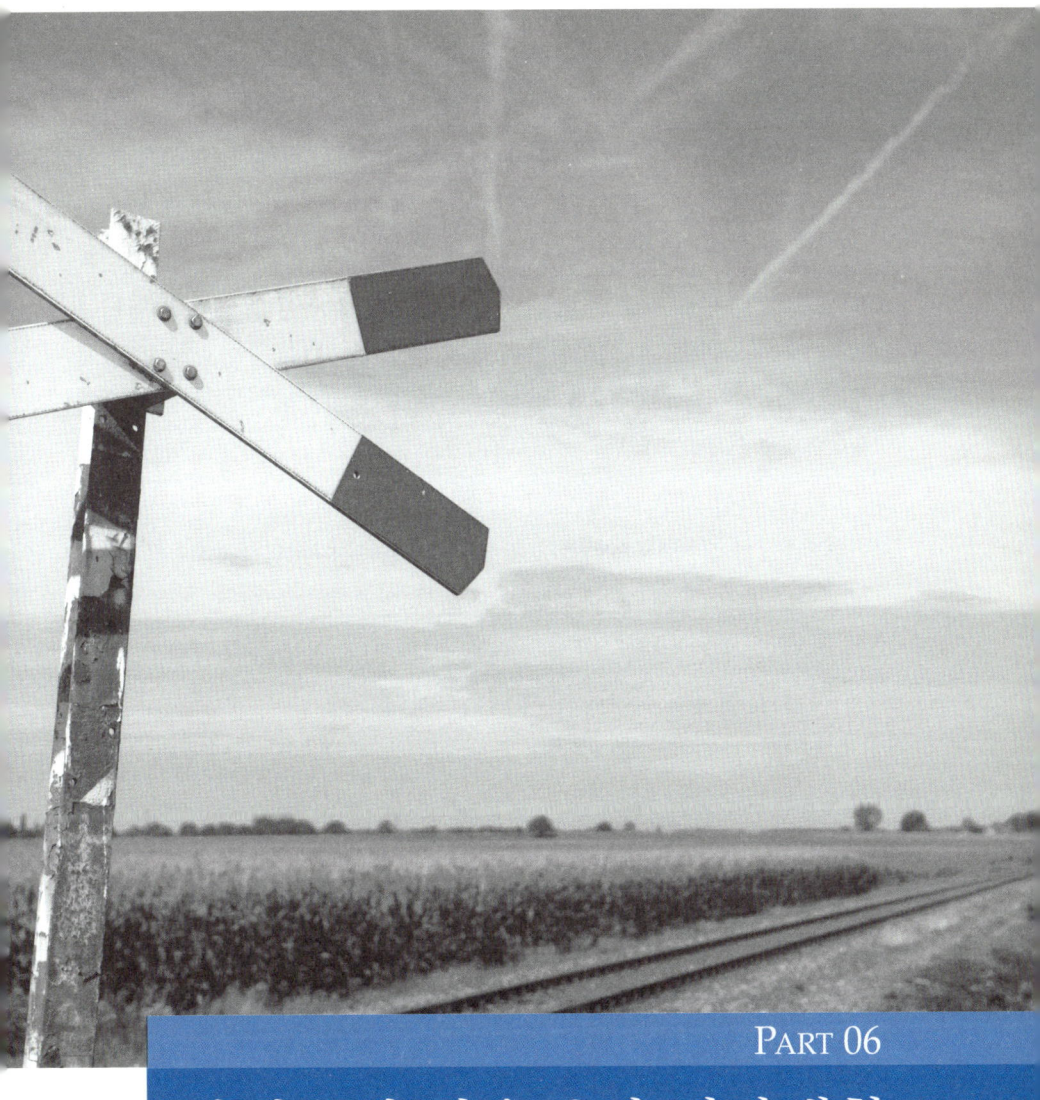

PART 06

파킨슨병 환우들의 일상생활

국내에서 아직 정확한 통계는 없지만 파킨슨병 환자는 전국적으로 약 30~40만 명 정도로 추산되고 있다. 65세 이상 노령 인구의 약 1%를 차지하며 단일 질환으로는 상당히 높은 비율을 차지한다. 진단적인 이유와 인구의 노령화로 파킨슨병 환우의 수는 향후 더 증가할 것으로 추산된다.

파킨슨병의 발병 원인은 현재 확실히 밝혀지지 않았으나 유전적, 환경적 원인이 복합적으로 작용하는 것으로 추정하고 있다. 유전적 원인에 대해서는 여러 가지 가설들과 관련 유전자들이 제시되고 있으며, 환경적 원인은 가능성 있는 부분들이 파악되고 있다. 유전적인 소인과 환경적인 소인이 복합적으로 작용할 경우 발병률이 높아진다는 가설이 제시되고 있다. 다만, 일만 하고, 취미가 없고, 술과 담배를 전혀 하지 않으며, 단순한 대인관계를 유지한다면 발병 확률이 더 높아질 수 있다.

따라서 일반인들의 경우 가족력이 있는 경우 환경적인 요소를 잘 참고해야 한다. 파킨슨병은 만성 진행성 질환이다. 진행을 조금이라도 느리게 하거나, 현재의 상황에서 더 나빠지지 않도록 일상생활에서의 관리가 필요하다.

환경적 원인 인자

- **유해** : 약물, 농약, 뇌손상, 뇌의 충격, 중금속, 일산화탄소, 동물성 지방, 다량의 초콜릿, 고열량 식사
- **유익** : 녹차, 커피, 두류, 비타민 E, 불포화 지방산

유전적 위험 인자

가족 중 40세 이전에 발병한 조기발병 파킨슨병 환우가 있을 경우 유전의 위험성은 증가한다. 약 10%의 환우가 열성 유전이 원인인 것으로 파악되고 있다.

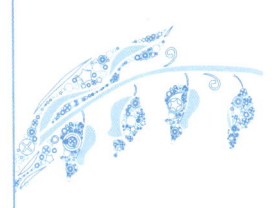

01

파킨슨(난치병) 치료
5정요법(五正療法)

-
-
-

　난치병이란 일반적 치료법으로 잘 치료가 되지 않거나 치료가 되어도 기간이 길며, 발병 전에 비해 치료 후 상태가 완전치 않는 질병이다. 이에 해당하는 질병으로는 각종 암, 유전성 질환, 이명, 파킨슨병, 난치성 피부질환, 성장 장애(유전성), 강직성 척추염 등이 여기에 해당된다.

　그런데 질병이 있다면 반드시 여기에 합당한 치료 방법이 어딘가에는 있다는 것이 저자의 신념이다. 저자는 1995년 이후 수많은 고민과 시행착오를 겪으며 이에 대한 해법을 찾고 또 찾아왔다. 여기에는 장두석 선생님의 단식 및 민족의학교실, 기준성 선생님의 자연요법, 암의 바이블이라 할 저서로 유명한 《암 치료의 모든 것》의 저자 곤도 마코토(近藤 誠, 1948~), 하버드 의대의 앤드류 와일(Andrew Weil) 교수, 바이오 디지털오링 테스트의 창시자 오무라 요시아키(大村 喜前), 그리고 저자의 외삼촌과 외조부의 처방들이 많은 영향을 주었다. 특히 이제마 선생님의 사상의학은 치료에 적용하면 할수록 완벽에 가까운 원리와 효과에 탄복하지 않을 수 없었다.

　저자는 치유(healing)를 추구한다. 치료(treatment)는 외부로부터 비롯되는 공격적인 방법인 데 비해 치유는 내부로부터 온다. 치유라는 말은 '온전하게 하다'라는 의미이다. 곧 완전성과 균형을 회복시킨다는 것이다. 인류의 조상들이 처음부터 치료를 할 수는 없었을 것이다. 하지만 자연치유의 능력으로 현재의 우리가 존재할 수 있었다.

그렇지만 잘못된 식사, 불완전한 체질과 부적절한 의약, 복잡한 대인관계, 환경 오염, 노화 등으로 천부적인 치유 능력의 감퇴를 가져오게 되는데, 감퇴가 작으면 작은 질병이 발생하고 클 경우에 불치병, 난치병이 발병하게 된다.

인간은 자연에서 멀어지면 질병에 근접하며, 자연에 순응하면 질병과 멀어진다. 그런데도 암, 유전성 질환, 파킨슨병, 이명, 아토피, 유전성 성장 장애를 공격적인 치료로 접근해야 할지 의문을 가져보아야 한다.

현재의 서양 의학은 대중적 치료이며, 증치의학은 중류의 치료이며, 사상의학은 상류의 치료라 할 수 있다. 난치성 질환은 상류의 치료를 통해 본질을 다루어 주기 때문에 상기의 난치성 질환이 호전될 수 있는 것이다.

이러한 모든 문제를 해결하는 치료 방법론이 5정요법(五正療法)이다. 단지, 약만 복용하는 방법만으로는 난치병은 해결되지 않는다. 만약 해결되었다면 난치병은 없을 것이다. 현재의 질병은 지금까지 살아온 환자 본인의 결과이다. 이를 겸허히 받아들이고 자연에 순응함이 질병 극복의 대법이다.

파킨슨병은 무서운 존재가 아니다. 파킨슨병은 부분적인 질병이 아니라 잘못된 마음과 무리한 몸 상태, 오염된 환경으로 인한 몸 전체 혈액의 혼탁이 주원인인 전신 질환이다. 부모 세대로부터 현재까지 잘못된 생활 습관이 파킨슨병의 원인이다. 이를 겸허한 마음으로 받아들이면서 다음의 5정요법을 잘 시행할 때 치유라는 희망봉에 근접할 것이다.

1. 정식(正食) - 식이요법(4원칙)

질병이 찾아오는 것을 우리는 어떻게 받아들여야 하는가?
"왜? 나에게 이러한 질병이 왔을까? 이 병은 어디서 온 것일까? 내가 무엇인가를 잘못했을까?"

파킨슨병을 포함한 난치병을 앓고 계신 분들은 누구나 이러한 질문을 스스로에게 던져 보았을 것이다. 한의학의 고전인 《황제내경》에서는 "邪氣所湊, 其氣必虛"라 하여 "질병이 있는 것은 몸 관리를 잘못하여 내 몸을 혼탁하게 만든 것이 원인이다"라고 하였다. 질병을 탓하기보다는 스스로 "내 몸 관리를 잘못해서 이 병이 왔구나!"라고 인정하고 지나온 생활을 반성해 보는 것이 필요하다.

인도의 영양연구소 소장이었던 로버트 매커리슨(Robert McCarrison)의 실험은 이러한 생활양식과 질병과의 관계에 대한 해답을 준다. 그는 건강한 흰쥐 1,000마리를 그룹별로 나누어 각각 훈자식과 영국식의 식사를 시킨 후 2년 7개월 동안 사육하였다. 그 후 그 흰쥐들의 건강 상태를 비교한 결과 놀라운 차이를 발견하게 되었다. 자연식 위주의 훈자식의 음식을 먹은 쥐들은 거의 질병이 발견되지 않은 반면 흰빵, 흰설탕, 육류, 잼, 젤리, 통조림 고기 등이 주식인 영국식의 음식을 먹은 쥐들은 각종 종양, 빈혈, 심장병, 신장병, 피부병 등의 질병으로 죽어가고 있었다. 이러한 예는 쥐에게만 해당되지 않는다.

인간의 건강을 유지시켜 나가는 것은 바른 먹을거리(正食)이다. "내가 먹는 것이 현재의 나(我)이다"라고 하듯이 현미밥 위주의 식사, 자연을 따르는 식사가 필요하다. 주수해서 생산된 나락은 왕겨라는 겉껍질에 싸여 있다. 이를 벗겨 내는 작업을 1차 도정이라 한다. 1차 도정을 거치면 순수한 자연의 산물인 검푸른 현미가 나온다. 현미는 속껍질인 쌀겨와 배아(胚芽)인 씨눈, 배유(胚乳)인 배젖으로 구성되어 있다. 이를 더 도정하면 현미 크기의 92% 정도인 백미가 되는데 속껍질과 씨눈이 모두 제거된 상태로 모양이 제법 보기 좋고 밥을 하면 부드럽게 된다. 그런데 이 백미를 모판에 심어 보면 조금 싹이 나다가 바로 죽어 버린다. 하지만 현미를 모판에 심어 보면 싹이 나면서 벼의 형태를 만들어 생장을 한다. 이를 보면 백미는 중요한 성분이 도정이라는 과정을 통해 사라져 버린, 생명이 없는 씨앗이라는 것을 알 수 있다.

대부분의 사람들이 먹기 좋고 보기 좋다는 이유로 생명이 없는 것을 먹고 있다. 쌀의 배아에는 생명이 깃들어 있다. 배아에는 농약, 방사능 같은 발암인자를 해독하는 킬레이트(chelate)라는 물질이 포함되어 있다. 반면, 백미에는 리졸레시틴(lysolecithin)이라는 발암물질이 들어 있다. 그런데 우리는 오염되고 생명력 없는 백미를 주식으로 하고 있지 않은가? 영양학적으로 보아도 현미는 백미에 비하여 열량을 포함한 비타민, 미네랄, 섬유질의 함유량이 적게는 수 배에서 수십 배 함유되어 있다. 쌀 안에 있는 영양 성분의 66%는 씨눈에, 29%는 쌀겨에 존재하고 나머지 5%만 배유에 있다. 일반인들이 백미를 먹는다는 것은 쌀이 가지고 있는 5%의 영양분을 먹는 것이므로 영양분 없는 또 하나의 가공식품을 먹는 것이다. 나아가 현미 안에는 대장암을 예방하는 헤미셀룰로스(hemicellulos), 베타글루칸(β-glucan) 등의 식이섬유가 함유되어 있다. 또한 항산화작용을 하는 토코페롤(tocopherol), 토코트리에놀(tocotrienol), 성장을 촉진하는 감마오리자놀(γ-oryzanol), 조혈 작용과 항암 작용을 하는 피틴 산(phytic-acid) 등이 골고루 함유되어 있다.

전 우주적인 관점에서 살펴보면 모든 생명체는 가장 정교하고 아름다운 물질을 씨앗의 형태로 만들어 놓고 있다. 즉 씨앗 그대로 그 자체가 생명이고 완전 식품인 것이다. 하늘의 기운과 땅의 기운을 간직한 완전 식품이 바로 현미이며 이 고분자 화합물을 오래 오래 씹어 삼켜서 자신의 것으로 만드는 것이 정식요법(正食療法)이다.

백설탕 또한 금할 음식이다. 단것은 우리 몸의 조직세포를 이완시키면서 체내 장기조직을 파괴한다. 알레르기 체질, 선 병질(腺 病質) 체질들도 지나친 설탕 섭취에 기인한다.

또 하나의 금할 식품이 화학 조미료이다. 인간은 자연인이다. 화학 물질은 원칙적으로 우리 체내에 들어와서는 안 되는 물질이다. 특히, 화학 조미료는 뇌를 약화시키는 작용을 한다.

육류 섭취는 3대 영양소를 얻기 위함이다. 과거에 우리 조상들은 마을에 큰 경사가 있을 때 소나 돼지, 닭을 잡았다. 그러나 현재에는 보편적으로 육류를 섭취한다. 이전의 가축들은 집 근처의 야산, 풀밭에서 돌아다니면서 풀을 뜯다가 저녁에 집으로 돌아왔다. 그런데 지금의 가축들은 육류의 대량 생산을 위해 좁은 축사에서 길러진다. 따라서 운동량이 부족해져서 각종 관절염, 암에 잘 걸린다. 여기에 각종 항생제가 투여된다. 또한 빠른 시간 안에 무게를 늘리기 위해 성장 촉진제를 맞는다. 이러한 육류를 다량 섭취한 결과 우리의 대장은 동화·흡수되지 않은 다량의 부패물로 수많은 세균들의 서식처가 된다. 이러한 부패물, 세균의 배설물들은 장의 모세혈관을 통해 우리 혈액으로 유입되어 혈액의 혼탁을 발생시키며 각종 질환의 원인으로 작용한다.

파킨슨병은 뇌의 두파민성 신경세포의 사멸이 특징인 만성 퇴행성 신경질환이다. 만성질환은 식생활에 많은 영향을 받는다. 따라서 바른 식생활로서의 정식요법은 파킨슨병을 이겨 내는 초석이 된다.

1) 현미 위주로 지은 밥 한 수저를 50~100회 씹어서 삼킨다

《동의보감》에서는 "氣生於穀"이라 하여 "기는 곡식에서 생긴다"라고 하였다. 이렇듯 우리 몸의 저항력의 대표주자인 원기(元氣)는 곡식에서 생성되는데, 백미보다는 잡곡이 원기생성에 유리하다. 또한 오래 씹어야 곡식 안에 내재된 기의 흡수가 용이하다. 파킨슨병이 진행됨에 따라 연하 장애가 나타나기도 하는데 오래 씹는 연습이 되어 있는 경우 조금 더 편하게 이를 이겨 낼 수 있다.

현미에는 식이섬유가 백미의 9배, 칼륨은 4배, 마그네슘은 12배가 들어 있기 때문에 영양학적인 이로움뿐 아니라 변비 예방, 골절 예방에 도움이 된다. 현미는 백미보다 물을 잘 흡수하므로 처음 씻는 물은 정수기 물을 사용하는 것이 좋으며 물의 양은 일반 백미의 1.5배가 적당하다. 백미를 주식으로 하다가 갑자기 현미식으로 전환하기보다는 점차적으로 현미의 비율을 늘리는 것이 좋다.

2) 소식한다

우리가 섭취한 음식물이 많으면 많을수록 찌꺼기가 많아지며 장 속에 오랫동안 체류될 경우 이를 숙변이라 한다. 운동 부족, 직립 보행, 꽉 끼이는 의복과 더불어 과식은 숙변을 발생시키는 주범인 셈이다. 이 숙변 속에서 많은 세균이 기생하면서 부패·발효되며 인체에 해로운 여러 가지 화학 물질을 생성하게 되며 나아가 자가 중독 현상, 면역력 저하, 노화를 촉진시키게 된다.

소식이란 금식이나 단식이 아니며 포만감이 오기 전까지만 음식을 섭취하면서 일상생활에 지장이 없어야 함을 의미한다.

3) 육식을 자제한다

육류의 다량 섭취는 동화·흡수되지 않은 다량의 부패물로 수많은 세균들의 서식처가 된다. 이러한 부패물, 세균의 배설물들은 장의 모세혈관을 통해 우리 혈액으로 유입되어 혈액의 혼탁을 발생시키며 각종 질환을 발생시킨다. 특히 동양인은 서양인에 비해 장이 길기 때문에 육류나 지방의 독소가 오래 머물면서 혈액의 혼탁을 초래한다.

단백질 섭취를 위하여, 육식 습관의 전환이 어려울 경우에는 유기농으로 사육된 고기를 섭취하거나 체질에 맞는 육류나 생선류를 대안으로 삼아야 한다. 파킨슨병 환우들은 특이하게 태양인이 많다. 태양인은 일반 육류는 잘 맞지 않다. 그러므로 문어, 붕어, 오징어, 전복을 육류대용으로 함이 적합하다.

4) 금 3백색 : 백미, 백설탕, 백색 조미료를 자제한다

백색 조미료인 화학물질은 혈액을 산독화(酸毒化)시켜 체내 장기 조직을 파괴한다. 특히, 화학 조미료는 뇌를 약화시키는 작용을 하니 절대 금해야 한다.

● 항산화 작용이 있는 식품

바이칼레인(baicalein)은 대표적인 플라보노이드(flavonoid) 중 하나로 항산화, 항염증 기능이 있는 것으로 알려져 있다. 바이칼레인을 수산화노파빈으로 유노된 파킨슨병 모델에 투여한 결과 유효한 신경보호 작용이 있음이 보고되고 있다.

한의학에서 황금(黃芩)은 청열조습약(淸熱燥濕藥) 중 하나로 주요 성분이 바이칼레인, 바이칼린(baicalin), 워고닌(woogonin), 워고노사이드(woogonoside) 등으로 이루어진 약재이다. 바이칼레인의 항산화 작용과 특유의 항염증 작용, 이담 작용 등으로 인해 일반적인 염증, 설사, 자율신경 실조성 두통, 심번(心煩) 등에 사용되고 있다.

비타민은 소량으로 음식물에서 발견되는 특정 물질이다. 체내의 화학 반응 과정을 조절하는 데 필요하며, 이 과정을 통하여 성장, 발달, 재생에 중요한 역할을 하며 질병 발생에 저항하게 된다. 비타민은 현재까지 약 40종 이상이 알려져 있으며 그중 12개 이상은 음식물을 통하여 섭취할 수 있다. 비타민 C, E의 파킨슨병에 대한 직접적 효과는 연구 보고에 일관성이 없다. 그러나 직접적 효과 여부를 떠나서 항산화 작용, 상처 회복 촉진 등의 작용이 있기 때문에 파킨슨병 환자에게 권장되고 있다.

비타민 C
- 함유 식품 : 레몬, 오렌지, 토마토, 신선한 야채, 과일
- 주의 사항 : 열을 가하거나 갈았을 때 쉽게 파괴되므로 신선한 상태에서 씻은 후 잘게 절편하거나 그대로 섭취한다.

비타민 E
- 함유 식품 : 밀의 티눈, 식용유, 채소류

권장할 수 있는 항산화 식품
시금치, 토마토, 블루베리, 레드와인, 녹차

변비를 개선해 주는 식품

파킨슨병 환우에게 변비는 자주 동반되는 부수 증상이다. 초기부터 약물에 의존하기보다는 생활 개선과 음식으로 조절하는 것이 장기적인 관점에서 유리하다. 일상적인 활동량을 늘리고 의식적으로 5~6컵의 물을 마신다. 매 식사 때마다 섬유질이 풍부한 음식을 의도적으로 많이 섭취한다. 식사 후에는 300보 걷기를 생활화한다.

도움이 되는 식품
마늘을 포일(foil)에 싸서 구운 후 천일염에 찍어 하루 30~40개 복용한다. 복용하고 나서 2~3일 후 다량의 변이 배출된다. 완고한 변비인 경우 50개까지 개수를 늘려 본다.

또한 무 말린 것, 시금치, 곡류, 시리얼, 감자, 사과, 계절 과일, 해송자(잣), 복숭아 씨앗(도인), 살구 씨(행인), 알로에 즙(노회) 등이 도움이 된다.

수면에 도움을 주는 음식

수면장애의 원인은 2가지이다. 첫째는 뇌간 신경세포들의 진행성 병변으로 인한 손상이고, 둘째는 도파민 제제들의 각성 효과이다.

초기 환우들의 경우 이러한 현상은 많이 나타나지 않지만 병이 진행되면서 빈도수가 증가한다. 수면 장애의 양상은 불면증, 수면분절, 낮졸음 등으로 나눌 수 있다. 수면 장애에 대해서는 초기부터 약물에 의존하기보다는 적극적인 활동, 낮 동안의 운동, 낮잠을 자지 않는 노력 등이 필요하며, 카페인 음료의 음용을 피해야 한다. 습관성이 없으면서 수면에 도움이 되는 음식 섭취를 통해 해결해 보는 것도 바람직하다.

도움이 되는 식품

상추, 바나나, 키위, 우유 등이 있고, 이 외에 산조인(山棗仁)을 노랗게 볶아서 차로 복용한다.

뼈를 보강해 주는 음식

파킨슨병 환우들의 가장 흔한 합병증은 흡입성 폐렴과 낙상으로 인한 골절이다. 특히 골절은 와상(臥床)의 상태로 이환되어 치명적인 결과를 초래한다. 대부분의 파킨슨병 환우들이 고령임을 고려할 때 골 밀도에 좋은 영향을 주는 음식의 섭취는 매우 중요하다. 칼슘은 비타민 D와 결합할 때 인체의 흡수를 늘릴 수 있으므로 같이 섭취하는 것이 좋다.

도움이 되는 식품

- 비타민 D가 들어 있는 식품으로는 달걀, 우유, 버터, 어간유 등이 있다.
- 칼슘이 풍부한 식품으로는 우유, 치즈, 어류, 녹황색 채소 등이 있다.
- 마그네슘이 들어 있는 식품으로는 땅콩, 콩, 곡물, 적록색 야채, 해산물 등이 있다.

설사에 도움이 되는 음식

설사가 만성적인 경우에는 파킨슨병 전문가의 소견을 듣도록 한다. 지나친 설사는 탈수로 이어져 전해질의 불균형을 초래하여 응급상황이 발생될 수 있다. 설사의 기간이 긴 경우에는 미음, 보리차 등을 조금씩 꾸준히 복용하게 한다.

매실(오매), 석류열매 껍질(석류피), 가죽나무 껍질, 연꽃의 열매(연자육), 감자, 완두콩, 금앵자 나무 씨앗(금앵자) 등이 도움이 된다.

2. 정체(正體) - 체질/변증론에 따른 한약요법

한의학적인 치유는 변증론치(辨證論治)와 체질의학적 치유론(體質醫學的 治癒論)에 의거하여 동일한 환자라도 서로 다른 처방이 이루어진다. 가장 최적의 처방이 가감(加減)을 통하여 이루어진다. 또한 매월 같은 처방이 이루어지지는 않는다. 1~2개월 전과 현재의 절기가 다르고, 증상이 차이가 있으며 심리 상태가 다르기 때문에 이러한 상태에 100% 적합한 헤파드(Heapad) 처방이 이루어져야 한다. 이러한 처방 구성에는 내원에 따르는 불편함을 초래하지만 완벽한 치유를 위하여 개개인에 맞는 최적의 처방을 할 수 있다는 장점이 있다.

그러나 어느 정도 진행이 멈추고 주 증상들이 소멸되면서 양약에 의지하지 않게 되면 파우더 형태 헤파드의 장기 처방이 가능하다. 더불어 복용 횟수가 줄어듦으로써 불편함은 점점 감소한다.

뇌신경계에 작용하는 모든 약물들은 의존성이 있어서 헤파드와 겸하여 치료할 때 명현 반응들이 출현한다. 특히 구토, 현훈, 무력감, 증상의 일시적 악화가 나타난다. 양약 복용 기간이 길수록, 복용량이 많을수록,

고령일수록 가능성은 높아진다. 하루에서 1~2주까지 개인차가 있는 편이다. 그러나 이러한 반응들은 곧 소멸되므로 의지를 가지고 이겨내야 한다. 한편 도파민 제제 복용 경험이 전혀 없을 경우 명현 반응의 출현은 거의 나타나지 않는다.

양약과 헤파드의 작용 기전은 전혀 다르다. 양약은 부족해진 도파민 자체를 보충하는 것이다. 그러나 헤파드의 복용으로 5장6부(五臟六腑)의 완벽한 조화를 추구하게 되고 정열된 몸 상태를 기반으로 자연적인 뇌수 활성화가 이루어진다. 그 결과 도파민을 포함한 여러 신경전달 물질들의 조화가 촉진된다.

양약과 헤파드를 겸용할 때는 최소 1시간 이상의 시간차를 두는 것이 좋다. 소화 흡수에 부담을 줄여 주어 효과를 최대화할 수 있다.

헤파드를 복용함에 따라 증상이 호전되거나 진행이 멈추면 환우 스스로 복용 중인 약물을 줄이게 된다. 단 갑자기 용량을 줄이거나 복용을 중단할 경우 금단 증상이 나타날 수 있으므로 주의해야 한다.

3. 정음(正飮) - 체질에 따른 음식 요법

인간은 태어나는 순간부터 공기의 흡입과 음식의 섭취로 살아간다. 우리가 평소 먹는 음식은 기(氣)의 편향성이 적은 것들이다. 모든 것을 수용할 수 있는 건강한 상태에서는 음식의 폐해(弊害)를 잘 알지 못하는 특성이 있다. 즉, 음식의 부적합에 그리 민감하지는 않다. 그러니 지형력이 떨어진 질병 상태에서는 부적합한 음식에 바로 유해한 반응이 나타난다. 또한, 몸에서 요구하는 음식이나 약이 명확하게 나타난다. 급성적 질병에는 약물의 약이적(藥餌的) 효능만으로 치료가 가능하다. 그러나 만성적 질병인 경우에는 약물과 더불어 기(氣)가 완만한 음식의 약이적 보조가 필요하다. 즉 매일 먹는 음식도 잘 먹으면 약(藥)이 되는 것이다. 그래서 이를 '의식동원(醫食同源)'이라고 한다. 특히 난치성 질환의 경우 몸에 맞지 않는 음식은 약효를 감소시키고 치료 기간을 연장시킨다.

파킨슨병은 만성 질환이며 난치성 질환이다. 장기적인 안목에서 볼 때 체질에 맞는 음식의 복용은 한약 치료의 효과를 배가시켜 준다. 다만, 체질에 맞는 음식이라도 한두 가지만 과식하거나, 편식함은 오히려 해로울 수 있다. 정음(正飮)이란 체질에 적합한 음식을 고루 섭취하면서 체질에 해가 되는 음식을 과식하거나 장기간 섭취하지 않음을 의미한다.

1) 태양인의 식이요법

태양인(太陽人)은 기(氣)가 청평소담(淸平疎淡)하고 보간생음(補肝生陰)하는 음식이 좋다. 비교적 더운 음식보다는 생음(生陰)한 음식이 좋고 담백하고 지방질이 적은 해물류나 소채류가 좋다.

저돌적이고 남성적이며 선동적인 태양인은 폐대간소(肺大肝小)로서 폐의 기능은 강하고 간의 기능은 약하다. 즉 밖으로 발산하고 위로 오르는 기운이 강하므로 기(氣)를 안으로 흡수하고 내려 줄 수 있는 기운이 약하다. 그래서 음식물을 잘 먹지 못하고 구토하고 발산하는 증세가 있거나 아무 이유 없이 다리의 힘이 빠지는 증세가 나타난다. 여성의 경우에는 불임증이 많다.

대표적인 보양식은 특별한 음식이 아닌 담백하고 기(氣)를 내려 주는 소박한 붕어다. 붕어가 싫다면 문어나 오징어도 좋다. 해산물로는 간을 보(補)해 주는 조개, 해삼, 새우, 굴, 전복, 소라, 문어 등이 있다. 과일로는 시원한 성질의 포도, 감, 머루, 다래, 앵두 등이다. 채소는 순채나물, 솔잎이 좋고, 곡류는 메밀이 좋다. 대체로 태양인의 음식들은 시원한 성질이 많다. 소양인의 음식과 중복되는 음식이 많으며 소양인의 음식 중에 맑고 시원한 성질이 태양인에게 맞는 음식이다. 그러나 기름진 음식이나 고열량의 음식, 자극적인 음식은 피해야 한다.

(1) 이로운 음식

① 곡류 : 메밀(냉면)
② 해물 : 새우 · 조개류(굴 · 전복 · 홍합 · 소라) · 게 · 해삼 · 붕어 · 문어 · 오징어
③ 채소 : 순채 나물 · 솔잎
④ 과일 : 포도 · 머루 · 다래 · 감 · 앵두 · 모과 · 송화(가루)
　이로운 색 : 황색

(2) 해로운 음식

비교적 신열(辛熱)한 음식이나 지방질이 많고 중후(重厚)한 음식은 금(禁)해야 한다.

2) 태음인의 식이요법

태음인(太陰人)은 비교적 장대(長大)하고 위장(胃腸) 기능이 좋다. 식성이 좋고 음식을 잘 먹는 체질이므로 동식물성 단백질이나 칼로리가 높은 중후(重厚)한 음식이 좋다. 느긋하고 참을성이 많고 무엇이든 잘 먹는 태음인은 간대폐소(肝大肺小)로서 간의 기능은 강하고 폐의 기능이 약하다. 즉 음식물을 흡수하는 기능이 강한 반면 발산하는 기능은 약하다. 그래서 식욕이 왕성하고 비만한 사람이 많으며 비만, 고혈압, 당뇨병, 동맥경화, 심장질환 등의 성인병이 많이 생긴다.

태음인은 폐를 보해 주는 음식을 먹는 것이 건강을 지키는 비결이다. 음식은 기름지고 열량이 높은 음식보다는 고단백, 저열량의 음식을 먹는

것이 좋다. 대표적인 보양식은 담백하지만 고단백 음식인 소고기이며, 장어, 우유, 버터, 치즈 등도 좋다. 어류, 해산물로는 담백한 대구, 미역, 김, 다시마, 파래 등이 좋다. 채소는 무, 도라지, 연근, 마, 토란, 버섯, 더덕, 당근 등이 있다. 곡류는 밀, 율무, 콩, 두부, 들깨 등이 있다. 과실류에는 배, 잣, 호도, 은행 등이 좋다. 그러나 과식을 하거나 기름진 음식은 피하는 것이 좋다.

(1) 이로운 음식

① 곡류 : 밀·밀가루·콩·율무·기장·수수·강냉이·고구마·땅콩·들깨·현미·두부
② 육류 : 쇠고기·우유·치즈·버터
③ 해물 : 명태·조기·명란·간유·민어·청어·대구·뱀장어·우렁이·미역·다시마·김·해조류
④ 채소 : 무·당근·도라지·더덕·고사리·연근·마·버섯·토란·콩나물
⑤ 과일 : 밤·잣·호두·은행·배·살구·매실·자두
이로운 색 : 흑색(검정색)

(2) 해로운 음식

태음인(太陰人)은 상초(上焦)가 허약(虛弱)해서 비교적 호흡기 계통과 순환기 계통에 병이 올 수 있는 체질이며 몸이 비대(肥大)하여 고혈압(高血壓)과 같은 심혈관계(心血管系) 질환(疾患)이나 중풍(中風)과 같은 성인병이 생길 수 있는 체질이다.

그러므로 태음인은 자극성이 강한 음식이나 지방질이 많은 음식과 신열(辛熱)한 음식은 금(禁)해야 한다(닭고기·돼지고기·개고기·마늘·생강·후추·꿀·계란·사과·커피 등).

3) 소양인의 식이요법

소양인(少陽人)은 비위(脾胃)에 열(熱)이 많은 체질이므로 신열(辛熱)한 음식을 좋아하지 않는다. 비교적 싱싱하고 찬 음식, 소채류, 해물류가 적합하고 또한 음허(陰虛)하기 쉬운 체질이므로 보음(補陰)하는 음식이 좋다.

직선적이고 창의력이 있고 행동이 빠른 소양인은 비대신소(脾大腎小)로서 비장의 기능이 강하고 신장의 기능이 약하다. 즉 소화 기능은 강하여 소화가 잘되지만 신장의 기능이 약하여 허리가 허약하다. 다시 말해 소화 기능이 강하고 열이 많이 오르지만 신장의 기능이 약하여 허리가 아프거나 잘 붓는다.

소양인의 음식은 신장을 보해 주어야 한다. 즉 화(火)와 열(熱)을 내리고 신장의 음기(陰氣)를 보충해 주는 음식이 좋다. 뜨거운 음식보다는 시원하고 맑은 음식을 먹는 것이 좋다.

대표적인 보양식은 찬 성질이며 기름기가 많은 돼지고기, 오리고기이다. 어류, 해산물로는 시원한 성질의 복어, 잉어, 해삼, 멍게, 게, 새우, 조개 등이 좋다. 채소는 배추, 오이, 상추, 호박, 우엉, 가지 등이다. 과일에는 딸기, 수박, 참외, 바나나, 파인애플, 멜론 등의 여름 과일이나 열대 과일이 좋다. 곡류는 보리, 팥, 녹두 등이 좋다. 그러나 열이 많거나 맵거나 뜨거운 음식은 피하는 것이 좋다.

(1) 이로운 음식

① 곡류 : 보리 · 팥 · 녹두 · 참깨 · 참기름
② 육류 : 돼지고기 · 오리고기
③ 해물 : 생굴 · 해삼 · 멍게 · 전복 · 새우 · 게 · 가재 · 복어 · 잉어 · 자라 · 가물치 · 가자미
④ 채소 : 배추 · 오이 · 가지 · 상추 · 우엉(뿌리) · 호박 · 죽순 · 씀바귀 · 고들빼기 · 질경이

⑤ 과일 : 수박 · 참외 · 딸기 · 산딸기 · 바나나 · 파인애플
⑥ 기타 : 생맥주 · 빙과류
　이로운 색 : 적색

(2) 해로운 음식

비교적 자극성과 방향성이 강한 음식과 신열(辛熱)한 음식을 금(禁)해야 한다(고추 · 생강 · 마늘 · 파 · 후추 · 카레 · 닭고기 · 개고기 · 노루고기 · 염소고기 · 꿀 · 우유 등).

4) 소음인의 식이요법

소음인(少陰人)은 비위(脾胃)가 약(弱)하여 소화 장애가 오기 쉬운 냉성(冷性) 체질이다. 비교적 소화되기 쉽고 온열(溫熱)한 음식이 적합하며 또한 음식을 만들 때 기름을 많이 넣거나 밋밋하게 하지 말고 자극성과 방향성이 있는 조미료를 적당히 사용하면 소음인의 부족한 식욕(食慾)을 북돋아 주고 소화에도 도움이 된다.

꼼꼼하고 내성적이고 정확한 소음인은 신대비소(腎大脾小)하여 신장의 기능은 강하지만 소화기의 기능은 약하다. 즉 음식은 잘 흡수를 못하는 편이지만 배설이 되는 기능은 강하다. 다시 말해 소화 기능이 약한 것이 문제지만 신장의 기능은 강하다.

소음인의 음식은 소화기를 보하는 음식이 좋다. 따뜻하며 소화가 잘 되는 음식을 정량정시에 소화될 수 있을 만큼만 먹어야 한다.

대표적인 보양식은 따뜻한 성질의 닭고기, 개고기, 양고기, 염소고기 등이다. 어류로는 먹기가 부드러운 미꾸라지, 명태, 도미, 조기, 갈치 등이다. 채소는 시금치, 미나리, 양배추, 쑥, 쑥갓, 파, 마늘, 생강, 고추, 후추 등과 같은 양념류들이다. 과일로는 사과, 귤, 복숭아, 토마토 등이 좋고,

곡류로는 소화가 잘되는 찹쌀, 차조가 좋다. 그러나 너무 차거나 기름지거나 소화가 안 되는 음식은 피하는 것이 좋다.

(1) 이로운 음식

① 곡류 : 찹쌀 · 좁쌀 · 차조 · 감자
② 육류 : 닭고기 · 개고기 · 노루고기 · 참새 · 염소고기 · 양고기 · 꿩 · 양젖 · 벌꿀 · 토끼 · 뱀
③ 해물 : 명태 · 조기 · 도미 · 멸치 · 미꾸라지
④ 채소 : 시금치 · 양배추 · 미나리 · 쑥갓 · 냉이 · 파 · 마늘 · 생강 · 고추 · 겨자 · 후추 · 카레 · 양파 · 아욱 · 부추
⑤ 과일 : 사과 · 귤 · 토마토 · 복숭아 · 대추
  이로운 색 : 백색

(2) 해로운 음식

소화되기 어려운 중후(重厚)한 음식이나 지방질이 많은 음식과 생냉(生冷)한 음식은 금(禁)해야 한다(돼지고기 · 냉면 · 수박 · 참외 · 우유 · 오징어 · 밀가루 음식 · 라면 · 보리 · 빙과류 · 생맥주 · 녹두 등).

4. 정혈(正血) - 환부 자극과 흡선 치유법에 의한 정혈 요법

정혈요법이란 경혈상의 피부에 음압(陰壓)을 작용시켜 비생리적(非生理的) 체액(體液)인 담음(痰飮)과 어혈(瘀血)을 제거하여 체질을 정화하는 치료 방법이다. 환부 자극에 의한 정혈 요법의 포인트는 양릉천(陽陵泉)과 태충(太衝)이다. MPTP에 의한 인위적 파킨슨병 유발 생쥐에 태충(太

衝), 양릉천(陽陵泉) 2혈을 자침한 후 흑질, 선조체에서 도파민의 농도와 TH 면역 반응에서의 유효한 결과가 정혈 요법의 의의(意義)이다.

또한, 실제 환자에게 자침 후 fMRI로 변화를 관찰한 결과도 유의성이 있는 것으로 보고되고 있다. 이러한 결과는 태충(太衝), 양릉천(陽陵泉) 2혈의 자침이 산화적 스트레스, 미토콘드리아 디펙트(mitochondria defect)와 미세아교세포(microglia) 활성화 등을 억제하여 세포 사멸을 억제하는 것으로 파악하고 있다.

정혈 요법의 과학적 효능

① 체액의 산·염기 균형을 바로잡아 준다.
② 면역체 형성에 영향을 미쳐 자가 혈청 요법적인 작용을 일으킨다.
③ 부신피질계의 스테로이드호르몬(steroid hormone) 생산에 영향을 미친다.
④ 조혈 기능이 왕성해진다.

- 파킨슨병의 경우 – 태충(太衝), 양릉천(陽陵泉) 정혈요법 1일/1회 이상/좌우 각각 10분씩 자극.

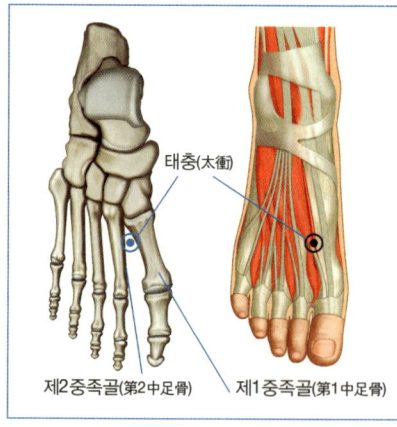

태충혈(太衝穴)은 엄지발가락과 둘째 발가락 사이 위쪽 함요처에 위치한다. 족궐음간경(足厥陰肝經)의 원혈(原穴)이다. 간의 화기(火氣)를 억제하여 부드럽게 해주고 다리의 연약 무력을 치료하며 전체 경락의 소통을 원활하게 해준다.

▌그림 6-1 **태충혈(太衝穴)**

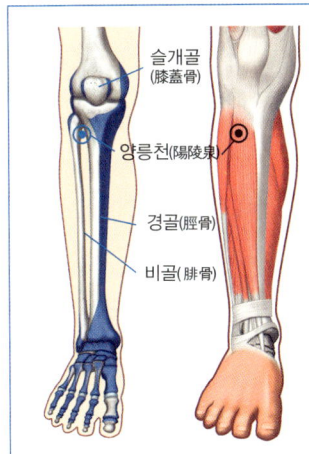

양릉천혈(陽陵泉穴)은 무릎 바깥쪽 바로 아래 함요처(슬개골하 외측, 비골소두(腓骨小頭) 전하방 함요처)에 위치한다. 근회혈(筋會穴)로 모든 근육의 기운이 모이는 곳으로 근육과 관련된 제 질환을 치료한다. 특히, 파킨슨병과 관련된 떨림, 굳어짐, 무력함에 주효하다.

▌ 그림 6-2 **양릉천혈(陽陵泉穴)**

    흡각요법(吸角療法)의 창시자 강봉천은 1989년 영등포 성모병원에서 치료 불가성 디스크 판정을 받고 죽기만을 기다리는 신세가 되었다. "의사가 포기한 병을 어떻게 하나? 남은 생을 꼼짝없이 누워서 지내야만 하나?" 불현듯 의사가 환자인 자신을 포기했으니 자신이 살 수 있는 길은 의사와 정반대의 방법을 택하는 것이라고 생각하고 혁신적인 치료법을 창안해 내게 되었다. 그것이 바로 흡각요법이다.

    흡각요법은 20여 년이 흐른 후 첨삭을 거쳐 현재의 흡선치유법(吸腺治癒法)으로 발전하게 되었다. 기존의 부항요법이 수 군데에 자락(刺絡)을 하거나 유관(留罐)하는 형태인 것에 비하여 흡선치유법(吸腺治癒法)은 인체 체간의 후면 전체, 전면 전체, 문제 부위에 순차적으로 부항을 시술하는 방법이다. 흡선치유법에서 흡선(吸腺)은 땀샘(汗腺)을 흡착한다는 의미이며, 치유란 "내 안의 의사"를 깨워 자연 치유한다는 의미이다.

    흡선치유법이란 한마디로 땀샘을 흡착하여 모든 질병의 원인인 독소(毒素)를 제거하는 자연치유법이다. 그렇다면 왜 질병의 원인이 독소라는 것인가? 예를 들면 주위에 대상포진 바이러스가 돌아다니지만 누구는 감염이 되고 누구는 감염되지 않는다. 우리 주위에 감기 바이러스가 퍼져 있지만 특정 사람만 전염된다. 즉, 질병의 원인은 바이러스, 박테리아, 스트레스가 아니라 그 사람 안의 조건인 것이다. 몸 안에 혈액의 혼탁, 비생리적 물질인 독소가 많을수록 질병에 이환되기 쉽다. 질병이란 몸 전체가 혼탁해진 결과 가장 약한 부위부터 발현되는 것일 뿐이다. 위암(胃癌)은 위(胃)만의 문제가 아니라 몸 전체에 독소가 퍼진 후 약한 부위인 위(胃)부터 뚫고 나온 것이다. 그러므로 위(胃)부터가 아니라 오장육부(五臟六腑)의 반응점이 모인 등 전체를 흡선하고 그 후 또 체간 전면을 흡선하여야 모든 독소가 제거되어 모든 질병이 치유되는 것이다. 퇴행성 관절염의 경우도 관절부터가 아니라 체간 전체를 맑게 해주고 나서 관절 치료를 시행한다. 그래야 관절에 맑은 기혈이 흘러 치유가 되는 것이다.

현대의 질병은 과잉이 원인이다. 환경 오염도 과다 낭비의 소산이다. 과식, 과로, 스트레스도 모두 너무 과잉되어서 생긴 병이다. 현대의 질병들 대부분이 너무 많이 보태어져서 생긴다. 여기에 적합한 것이 자입식(刺入式), 플러스(+)식 치료인지를 고민해 보아야 한다. 현재는 빼기, 즉 마이너스(-)가 필요하다. 과잉은 플러스이고 자연은 마이너스이다. 단식, 명상, 자연 요법, 부항 요법이 동서양을 막론하고 센세이션을 일으키고 있는 것은 어쩌면 순리일지도 모른다. 우리 몸은 단지 화학적으로 구성되거나 우연히 생겨난 것이 아니다. 살아 있는 전일체(全一體)이므로 그 자체는 균형을 유지하고 정상으로 회귀할 능력을 가지고 있다. 전체로서 생명과 연결되는 것이 진정한 치유의 근본이다. 서양 의학은 외적인 병원체를 식별하고 외부로부터 질병을 통제하는 것에 주안점을 두지만 흡선치유법은 살아 있는 개인에게 집중하고 그 안에 존재하는 생명력의 균형을 잡아 줌으로써 질병을 치유한다.

현재 항생제의 한계성이 드러나고 면역력이 최저로 약해지면서 한동안 사라졌던 전염병들이 재발하고 있다. 인류의 건강을 지키고 미래에도 지구촌의 주역으로 살아남기 위해서는 우리의 내적인 에너지와 면역력을 강화시킬 수 있는 방법이 절실한 시점이다. 현재의 건강 상태에 대한 위기는 화학적, 기계적, 인공적 치료 방식에 지나치게 의존한 까닭에 초래되었다. 이러한 시점에 모든 질병의 원인을 제거하여 인체의 복원력을 단숨에 회복시켜 주는 흡선치유법이 나타났다는 것은 인류에게 축복이 아닐 수 없다.

5. 정심(正心) - 활보장과 명상, 접지(Earthing)

파킨슨병의 평균 발병 연령은 64.1세이다. 1817년 파킨슨병의 최초 기술 이후 장년층의 발병률이 꾸준히 높아지고 있다. 본원에 내원하는 환우 분들도 장년층의 비율이 높은 편이다. 파킨슨병은 만성 퇴행성 신경질환이다. 퇴행성이란 소모적으로 연령의 증가와 더불어 꾸준히 진행되는 비가역적인 질환을 의미한다. 따라서 퇴행성 질환의 조기 발병은 질병의 유병 기간이 상대적으로 길어지므로 삶의 질적인 측면에서 많은 불편함을 초래한다.

그런데 여기에 하나의 의구심이 남는다. 왜 주로 노년층에서 발병하는 파킨슨병이 장년층에서도 발병하는 것일까? 현재 과학적으로 이 부분에 대한 명확한 해답은 없다. 그러나 초과학적인 설명들은 간혹 이 부분들을 설명해 주기도 한다. 질병이란 음양의 부조화가 표면으로 드러나는 현상이다. 즉, 우리의 깊은 배후에 존재하는 부조화가 겉으로 드러난 결과이다. 질병이 발생된 몸의 각 부분들도 우연히 그곳에서 발생한 것은 아니며 반드시 원인이 있다.

예를 들면 원인불명 심장질환은 인간의 본성인 사랑(仁)이 부족하거나 한 곳에 집착되기 때문에 발생한다. 손에 이상이 생겼다면 그 사람의 행위에 문제가 있다. 파킨슨병과 관련된 뇌(腦)의 이상 문제는 부모 이전부터 축적된 카르마(Carma, 業)가 원인이다. 실제로 영진한의원에 내원한 장년 발병 파킨슨병 환우 여러분들이 심적인 충격이나 스트레스가 발병 동기인 경우가 많았다. 이러한 연유로 발병된 질병이라면 단순히 도파민만을 보충해 주어서 완쾌되지는 않을 것이다. 질병의 치유(healing)는 내면의 부조화를 발견하고 이를 해결하는 방법을 정확히 찾는 데 있다. 정심요법(正心療法)은 이러한 의미에서 더 중요하다.

- 일체의 화학 조미료와 육식을 피하고 소식을 하며 마음을 편안히 한다.
- 맑은 공기, 산, 흙을 가까이 한다.
- 풍욕, 반신욕, 붕어 운동, 모관 운동을 한다.
- 활보장을 생활화한다.
- 땅과의 접촉을 통해 항산화 치유 작용을 받아들인다(earthing).

1) 풍욕

(1) 풍욕의 의의

풍욕은 공기를 이용한 치료법이다. 피부는 원래 호흡 작용을 통해 노폐물을 배출시키고 공기 속의 산소와 질소를 받아들여 인체의 에너지 대사를 촉진하며, 체내의 일산화탄소를 이산화탄소로 바꾸어 체외로 배출시켜 건강한 신체를 만들어 준다. 풍욕은 프랑스의 로브리(Laubry)에 의해 창안되어 산림욕, 나체욕의 형태로 보급되고 있다.

신경세포사멸은 산화적 스트레스, 자유라디칼(free radical), ATP 합성 저하 등이 원인으로 파악되고 있다. 암을 비롯한 난치병의 원인 중 하나가 일산화탄소 등의 독소인 것으로 지적되고 있다. 이러한 일산화탄소의 체내 정체와 체외배출은 생활의 근원적인 면에서 비롯되어 난치병 치료에 도움을 준다.

(2) 풍욕의 방법

① 창문과 출입문을 모두 열어 놓고 나체 상태로 자연적인 바람을 쏘여 피부를 정화시킨다(10~90초).
② 모(毛) 재질의 담요로 전신을 일정 시간 동안 감싸고 보온시킨다 (1~2분).
③ 위의 ①, ②사항을 최대 9회까지 반복한다.
④ 몸의 변화에 귀를 기울이며 의식을 인당혈(印堂穴 : 양 눈썹 중간)에 둔다.
⑤ 첫 시행은 5회까지 하며 점진적으로 횟수를 늘린다.
⑥ 오전은 해뜨기 전부터 10시까지, 오후는 밤 10시 전후에 시행한다.
⑦ 식사와 1시간 이상의 간격을 둔다.
⑧ 피부 가려움증, 복통, 설사 등의 명현반응이 일어날 수 있음에 유의한다.

횟수	노출시간	보온시간
1회	10초	1분
2회	20초	1분
3회	30초	1분
4회	40초	1분
5회	50초	1분
6회	60초	2분
7회	70초	2분
8회	80초	2분
9회	90초	2분

(3) 풍욕의 주요 효능

① 피부의 충분한 이완, 확장을 통해 노폐물을 제거한다.
② 혈행(血行)의 흐름을 좋게 하여 피부의 기능을 강화한다.
③ 림프 기능을 촉진하여 저항력을 키워 준다.
④ 피부 표면에 분포한 경락의 순환을 촉진시켜 각각에 연결된 5장6부의 기능을 강화시켜 준다.

2) 반신욕

(1) 반신욕의 의의

조선 후기의 의학자 이제마(李濟馬)가 저술한 사상의학서(四象醫學書) 《동의수세보원(東醫壽世保元)》에 의하면 "頭無冷痛 腹無熱痛" 즉, "두통(頭痛)은 차가우면 잘 생기지 않고, 복통(腹痛)은 따뜻하면 생기지 않는다"라는 말이 있다. 또한 예로부터 한의학에서는 "水昇火降則 陰陽和平" 즉, "수(水)의 차가운 기운은 위로 올리고, 따뜻한 화(火)의 기운은 다리 쪽으로 내려가게 하면 음양이 조화롭고 평안하다"라고 하였다.

인간의 직립보행은 여러 가지 질병 발생의 원인을 제공한다. 그중 하나가 심장을 중심으로 상체와 하체에 나타나는 온도차이다. 우리 몸의 체온 분포를 측정해 보면 심장을 중심으로 한 상반신은 37℃ 전후이고 하반신 부위인 발은 31℃ 이하로 상반신과 하반신의 체온이 큰 차이가 난다. 즉, 하체가 차가워지므로 서서히 냉(冷)이 형성된다. 이 냉기(冷氣)는 기혈의 순환장애를 일으킨다.

몸속에 냉이 있으면 당연히 혈관이 수축되어 혈액순환 부전이 일어난다. 동맥의 혈류량은 감소하고, 정맥의 혈액은 느려지게 된다. 동맥의 혈액은 산소나 영양, 면역 물질을 온몸의 세포에 전달한다. 반면 정맥의 혈액은 세포로부터 탄산가스나 노폐물을 운반하는 역할을 한다. 혈액의 흐름이 나빠지면 세포의 기능은 저하되고 퇴보된다. 이에 따라 심장, 폐, 간장, 신장, 위장 등의 활동과 면역력이 떨어져, 세균이나 바이러스 등의 병원균이 침입하게 되어 병이 생기고 노화가 오게 된다.

열(熱)의 속성은 상승(上昇)하고 한(寒)의 속성은 하강(下降)한다. 그래서 두통(頭痛)은 차가우면 잘 생기지 않고, 복통(腹痛)은 따뜻하면 생기지 않는다. 이를 위해서 하부의 차가운 기운을 따뜻하게 하여 원활한 기의 순환을 촉진시켜야 한다. 수(水)의 차가운 기운은 위로 올리고, 따뜻한 화(火)의 기운은 다리 쪽으로 내려가게 하는 방법 중의 하나가 반신욕이다. 또한 반신욕은 수(水)의 부력자극을 이용해 마비환자의 관절과 근육의 탄력성 강화 등의 부수적인 효과를 거둘 수 있다.

(2) 반신욕의 방법

① 욕조에 앉을 때 명치까지만 잠기도록 한다.
② 두 손은 팔걸이에 두어 물속에 잠기지 않도록 한다.
③ 수온은 37~38°C를 유지한다.
④ 30분 이상을 넘지 않도록 한다.
⑤ 머리와 얼굴에 충분히 땀이 날 때까지 시행한다.

(3) 반신욕의 주요 효능

① 차가운 기운은 위로 상승시켜 주고 따뜻한 기운은 하강시켜서 하체를 보온시키고 전신 기혈의 순환을 촉진시킨다.
② 손, 발의 말초신경, 혈관의 기능을 강화시켜 준다.
③ 신진대사를 촉진시켜 항산화 작용에 도움을 준다.

3) 붕어 운동

(1) 붕어 운동의 의의

인간은 직립보행을 하므로 낮 동안에 상체와 두부의 무게가 척추에 압박을 가하게 된다. 위, 장관이 압박을 받게 되고, 하체의 혈액이 정체되기도 한다. 특히 일측성(一側性) 파킨슨병 환우들은 자세적인 불균형의 영향으로 주간공의 비틀림을 초래한다. 붕어 운동은 장관의 내용을 균등하게 하여 장의 꼬임이나 막힘을 예방하며 장 본래의 기능을 생리적으로 촉진시켜 준다. 일측성(一側性)으로 시작되는 파킨슨병의 특성상 불가피하게 발생된 좌우신경의 비틀림을 조화롭게 하여 좌우의 균형을 유지하게 한다.

(2) 붕어 운동의 방법

반듯이 눕거나 엎드려 마치 물고기 헤엄치듯 다리와 허리를 좌우로 움직인다.

저녁식사 1시간 후 시행하며, 여유가 있으면 아침식사 1시간 후에도 시행한다. 각각 3분씩 시행한다.

(3) 붕어 운동의 주요 효능

① 척추신경의 압박, 말초신경 마비를 완화한다.
② 전신의 신경 기능이 조절되고 혈액 순환이 촉진된다.
③ 장관의 내용을 균등하게 하여 장 폐색, 염전, 변비를 예방한다.
④ 좌우신경의 조화를 촉진한다.
⑤ 보행 부족에서 오기 쉬운 위장의 기능 저하를 예방해 준다.

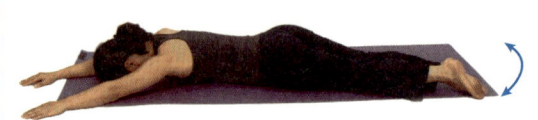

그림 6-3 붕어 운동

4) 모관 운동

(1) 모관 운동의 의의

혈액순환의 원동력은 심장이지만 동맥과 정맥이 결합하는 모세혈관의 모세관 현상에 의하여 말초의 혈액순환이 이루어진다. 따라서 사지를 들어 올려 진동하게 하는 것은 모세관 현상을 촉진한다. 우선 사지의 정맥판이 교정되어 정맥혈의 환류를 촉진하고 림프액의 이동과 교체가 활발하게 되며 모관 운동에 의하여 정맥혈이 전신기관에 흡입되므로 전신의 혈액 순환이 생리적으로 영위된다. 그 결과 울혈이 제거되고 순환 계통의 질환이 치유되고 근육의 경직과 통증이 완화된다.

(2) 모관 운동의 방법

반듯이 누운 후 팔과 다리를 가능한 한 수직으로 들어 올리고 발바닥을 수평으로 유지한 채 팔과 다리를 흔들어 준다. 51억 개의 모세혈관 중 38억 개의 모세혈관이 집중된 팔과 다리의 순환이 촉진된다.

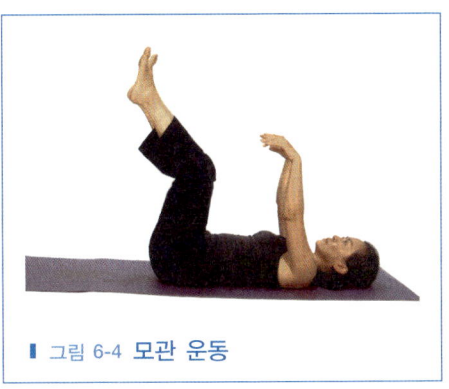

▌그림 6-4 **모관 운동**

(3) 모관 운동의 효능

① 모세혈관의 순행을 촉진한다.
② 전신의 울체된 악혈을 제거한다.
③ 팔과 다리의 피부 기능을 완전하게 하여 세균, 기생충의 침입을 차단한다.
④ 심장의 부담을 경감해 주어 심장 질환에 도움을 준다.

5) 활보장

적절한 운동은 뇌에서 내인성 힝신화게의 활동을 증가시키고 흥분 독성과 관련된 글루탐산 수용기를 하향 조절한다고 알려지고 있다. 실험적으로 운동이 혈청 칼슘의 농도를 증가시키고 증가된 칼슘은 뇌로 운반되어 도파민 합성을 자극하게 된다. 최근 연구에 의하면 인위적 파킨슨병 동물 모델에서 수중 운동과 균형 운동이 효과적인 것으로 발표되었다. 실제로 여러 운동적 능력 향상과 도파민성 신경세포와 도파민의 간접적 측정 척도인 *TH(Tyrosine Hydroxylase)의 유의적인 증가가 이루어지는 것을 볼 수 있다.

수영, 수중걷기, 수중 에어로빅, 걷기 , 트레드밀, 활보장 등의 운동은 파킨슨병 환자의 도파민성 신경세포의 증가에 영향을 미치고 기능 회복에 효과를 주고 있다. 특히 활보장은 파킨슨병의 진행을 억제하고 후기에 나타나는 낙상과 골절, 종종걸음, 돌진현상을 최소화하며 와상환우(臥床患友)로 가는 최악의 상황을 가장 효과적으로 방지하는 방법이므로 반드시 시행되어야 한다.

다만 운동의 원칙으로서 다음의 사항을 참고하고 문제점이 나타날 경우에는 반드시 파킨슨병 전문가와 상담을 해야 한다. 무리한 운동은 오히려 증상의 악화를 가져온다.

1. 피로를 유발하지 않을 정도로 시행
2. 점진적으로 시간을 늘림
3. 즐거움이 있어야 함
4. 파킨슨병 중증도(重症度)에 따른 적합성이 필요

6) 어싱(Earthing)

지구상의 모든 동식물은 땅과 접촉하고 있다. 땅은 음(陰) 자체이며 음전하의 보고이다. 모든 것을 받아들이고 정화시키고 자라나게 해주는 어머니와 같다. 모든 나무가 땅에 뿌리를 박고 있으며 모든 식물들도 땅에 뿌리를 내리고 있다. 또한 모든 동물들도 땅에 팔이나 다리를 접촉시키면서 새로운 에너지를 받아들인다. 또한 불필요하게 받아들여져서 몸을

---

* TH(Tyrosine Hydroxylase) : L-tyrosine을 L-DOPA로 전환하는 효소로 이의 상승은 도파민과 이를 생성하는 도파민성 신경세포의 증가를 의미한다.

썩게 하는 전하를 소멸시키고 있다.

　인간의 맨발 보행은 400만 년에 걸쳐 이루어졌다. 땅과의 접촉을 통하여 자연의 에너지를 받아들이고자 하는 진화의 결과이다. 발바닥에 그 어떤 부위보다 신경말단이 제곱센티미터당 1,300개에 이를 만큼 풍부한 것은 이러한 이유 때문이다. 그런데 불과 2,000~3,000년 만에 편리성을 위주로 한 신발이라는 도구가 자연적인 항염증제, 수면촉진제, 면역제로부터 우리를 단절시키고 있는 것이다. 최악의 발명품이 절연체로 만들어진 신발이다. 고무나 플라스틱으로 된 신발을 신고 콘크리트나 목재로 지은 집에서 살면서부터 치유에서 멀어지고 있는 것이다.

　막스 플랑크 연구소(Max Plank Gesellschaft)에서는 지구와 인간과의 단절 실험이 있었다. 실험 지원자들을 지구 전기장의 영향을 차폐시킨 지하 방에 몇 달 격리시킨 후 체온, 수면, 소변, 생리 활동을 관찰하였다. 그 결과 실험 지원자 모두 부정맥, 수면 장애 등의 자율신경 장애를 나타냈으며 다시 지표면의 전기리듬을 보내자 정상적인 생리활동을 하는 것으로 나타났다. 2003년부터 2005년까지 미국 사이클 대표팀에게 대회가 열리는 3주 동안 땅과의 접지를 실시하였더니 선수들의 수면이 개선되고 통증이 줄어들었으며 건염(腱炎)이 사라지고 피로와 부상에서 빠른 회복을 보였다.

　이러한 어싱(earthing)의 효과가 알려지면서 수영, 미식축구, 철인3종경기, 모터사이클 선수들이 일상적으로 이를 활용하고 있다. 어싱이란 지구 표면에 존재하는 에너지원을 우리 몸과 연결함으로써 공기 중의 전자기장, 양전하, 활성산소 등의 불필요한 모든 것을 소멸시키고 자연과 하나가 되는 것이다. 정원의 진디밭이나 집 앞의 땅을 밸로 밟거나 나무에 기대서서 접촉을 하거나 맨발로 물속에 들어가기만 하면 된다. 만약 그것도 불가능하거나 시간이 없다면 집안 곳곳에 설치된 콘센트의 접지 철사를 이용하자. 접지 철사에 구리선을 연결하여 잠 잘 때 그 선을 피부와 접촉이 이루어지게 하면 된다. 인간의 생애 중 1/3의 시간은 잠을 잔다. 그 시간에 우리는 자연치유되는 것이다.

어싱 초기에는 따끔거리는 느낌이 든다. 몸 안에 산화물질이 중화되어 사라질 때 나타나는 현상이다. 항상 느끼는 행복은 누웠다고 생각했는데 눈 뜨면 아침이라는 것이다. 깊은 잠을 자게 되며 꾸는 꿈 또한 자연적이고 평화롭다. 어싱은 간단하고 기초적이지만 질병에 이환된 인간에게 치유를 선사한다. 파킨슨병의 한 원인론으로 산화적 스트레스설이 제시되고 있다. 이에 대한 가장 강력하고 현실적인 대처 방법이 바로 어싱이다.

5정(五正) 요법

1) 정식(正食) - 식이요법
   - 현미 위주로 지은 밥 한 수저를 50~100회 씹어서 삼킨다.
   - 소식한다.
   - 육식을 자제한다.
   - 금3백색 : 백미, 백설탕, 백색 조미료를 먹지 않는다.

2) 정체(正體) - 체질에 따른 한약 요법
   헤파드(Heapd), 헤파드 약침

3) 정음(正飮) - 체질에 따른 선별음식 요법

4) 정혈(正血, 淨血) - 환부 자극과 흡선치유법에 의한 정혈 요법

5) 정심(正心) - 활보장과 명상, 접지(earthing)
   - 활보장을 생활화한다.
   - 일체의 화학 조미료와 육식을 피하고 소식을 하며 마음을 편안히 한다.
   - 맑은 공기, 산, 흙을 가까이 한다.
   - 풍욕, 반신욕, 붕어 운동, 모관 운동을 한다.
   - 접지(earthing)

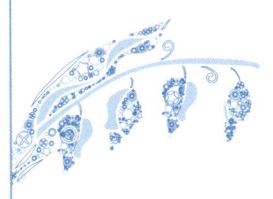

02 낙상방지를 위한 일상생활

파킨슨병 환우들은 대부분 고령인 경우가 많다. 또한 파킨슨병 환우들은 넘어질 때 상황을 본인이 예측하지 못하고, 팔이나 다리 등 보조 노력을 발휘하지 못하기 때문에 보다 심각한 결과를 초래하게 된다. 또한, 65세 이상 고령 환우들은 80% 이상의 분들이 한 가지 이상의 질병을 가지고 있기 때문에 낙상은 단순한 찰과상, 염좌(捻挫)를 넘어 와상노인이 되거나, 생명까지 위협하기도 하는 결과를 초래한다. 그러므로 파킨슨병 환우들의 낙상을 예방하기 위한 일상생활의 주의점 등을 치료와 함께 인지하고 있어야 하며, 실제 기거 공간에 적응시켜야 한다.

1. 침실 및 가구 배치

① 화장실과의 동선을 고려한다. - 근거리의 방 사용
② 문턱을 없애 걸려 넘어지는 것을 방지한다.

③ 가구 사이가 비좁지 않게 한다.
④ 가구의 모서리를 둥글게 처리하고, 모서리나 가장자리에 부드러운 재질로 마무리한다.
⑤ 4기 이상 진행된 경우, 알람용 벨이나 호출용 부저를 설치한다.
⑥ 의자, 침대 높이가 환우의 신장(身長)에 적절한지 점검한다.
⑦ 침대에는 낙상 방지용 프로텍터, 의자에는 팔걸이 등을 설치한다.
⑧ 현관에는 L자형 손잡이를 설치하고, 옆에는 앉아서 신발을 신을 수 있도록 의자를 놓는다.
⑨ 계단이나 복도에는 핸드레일을 설치한다.

2. 화장실, 욕실

① 거실과 바닥의 차가 심하지 않게 한다.
② 양변기를 설치하고 변기 옆에 호출용 부저, 핸드레일을 설치한다.
③ 바닥에 미끄럼 방지용 매트를 비치한다.
④ 욕실에 의자를 비치한다.

3. 조명

① 보행에 지장이 없도록 조명을 밝게 한다.
② 바닥 조명등을 설치한다. 복도에도 조명등을 설치한다.
③ 침실에서 화장실까지 동선이 길 경우 야간조명을 설치한다.

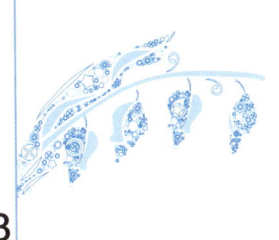

03
적정 체중 유지하기

-
-
-

　적정 체중 유지는 파킨슨병 환우의 관리에서 중요하다. 체중이 감소된다는 것은 식이 형태의 부적절이 원인이거나 다른 합병증의 유발 가능성을 시사한다. 체중 감량이 지속되면 원인을 파악해야 한다. 식이 형태의 잘못인 경우에는 식사 패턴을 바로잡아 주어야 한다. 최근의 한 연구에 의하면 65~74세 파킨슨병 환우들의 총 칼로리 섭취량을 조사해 본 결과 대부분이 한국인의 영양섭취 기준에 미치지 못하는 수준으로 섭취하고 있는 것으로 조사되었다. 이는 짧은 식사 시간, 연하 곤란, 활동의 제약으로 인한 섭취량 감소, 변비, 보호자의 인식 부족 등이 원인이다. 체중 감소는 자연적인 칼슘, 무기질의 감소로 이어져 골절의 원인이 된다. 적정 체중의 10% 이상 저하되지 않도록 관리해야 한다.

　체중 증가는 활동량을 감소시킨다. 이는 혈중 콜레스테롤, 혈전(血栓), 색전(塞栓) 등이 증가하고 부종이 발생하는 원인이 된다. 특히, 거동이 불편한 환우의 경우 보호자의 도움을 받되 환우 자신이 할 수 있는 일은 스스로 하고, 활동량을 늘리려 노력해야 한다.

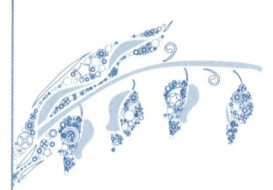

04
적정한 식사

파킨슨병 환우들은 일반 동작과 다름없이 식사 시에도 전형적인 증상이 나타난다. 따라서 떨림, 서동, 팔 동작의 제한으로 식사 시간이 길어지고 영양의 섭취가 부족해지기 쉽다. 연하 장애가 있는 경우는 더 많은 시간과 노력이 필요하다. 그러나 치유를 위해서는 현미식을 꼭 하도록 하고 하루 2,000/1,600kcal(남/여)의 열량이 충분히 공급될 수 있도록 한다.

1) 조금씩 자주, 천천히 식사한다.
2) 고기류는 섭취 전에 작게 자른 후 식사한다.
3) 딱딱하거나 덩어리진 음식은 믹서로 갈아서 먹기 편하게 한다.
4) 변비 예방을 위해 섬유질이 풍부한 무 말린 것, 치커리, 야채, 계절 과일 등을 많이 섭취한다.
5) 규칙적인 배변 습관을 유지한다.
6) 물을 자주 마신다.
7) 규칙적인 식사를 한다.
8) 필요 시 단백질 재분배 식이요법을 시행한다.
9) 연하 곤란, 소화 장애가 있을 경우에는 오미자차, 산사차, 과일 주스를 이용한다.

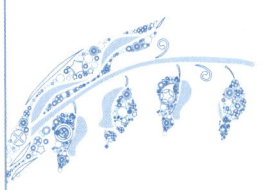

05 심리적 안정 찾기

만성 질환은 전형적으로 심리적 불안, 우울, 피로, 제약 등을 부수적으로 경험하고 이로 인해 여가 활동의 참여가 제한된다. 또한 사회적으로 고립되어 사회적 적응에 어려움을 수반한다. 신경계의 만성 질환인 파킨슨병 환우들은 진단 과정과 진행 과정의 불안감, 치료 과정의 지속성, 연속성으로 많은 심리적 좌절을 경험한다. 따라서 의료인들과 보호자들이 이러한 심리적 과정을 이해하여, 환우들이 자신들의 공간에서 가능한 범위의 활동을 가능하게 하는 점은 매우 중요하다.

파킨슨병 환우들은 다음의 4가지 수용 과정 등을 경험하며, 이 질병과 같이 삶을 영유하게 된다.

1. 변화 인식기

떨림, 굳어짐을 조금씩 인지하면서 진단 받는 시간까지 불안감을 가진다.

☞ 환우 본인과 가족들이 비슷한 질병을 가진 환우들과 정보교환을

시도하고, 폭넓은 의료 지식을 습득하면서 이를 감소시키려 노력해야 한다.

2. 혼돈기

진단 이후 새로운 증상이 출현하는 데 대한 두려움, 위축감을 경험하며 이로 인한 대인 관계, 사회생활, 가족 관계의 불편함을 경험한다.
 ☞ 파킨슨병은 진행되는 질환임을 인정하고 보호자, 가족들로 하여금 환우가 자신감을 가지도록 한다.

3. 수용기

어느 정도 질병에 적응하면서 환우 본인의 상태를 인정한다.
 ☞ 더 진행된 경우나 더 힘든 질병에 비유하면서 일상생활에 능동적으로 참여한다.

4. 재도약기

이전의 상황들을 삶에 대한 과정으로 받아들이고, 실현 가능한 삶의 범위를 스스로 설정하고 적극적인 삶을 살아간다.

이러한 과정들은 다소 시간의 차이가 발생한다. 하지만 의료진의 깊은 관심과 가족, 친구, 동료 환우, 종교, 명상, 취미활동, 능동적 봉사활동의 참여 등은 자연스럽게 재도약기로 인도한다.

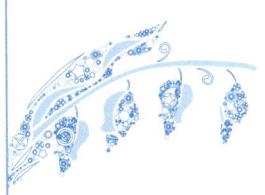

06 변비 대처하기

1. 변비를 개선해 주는 식품

파킨슨병 환우에게 변비는 자주 동반되는 부수 증상이다. 이는 파킨슨병에 의한 자율신경 장애로 기인하거나 연령에 따른 장 무력, 활동량의 감소로 인해 나타난다. 심한 변비로 장 폐색까지 진행되는 경우에는 관장이 필요하다. 초기부터 약물에 의존하기보다는 생활 개선과 음식으로 조절하는 것이 장기적인 관점에서 유리하다. 일상적인 활동량을 늘리고 의식적으로 5~6컵의 물을 마신다. 그리고 식사 때마다 섬유질이 풍부한 음식을 의도적으로 많이 복용한다. 식사 후에는 300보 걷기를 생활화하는 것이 좋다.

2. 도움이 되는 식품

- 마늘을 포일(foil)에 싸서 구운 후 천일염에 찍어 하루 30~40개 복용한다. 복용 후 2~3일 후 다량의 변이 배출된다. 완고한 변비인 경우 50개까지 개수를 늘려 본다.
- 무 말린 것, 시금치, 곡류, 시리얼, 감자, 사과, 계절과일, 해송자(잣), 복숭아 씨앗(도인), 살구 씨(행인), 알로에 즙(노회)

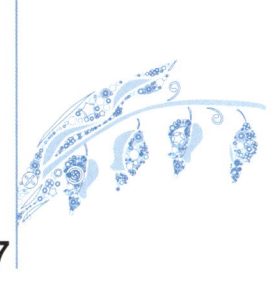

07
요가 아사나

현대인들의 몸과 마음은 항상 지쳐 있다. 이를 해소하는 데에는 취미 활동, 운동, 의식공동체 활동 등의 다양한 방식들이 응용되고 있다. 파킨슨병 환우의 삶의 질에는 신체적 장애뿐 아니라 정신적인 우울증이 가장 큰 영향을 미치는 것으로 알려져 있다. 이러한 의미에서 요가 아사나의 정신·신체적 이완 효과는 파킨슨병 환우들의 질병 치료와 삶의 질에 많은 긍정적 요소를 제공할 것이다.

요가 아사나는 몸의 특정 부분에 작용하여 마음을 진정시키고 이완시킨다. 요가는 다른 형태의 운동과 달리 신경계의 탄력을 유지하고 스트레스를 견딜 수 있게 한다. 요가는 몸의 회복력이 떨어지고 병에 대한 저항력이 약화되는 나이든 사람들에게 주어지는 선물이다.

몸과 마음은 끊임없이 상호 작용을 한다. 그래서 육체의 병은 급격한 감정의 격앙 상태를 가져온다. 요가 아사나는 겉보기에 육체만 다루는 것처럼 보이지만, 실제로는 뇌의 화학적 균형에 영향을 미쳐 우리의 정신 상태를 개선시킨다. 이러한 점에서 파킨슨병 환우들에게 요가는 통증의 경감뿐만 아니라 마음을 진정시키고 이완시킨다.

파킨슨병 환우를 위한 요가 아사나는 준비 아사나와 실행 아사나로 구분된다. 혼 & 야 단계(Hoehn & Yahr Stage)의 중증도 3기 이상인 환우는 준비 아사나 위주로 하며 충분히 익숙해진 후에 실행 아사나를 함이 좋다. 0기부터 2기까지의 환우는 준비 아사나로 충분히 몸과 마음을 이완시킨 후 실행 아사나를 시행한다. 가장 주의할 점은 무리하지 않는 것이다. 서서히 점진적으로 시행하도록 한다.

1. 요가 시작 전에 지켜야 하는 몇 가지 기본 수칙

① 위와 장은 비어 있는 상태여야 한다. 시작 전에 용변을 본다.
  식사를 많이 한 뒤에는 4시간 정도, 가볍게 한 뒤에는 2시간 정도 지나서 수련해야 한다.
② 편한 옷을 입고 맨발로 실행한다.
③ 미끄럽지 않은 요가 매트나 바닥에서 한다. 특히 겨울에 바닥이 차갑지 않도록 한다.
④ 직사광선을 받는 곳이나 추운 실내에서는 하지 않도록 한다.
⑤ 자세를 취하는 중에는 숨을 참지 않는다. 눈과 귀, 목구멍, 복부를 편안하게 한다.
⑥ 동작 중에 지나친 무리가 가지 않게 한다.
⑦ 생리 중에는 거꾸로 하는 동작을 하지 않는다.
⑧ 요가를 한 뒤 바로 식사를 하거나 샤워를 하지 않는다.
⑨ 샤워는 요가 전에 따뜻한 물로 한다.
⑩ 요가 후 바로 음식물을 섭취하지 않는다.

2. 준비 아사나

1) 명상 자세

① 척추를 바로 세운다. 만일 자세가 불편하다면 엉덩이에 담요를 받친다.
② 다리의 근육을 늘리기 위하여 교대로 다리를 올려놓는다.
③ 의자에 앉을 때에는 발이 흔들리지 않게 방석을 발밑에 받쳐 놓는다.
④ 호흡은 양쪽 코를 통해 충분히 들이마시고 내쉰다.
⑤ 편안함을 느낄 때까지 10회 반복한다.

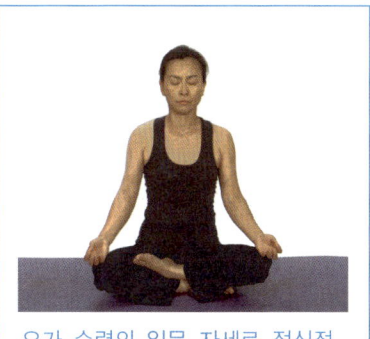

요가 수련의 입문 자세로 정신적 안정에 유효하다.

2) 목 풀어 주기

① 숨을 내쉬며, 머리를 앞으로 숙여 목뒤를 충분히 늘려 준다. 숨을 들이쉬며, 머리를 든다. 같은 방법으로 앞뒤 반복한다.
② 숨을 내쉬며, 머리를 오른쪽 어깨 쪽으로 기울여 준다. 오른쪽 귀가 어깨에 닿는 느낌으로 하며, 목 왼쪽 부위를 늘려 준다. 숨을 들이시며 돌아온다. 왼쪽도 같은 방법으로 한다.
③ 숨을 내쉬며, 오른쪽 앞 45도 각도로 비스듬히 머리를 숙인다. 숨을 들이쉬며, 돌아오고 왼쪽도 똑같이 한다.
④ 숨을 내쉬며, 고개를 앞으로 숙인 뒤 오른쪽 귀를 오른쪽 어깨 쪽으로 기울인 뒤 왼쪽 어깨까지 목을 180도 5회 회전시킨다(앞에서

만 회전). 같은 방법으로 왼쪽 귀를 왼쪽 어깨 쪽으로 기울인 뒤 오른쪽 어깨까지 180도 5회 회전시킨다(뒤에서만 회전).

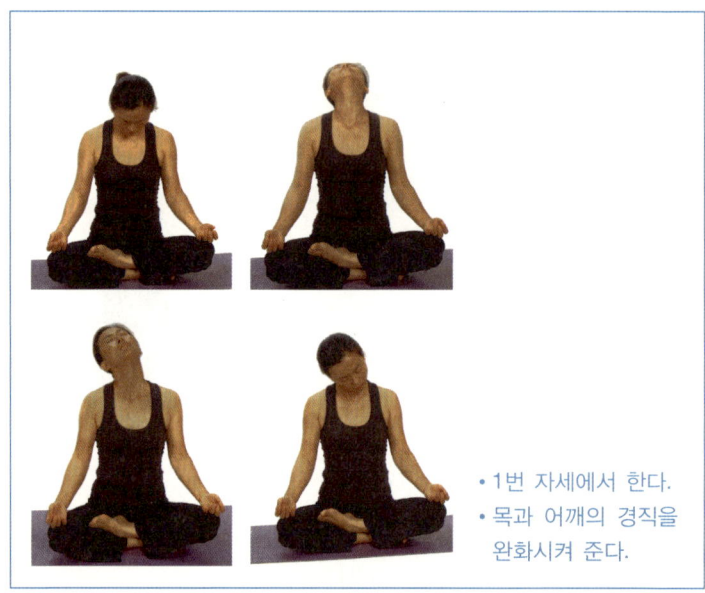

- 1번 자세에서 한다.
- 목과 어깨의 경직을 완화시켜 준다.

3) 어깨 풀어 주기

① 숨을 들이쉬며, 오른쪽 어깨만 위로 끌어올렸다가 내쉬는 숨에 어깨 힘을 빼며 아래로 툭 떨어뜨린다(5회). 왼쪽 어깨도 같은 방법으로 한다.
② 숨을 들이쉬며, 양쪽 어깨를 귀에 닿은 느낌으로 충분히 끌어올린 뒤 내쉬는 숨에 툭 떨어뜨린다(5회).
③ 양팔을 앞으로 나란히 한 상태에서 왼쪽 팔을 오른쪽 팔꿈치 아래에 받쳐 주고 90도로 꺾어 준다.
  숨을 내쉬며, 지그시 왼팔 안쪽으로 오른팔을 가슴 쪽으로 끌어당긴다.

양쪽을 번갈아 가며 한다.

④ 가슴 앞에서 손가락을 깍지 끼어 손바닥을 앞으로 쭉 밀어 준다.

숨을 들이쉬며, 그대로 머리 위로 끌어 올린다. 팔꿈치가 구부러지지 않게 곧게 편다.

양쪽 옆구리까지 늘려 주며 더욱더 위로 끌어올렸다가 고개를 깊숙하게 숙인다. 호흡을 세 번 한 뒤 고개를 든다.

숨을 내쉬며, 손바닥을 앞으로 밀면서 어깨관절을 굴리는 느낌으로 제자리로 돌아온다(손가락 깍지를 바꿔 끼고 반복한다).

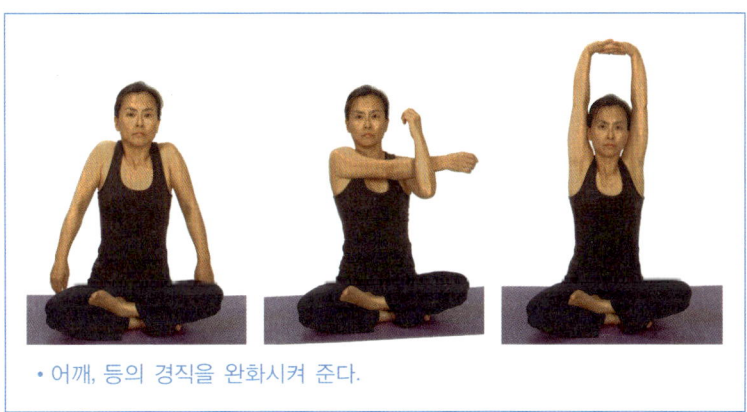

• 어깨, 등의 경직을 완화시켜 준다.

4) 손목, 손가락 풀기

① 두 팔을 앞으로 곧게 뻗어 양쪽 엄지손가락을 나머지 네 손가락으로 감싼 뒤 주먹을 가볍게 쥔다.

② 양쪽 손목을 안으로 천천히 회전시킨다(3회).

반대로 밖으로 회전시킨다(3회).

③ 양손 새끼손가락부터 차례로 동시에 하나씩 펴 준다.

엄지손가락부터 다시 접어 주먹을 쥔다(3회).

• 손목, 손가락의 경직을 완화시키고 유연성을 길러 준다.

5) 발목 풀기

- 앉은 자세에서 한다.

① 두 다리를 모아서 앞으로 쭉 뻗어 앉는다. 두 손은 엉덩이 뒤쪽 바닥에 대고 균형을 잡고 앉는다.
② 숨을 내쉬며, 발끝을 앞쪽 멀리 보내며 발등을 늘려 준다.
   숨을 들이쉬며, 발끝을 몸 쪽으로 끌어당겨 종아리 뒤쪽을 팽팽하게 늘려 준다. 3회 반복한다.
③ ①자세에서 두 발을 어깨 넓이만큼 벌려 놓는다. 발끝을 끌어당겼다가 안쪽으로 발목을 3회 회전시킨다. 양쪽 엄지발가락끼리 닿을 듯이 크게 회전시킨다. 바깥쪽으로도 발목을 3회 회전시킨다.
④ 두 발을 어깨 넓이만큼 벌린 상태에서 다리 긴장을 풀고 안과 밖으로 흔들어 준다.
⑤ 두 발을 나란히 모아 곧게 뻗은 자세로 돌아온다.
   척추는 바르게 세우고, 두 손은 엉덩이 옆에 놓는다.

- 발목관절의 경직을 풀어 준다.

6) 한쪽 다리 올리기 자세

① 누워서 다리를 모으고 손바닥을 아래로 하여 두 팔을 가지런히 몸 옆에 놓는다.
② 숨을 내쉬며, 손바닥으로 바닥을 밀면서 오른쪽 다리를 가능한 한 높이 든 다음 숨을 들이쉬며, 천천히 내린다. 왼쪽도 같은 방법으로 3회 반복한다. 가능한 한 무릎을 굽히지 않고 들어 올리며 척추도 곧게 유지한다.
③ 숨을 내쉬며, 오른쪽 다리를 들어 올려 양손으로 잡고 몸 쪽으로 끌어당긴다. 이때 머리는 계속 바닥에 붙이고 조금씩 숨을 들이쉬

며, 다리를 내린다(다리가 잡히지 않으면 수건을 다리에 걸어 수건 양쪽을 잡는다.).
④ 숨을 깊이 내쉬며, 다리를 조금 더 올려 턱을 무릎 가까이 갖다 댄다. 숨을 들이쉬며, 머리와 다리를 내린다. 양쪽 다리 각각 3회 반복한다.

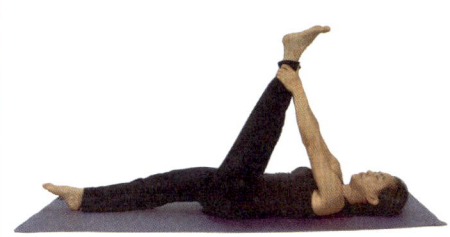

* 복부와 등 아래의 근육을 단련시키며, 허리와 허벅지를 강화시키는 동작이다. 만약, 근육이 땅겨서 아프면 등의 아래쪽이나 어깨를 조금 들어 주면 도움이 된다.

7) 두 다리 올리기

① 바닥에 바로 눕는다. 숨을 내쉬며, 두 다리를 올린다. 이때 등 아랫부분과 엉덩이는 바닥에 댄 채, 두 무릎을 펴고 호흡을 들이쉬며, 두 다리를 내린다. 10회 반복한다.

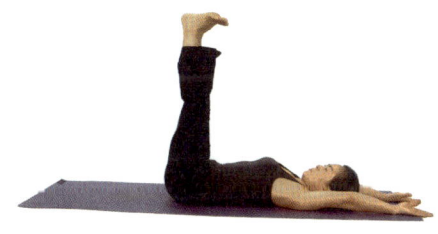

• 다리 올리기 자세 중 가장 힘든 자세이다. 복부 근육이 발달하지 않은 사람에게 좋은 동작이다. 처음에는 두 다리를 곧바로 뻗어 들어 올리지 못할 수도 있으니 다리를 들고 있는 동안에는 무릎을 구부려도 좋다.

• 주의 : 척추에 무리가 가지 않도록 다리를 내릴 때 등 아래가 바닥에 닿고 있어야 한다.

8) 한쪽 무릎 감아올리기

① 숨을 내쉬며, 오른쪽 무릎을 굽혀 양손으로 감싼 후 가슴 쪽으로 당긴다.
  숨을 들이쉬며, 다리를 내리고 팔을 풀어 준다. 왼쪽도 반복한다.
② ①번 동작을 하되 머리를 들어 숨을 내쉬며, 턱을 무릎에 가져다 댄다. 숨을 들이쉬며, 다리를 내린다. 왼쪽도 반복한다.

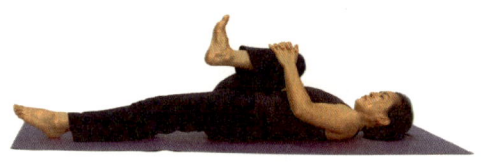

- 소화기관을 마사지해 주어 위와 장의 가스를 제거시킨다. 동작을 할 때 가능한 한 등 아래와 엉덩이는 바닥에서 떨어지지 않도록 유의한다. 다른 한쪽 다리도 바닥에서 떨어지지 않도록 주의한다.
  변비를 개선시켜 준다.

9) 두 무릎 감아올리기

① 숨을 들이쉬면서 두 무릎을 두 손으로 깍지 끼어 감싼 후, 내쉬는 숨에 가슴으로 당긴다.
② 숨을 들이쉬었다가 다시 내쉬는 숨에 턱을 무릎에 댄다. 그런 다음 몸을 앞뒤, 양옆으로 굴러 준다. 숨을 들이쉬며 다리를 풀어 준다.

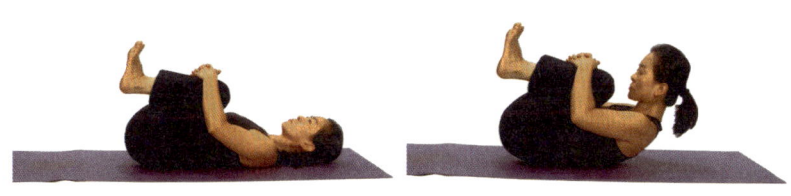

- 한 다리 감아올리기와 같이 장을 마사지하여 가스를 배출시킨다. 몸을 앞 뒤, 양 옆으로 흔들 때는 규칙적으로 리듬을 타도록 한다. 이 흔드는 동작은 척추의 경직된 부분들을 부드럽게 풀어 준다. 변비를 개선시켜 준다.

3. 실행 아사나

1) 타다 아사나 – 산 자세

- 자리에서 일어나 바르게 선다. 산처럼 우뚝 서 있는 느낌으로 한다.

① 편평한 맨바닥에 발을 모으고 선다. 반드시 두 엄지발가락과 발뒤꿈치가 맞닿게 한다. 두 발을 모으는 것이 힘들면 5~7센티미터 정도 떨어지게 한다. 체중을 두 발의 장심 가운데에 실어야지 발뒤꿈치나 발가락에 실어서는 안 된다. 발가락을 활짝 펴고 이완된 상태를 유지한다.

② 두 발을 바닥 쪽으로 단단히 누르고 두 다리를 위로 뻗는다. 종지뼈와 대퇴 사두근을 단단히 죄면서 위로 당겨 올린다. 둔부를 안으로 끌어당기면서 꽉 조이고 두 엉덩이를 단단하게 만든다.

③ 팔은 몸의 양 측면을 따라 뻗고 손바닥은 넓적다리와 마주보게, 손가락은 아래를 향하게 한다. 머리와 척주는 일직선에 있어야 한다. 근육을 긴장시키지 않으면서 목을 신장시킨다. 하복부를 안으로,

또 위로 향해 당긴다. 흉골을 들어 올리고, 가슴을 넓힌다. 호흡은 편안하게 한다.

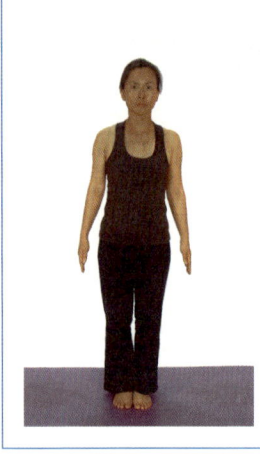

- 효과 : 척주를 곧게 펴 나쁜 자세를 교정한다. 나이에 따른 척주, 다리, 발에 미치는 퇴행적 영향력을 막아준다. 이 아사나의 수련으로 확고함, 힘, 평온 그리고 안정의 느낌을 얻을 수 있다. 척추의 이상이 있는 파킨슨병 환우는 벽을 마주보고 두 손바닥을 벽 위에 대고 서는 것이 도움이 된다.

2) 우타나 아사나 - 강하게 앞으로 뻗는 자세

① 다리를 곧게 펴고 선다. 손바닥을 앞으로 보게 하고 천장을 향하여 두 팔을 들어 올린다. 온 몸을 쭉 뻗는다. 한두 번 호흡을 한다.

② 숨을 내쉬며 허리에서부터 몸을 앞으로 굽힌다. 다리를 완전히 뻗은 상태로 유지한다. 체중이 두 발에 고르게 실려야 한다. 발가락을 뻗는다.

③ 몸통을 더 많이 굽혀서 두 손가락을 발 앞의 바닥에 놓는다. 무릎과 넓적다리 뒤쪽 피부를 의식적으로 쭉 뻗는다.

- 위산 과다 경향이 있거나 현기증이 잘 나는 사람은 두 다리를 약간 벌리고 엉덩이 높이의 선반에 손을 얹고 한다.

④ 숨을 내쉬며, 몸통을 다리 쪽으로 더 가까이 밀어 얼굴이 무릎에 가까워지도록 한다. 30~60초 동안 유지한다.

⑤ 숨을 들이마시며, 머리만 들어 올린다. 그 다음 몸통을 서서히 들어 올리며 동시에 두 팔도 몸통을 따라 들어 올린다. 언제나 등을 똑 바로 펴서 몸을 일으켜야 한다. 타다 아사나로 선다.

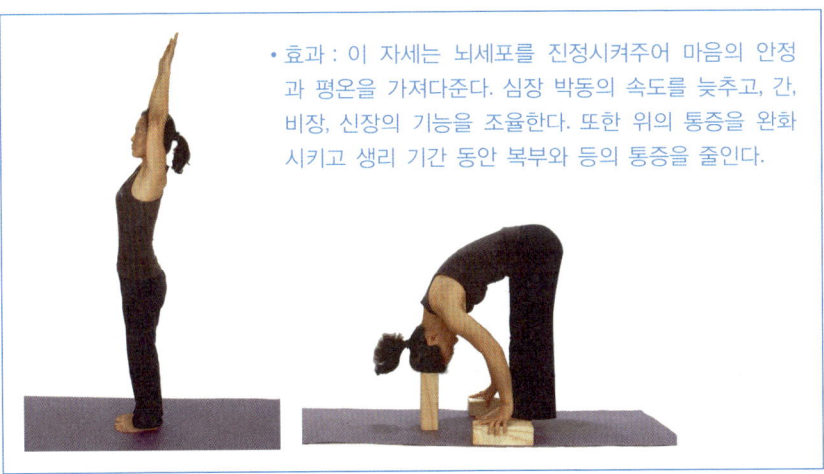

• 효과 : 이 자세는 뇌세포를 진정시켜주어 마음의 안정과 평온을 가져다준다. 심장 박동의 속도를 늦추고, 간, 비장, 신장의 기능을 조율한다. 또한 위의 통증을 완화시키고 생리 기간 동안 복부와 등의 통증을 줄인다.

3) 아도무카 스바나 아사나 - 얼굴을 아래로 한 개 자세

• 주의 사항 : 고혈압이 있거나 두통을 자주 앓는다면 머리를 큰 베개로 받친다.

① 배를 마루에 대고 엎드린다. 두 발은 30센티미터 정도 벌리고, 양 손 바닥을 가슴 옆에 둔다. 손가락을 활짝 펴서 머리 방향으로 향하게 하여 바닥에 고정시킨다.
② 숨을 내쉬며, 몸통을 들어올린다.
③ 오른쪽 다리는 오른팔과 왼쪽 다리는 왼팔과 일직선상에 있게 한다. 엉덩이를 위로 밀어 올려서 손바닥에서부터 발뒤꿈치에 이르기까지 쭉 뻗쳐지는 것을 느낀다. 숨을 내쉬며 머리 정수리를 바닥 위로 낮춘다. 15~20초 유지한다.

- 초보자일 경우 : 벽에서 약간 떨어진 곳에 접은 담요나 베개를 세로로 놓는다. 그 앞에 무릎을 꿇고 두 손을 어깨 넓이로 벌려 벽 가까이에 손가락 전체를 활짝 펴서 바닥에 놓는다.

④ 두 무릎을 몸통이 들어갈 정도로 벌리고, 구부려 바닥에 내려놓는다. 발은 엄지발가락끼리 맞닿도록 하고 엉덩이를 그 위에 내려놓는다. 두 팔은 쭉 뻗은 상태로 긴장을 풀고 편안하게 이완시킨다.

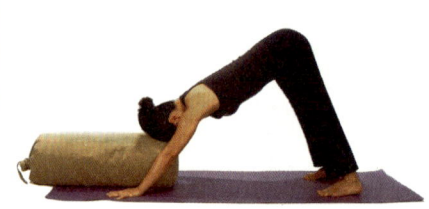

- 효과 : 대뇌 세포에 활기를 주고 뇌의 피로를 풀어 활력을 불어넣는다. 그리고 어깨관절의 염증을 덜어 주고 발목을 튼튼하게 한다. 발뒤꿈치의 통증을 완화시킨다.

4) 단다 아사나

- 주의 사항 : 척주가 처지는 경향이 있거나 심각한 천식 발작을 겪고 있다면 척주 전체를 벽에 기대고 이 아사나를 수련한다.

① 두 다리를 쭉 뻗고 바닥 위에 앉는다. 두 넓적다리, 무릎, 발목 그리고 발을 함께 모은다.
② 손가락을 앞으로 향하게 하여 손바닥을 엉덩이 옆의 바닥 위에 둔다. 가슴을 들어 올린다. 머리와 목을 곧추 세운다.

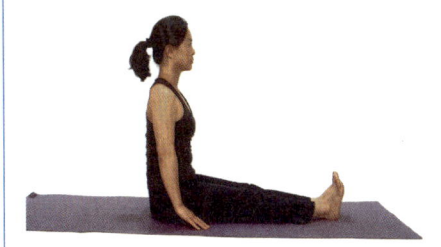

- 효과 : 무릎과 발목의 관절염이나 류머티즘을 앓는 사람에게 추천된다. 자주 근심에 빠지거나 기분 변화가 심한 경우 이 아사나를 수련하면 의지력을 키우는 데 도움이 되고 정서적으로도 안정이 된다.

5) 자누 시르사 아사나 - 무릎 위에 머리를 두는 자세

① 단다 아사나로 앉는다. 왼쪽 무릎을 굽혀서 왼쪽으로 옮긴다. 왼발 뒤꿈치를 회음 쪽으로 당겨 엄지발가락이 오른쪽 넓적다리의 안쪽에 닿게 한다. 굽힌 무릎을 뒤로 밀어 두 다리의 각도가 90도를 넘게 한다.

② 오른발은 쭉 뻗고 발가락은 똑바로 위를 가리키게 한다. 두 팔을 머리 위로 똑바로 들어 올리고, 손바닥은 서로 마주 보게 한다. 엉덩이에서부터 몸통을 위로 쭉 뻗는다.

③ 두 팔을 오른발을 향해 쭉 뻗고, 양손 엄지 검지로 엄지발가락을 걸어 잡는다. 몸통은 위로 쭉 뻗고 척추는 안으로 들이민다. 뻗어 있는 오른쪽 넓적다리를 아래로 지긋이 눌러 준다. 이 자세를 15초 동안 유지한다.

- 초보자일 경우 : 발가락에 손이 닿지 않으면 가능한 한 멀리 몸을 뻗고 무릎, 정강이, 혹은 발목을 잡는다.

④ 숨을 내쉬며 오른쪽 다리에 몸을 앞으로 구부린다. 20~30초 유지한다. 목과 어깨의 긴장을 풀고 동작을 한다. 다른 쪽 다리도 반복한다.

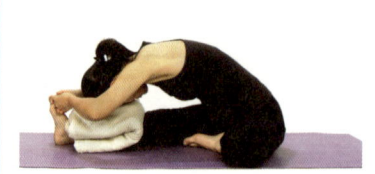

- 등, 허리에 통증이 있을 경우 : 정강이 위에 긴 베개를 놓고 그 위에 머리를 놓는다.
- 간장과 비장을 좋은 상태가 되게 하여 소화를 돕는다. 전립선 팽창으로 고생하는 사람은 이 자세를 오래 지속함으로써 좋은 효과를 볼 수 있다.

6) 숩타 파당구쉬타 아사나 - 목침 위에 발을 얹고 행하는 자세

- 주의 사항 : 목침 위로 발을 내릴 때 다리를 곧게 편 상태를 유지해야 한다. 보조 도구 - 요가벨트, 목침

① 바닥에 머리가 닿도록 눕고, 오른쪽 무릎을 굽혀서 가슴 쪽으로 가져온다.

② 왼쪽 발바닥은 계속 바닥을 누른다. 오른발 발바닥에 벨트를 걸어 고리처럼 만든다.

③ 목침을 오른쪽에 둔다. 오른손으로 벨트를 잡고, 벨트를 오른쪽 목 뒤로 넘겨 왼손으로 잡아 수평이 되게 한다. 숨을 들이쉬며, 오른쪽 다리를 들어 올려 바닥과 수직이 되게 한다. 왼쪽 다리를 바닥으로 단단히 누르고 있어야 한다.

④ 숨을 내쉬며, 다리를 오른쪽으로 내려 오른발을 목침 위에 내려놓는다. 이때 다리는 완전히 편 상태로 있어야 한다. 벨트를 잡고 당겨서 다리를 뻗는다. 20~30초 동안 유지한다. 다른 쪽도 되풀이한다.

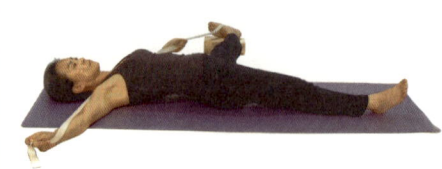

- 효과 : 다리의 마비로 고통 받는 사람들에게 상당한 효과가 있다. 엉덩이 관절의 경직을 풀어 주고, 탈장을 막아 준다. 좌골신경통의 통증을 완화한다.

7) 부장가 아사나 - 뱀 자세

> • 주의 사항 : 얼굴 표정은 긴장을 풀고 편안하게 한다. 처음부터 무리하게 완전한 자세를 취할 필요는 없다.

① 이마를 바닥에 댄 채 엎드린다. 발을 모으고, 다리를 쭉 편다. 손바닥을 가슴 옆에 놓는다.
② 숨을 들이쉬며, 손바닥으로 마루를 누르면서 천천히 몸통을 들어 올린다. 숨을 들이쉬며, 치골이 바닥에 닿을 때까지 몸통을 뒤로 젖힌다. 팔꿈치는 완전히 펴지지 않은 상태로 하중을 다리와 손바닥으로 지탱한다.
③ 항문과 엉덩이를 수축시키고, 넓적다리에 힘을 준다. 약 20초간 머문다.
④ 숨을 내쉬며, 팔꿈치를 구부리고 몸통을 마루에 놓고 긴장을 푼다. 이 자세를 2~3번 반복한다.

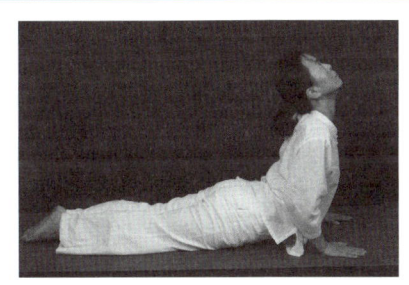

• 효과 : 척추 마디마디에 자극을 주고 근육이 부드럽게 이완된다. 약간 어긋난 디스크의 위치는 원래의 위치에 가도록 한다.

8) 싱하 아사나 - 사자자세

① 무릎을 꿇고 앉아 양손의 손가락을 쭉 펴서 무릎을 누르면서 숨을 들이마신다.
② 몸을 약간 앞으로 기울이고 턱을 넓게 벌리고, 가능한 한 멀리 혀

를 턱 쪽으로 쭉 뻗으며 강하게 '하~' 소리를 내며 숨을 토해 낸다.
③ 시선은 미간이나 코의 끝을 응시한다. 입으로 숨을 쉬면서 이 자세를 30초 정도 유지한다.
④ 혀를 입 안으로 넣고, 손을 무릎에서 뗀다. 3~4회 반복한다.

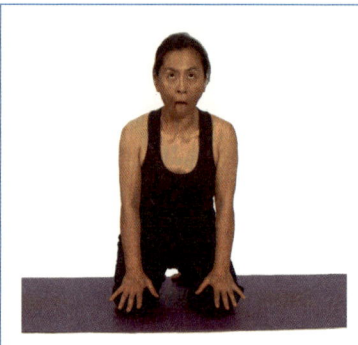

- 효과 : 사자 자세는 목과 혀의 혈액 순환이 원활해지고, 목소리가 맑아지고, 눈과 얼굴의 근육이 발달한다. 또한 악취가 나는 입김을 치료해 주고 혀를 깨끗이 한다. 계속 수행하게 되면, 말이 더욱 분명해지므로, 이 아사나는 말을 더듬는 사람에게 좋다. 파킨슨병 환우들의 언어 장애와 혀의 굳어짐 증상에 유효하다.

9) 사바 아사나 - 송장 자세

① 머리 아래에 접은 담요를 놓고, 주검처럼 눈을 감고 눕는다. 가능하다면 빛을 가리는 천으로 눈을 덮는다.
② 팔은 옆으로 벌리고, 손바닥을 위로 보게 하여 바닥 위에 편히 둔다. 다리를 곧게 펴고 자연스럽게 벌려 발을 바깥쪽으로 늘어뜨린다. 만일 무릎 골관절염을 앓거나 다리에 피로를 느낀다면, 무릎 아래에 큰 베개를 놓는다.
③ 몸의 긴장을 풀고, 얼굴 근육과 턱을 느슨하게 하고 혀도 편안하게 한다. 호흡은 원활하고 긴장 없이 이루어지게 하나 깊은 호흡을 하는 것은 아니다. 눈은 감은 상태에서 눈동자가 움직이지 않아야 한다. 완전한 이완 상태로 5~10분 정도 머문다.
④ 일어날 때는 오른쪽으로 가만히 몸을 굴려 무릎은 약간 굽힌 상태

로 두고 이 자세로 잠시 머문다. 몸과 마음이 충분히 준비가 되었을 때 일어나 앉는다.

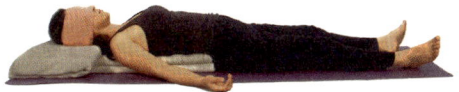

- 효과 : 육체와 정신의 피로를 없애 주고 마음을 고요하게 하고, 교감 신경계를 이완하고 진정시킨다. 고혈압 치료를 돕고 편두통과 스트레스성 두통을 완화시킨다. 또한 호흡기 질환의 증세를 완화하고 호흡이 쉽게 이루어지게 한다. 특히 수면 장애가 있는 사람들에게 편안한 수면을 취할 수 있게 한다.

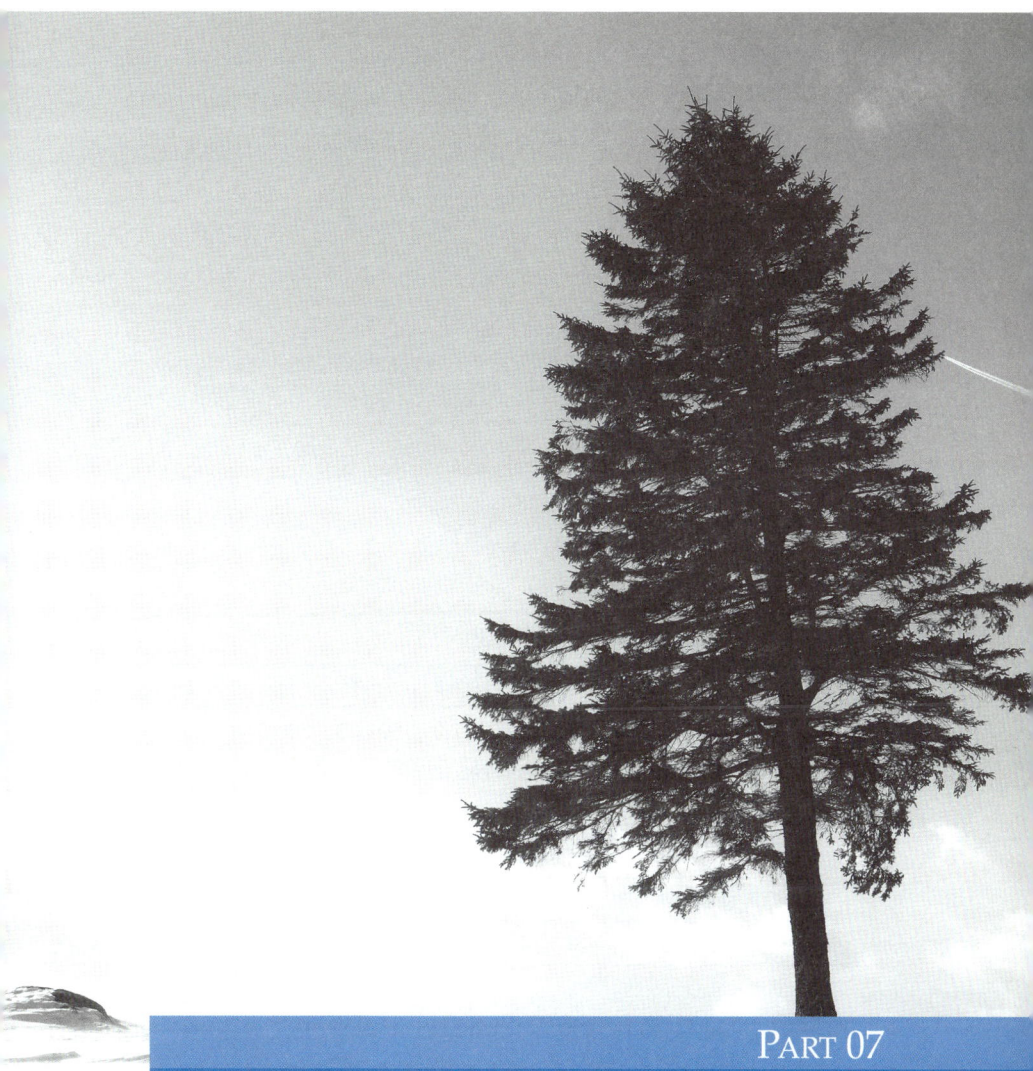

PART 07
파킨슨병의 학문적 연구 방향

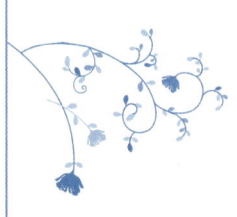

01
임상연구 결과

■
■

▮ 표 7-1 마우스 Dopamine, Total(P) pg/ml

		검체1	검체2	검체3	평균	표준편차
1	Normal	569.70	537.9	601.33	569.64	31.71503797
2	MPTP +Control	240.88	295.62	211.68	249.39	42.61265696
3	MPTP+Hepad1(신경보호)	454.88	396.28	434.37	428.51	29.73625229
4	MPTP +Hepad1	379.51	396.21	362.44	379.39	16.88533782
5	MPTP +Hepad2	450.36	413.64	493.15	452.38	39.79359789
6	MPTP +Hepad3	351.14	364.87	337.54	351.18	13.66505153

파킨슨병은 뇌의 흑질이 빨리 퇴화되면서 신경전달 물질인 도파민이 부족해져서 떨림, 굳어짐, 느려짐, 보행 장애 등이 나타나는 뇌의 만성 질환이다. 현재 환자들이 복용 중인 항파킨슨 약물들은 도파민을 인위적으로 공급해 줌으로써 증상 완화에 중점을 두고 있다. 그러나 장기 복용(5~7년 이상)하면 약효가 떨어지는 약효 소실 현상, 몸이 뒤틀리는 이상 운동증, 불면증, 소화 장애 등이 나타나게 되는 점이 문제로 지적되고 있다. 또한 더 이상 진행을 느리게 하거나 멈추게 하는 신경 보호 작용은

전무한 실정이다. 이러한 문제로 인해 많은 파킨슨병 환우들이 더 나은 치료법을 애타게 찾고 있는 실정이다.

그러나 줄기세포 이식, 외과적 수술 등도 한계와 문제점이 있어 현실적으로 보편화되지는 못하고 있다. 그러나 금번의 헤파드 실험 결과 환우 분들이 가장 바라는 신경 보호 효과가 특히 우수하게 판명되었다. 그리고 헤파드 복용으로 도파민의 양이 증가하는 결과를 나타내어 양약을 대체할 수 있는 대안으로 여겨진다.

1. Normal 군은 정상 마우스의 혈중 도파민 양이다.
2. MPTP라는 합성 헤로인 마약을 투여하여 인위적으로 파킨슨병을 유발한 마우스의 혈중 도파민 농도이다.
3. MPTP라는 파킨슨병 유발물질과 헤파드를 동시 투여하여 신경 사멸을 방지하는지 보는 경우로 신경보호 효과가 우수하다는 결론이다.
4. 4,5,6은 헤파드의 종류에 따라 도파민을 측정한 결과이다. 모두 대조군에 비해 도파민 농도의 상승을 보이고 있다.

위 결과는 정부산하 산업자원부 지원 [난치성 면역질환의 동서생명의학 연구센터]의 공식적 결과이다. 영진한의원에서는 환우 분들의 쾌유를 위해 위 결과에 근거하여 2상 임상실험, 3상 임상실험을 계획 중이며 향후 위 연구센터와 연계하여 헤파드의 신약화를 위해 노력하고 있다. 또한 2012년에는 헤파드(파킨슨병 치유한약) 및 헤파드 약침의 일반화를 위하여 [지식경제부 지정 공동연구과제]로 지원을 받아 연구하고 있다.

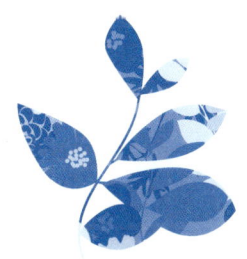

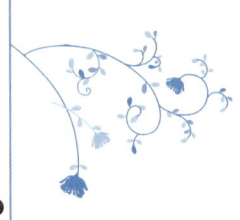

02 도파민 측정 그래프

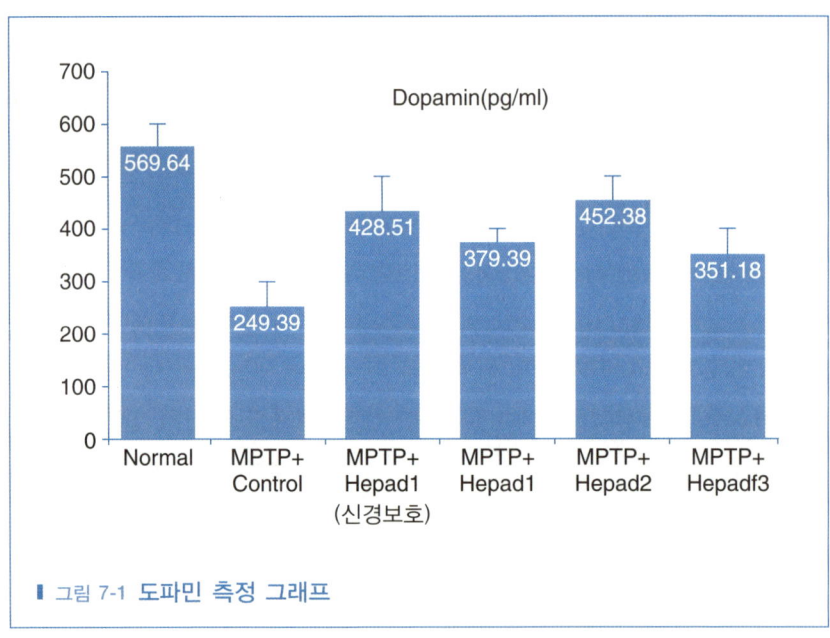

그림 7-1 도파민 측정 그래프

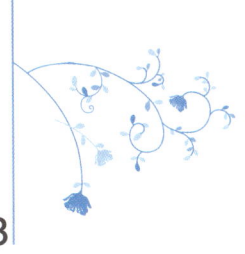

03
면역 형광 염색에 의한 뇌의 흑질 상태 비교

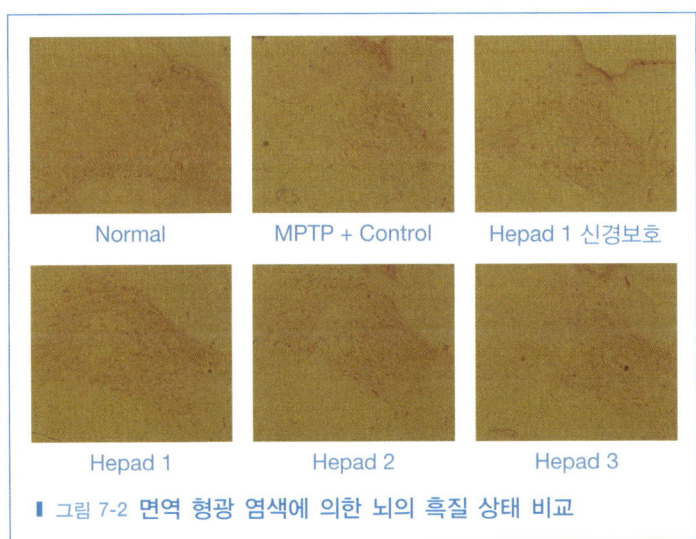

▎그림 7-2 **면역 형광 염색에 의한 뇌의 흑질 상태 비교**

Normal에서는 양호한 신경세포기 관찰되지만 Control에서는 사멸로 인한 신경세포의 감소가 관찰된다.

Hepad1 신경보호에서는 Control에 비해 사멸이 덜 되는 신경보호현상이 관찰된다.

파킨슨병 모델에 Hepad1 Hepad2 Hepad3를 각각 투여한 결과 흑질 신경세포의 양호함을 관찰할 수 있다.

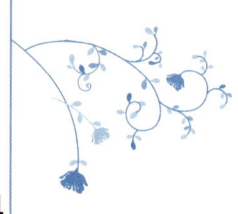

04
헤파드 복용에 의한 파킨슨병의 치료 패턴

영진한의원에서 치료하도록 신뢰감을 보내 주신 파킨슨병 환우 분들에게 진심으로 감사드린다. 영진한의원 진료팀들은 환우 분들의 몸을 우리 자신의 몸, 우리 가족의 몸이라 여기며 치료에 정성을 다하고 있다. 다음은 본원에서 치료 후 증상이 더 심해지거나 증상의 진전이 없어 치료를 중도에 포기하신 환우 분들을 제외하고 꾸준히 치료하신 환우 분들의 일반적인 치료 패턴이다.

1. 적응기 : 1~3개월

도파민 제제를 복용한 기간이 길수록, 복용하는 약량이 많을수록, 연령이 고령일수록, 약물 상충 현상으로 인한 명현 반응이 다소 나타난다. 약물 상충 현상은 섬세한 뇌 기능 유지를 위한 뇌 자체의 지나친 약물 의존성에 기인하는 것으로 파악되고 있다.

그러나 연령이 젊거나, 도파민 복용 기간이 짧거나, 복용 용량이 적은 경우에는 이러한 현상은 대체로 나타나지 않는다.

2. 치료 패턴 형성기 : 4~6개월

이러한 기간을 지나면 환우 분들에게 일정한 치료 패턴이 나타나기 시작한다.
치료 시작 후 4~6개월 정도가 이 기간이다. 증상의 미미한 호전과 약효 소실 현상의 감소 내지 소멸이 나타난다.

3. 임계점기 : 7~12개월

치료 후 7개월 정도가 지나면 임계점이 형성된다.
임계점이란 노력되어지는 양 만큼 결과가 나타나는 시기를 말한다.
실제로 이 시기부터 증상들이 호전되면서 복용 중인 도파민 제제의 감량이나 복용횟수의 일부 감소가 나타나게 된다.
2번 사항의 증상호전이 좀 더 확연하게 나타난다.

4. 호전기 : 13~36개월

혼 & 야(Hoehn & Yahr)의 중증도에 따라 차이가 있으나 이 시기부터는 일반인들과 비슷한 삶의 질을 유지하게 된다.
중증도가 낮은 경우에는 치료종결이 되기도 한다.
중중도가 높은 경우에는 증상의 호전, 소실, 빈도수 감소, 진행의 중단, 약효 소실현상의 소멸, 이상운동증의 호전 등이 나타난다.

난치병 환우 분들을 위한 조언

1. "나의 질병은 반드시 쾌유될 것이다."라는 자기 확신감을 항상 유지한다.
2. 잘못된 식습관은 정식요법을 통해 바른 방향으로 전환한다.
3. 긍정적인 생각은 질병 치유의 에너지를 생성한다는 점을 인식하고 이를 실천한다.
4. 피로가 오지 않을 정도로 매일 운동한다.
5. 체질이 확인된 경우 정음요법을 시행한다.

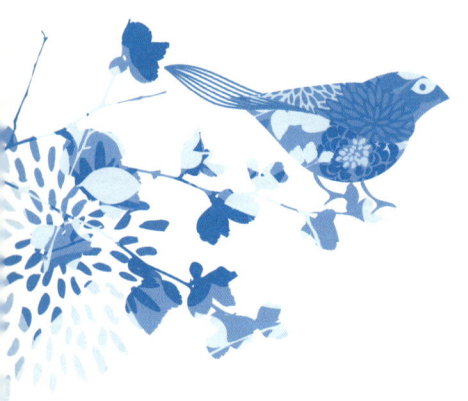

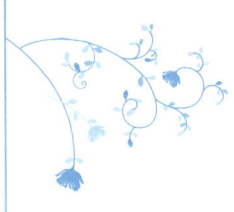

05 파킨슨병 치료에 대한 환우들의 유효성 평가

1. 2010년

파킨슨병, 파킨슨 증후군을 치료함에 있어서 그 유효성의 평가는 중요한 의의가 있다. 치료적 가치에 대한 논거로 작용하기 때문이다. 현재 영진한의원에서 이루어지고 있는 치료에 대한 평가는 다음의 3가지로 매월 시행되고 있다.

1) 객관적인 평가는 학술적으로 인정되는 여러 항목에 의해 매월 한 차례 평가한다.
2) 치료를 시행하는 영진한의원 진료팀의 평가는 한의학적인 사진(四診)에 의해 기록되나, 이것에 의해 호전 등을 주장하는 것은 설득력이 떨어질 수 있다. 그러나 치료를 주도하는 한의학술적인 바탕이 된다.
3) 또 하나는 매월 내원하는 환자분들이 직접 작성하는 치료과정 점검표, 최초 내원 시 상태와 현 상태를 비교하는 평가이다. 이 부분

은 파킨슨병 환자나 가족의 주관적인 표현이지만 모든 파킨슨병 환자들이 궁금해 하는 부분이며 생동적인 표현이다.

이 중 3번째 항목은 가장 현실적인 평가라 할 수 있다. 왜냐하면 환자 분들이 피부로 느끼는 상태에 대한 기술이기 때문이다.

3번째 항목에 근거하여 2010년 영진한의원에 내원한 파킨슨병, 파킨슨 증후군 환자들의 치료 유효성에 대한 통계 자료는 다음과 같았다.

환우 상태	호전	현상유지	악화	평가불가/기타	합계
%	28%	28%	25%	19%	100%

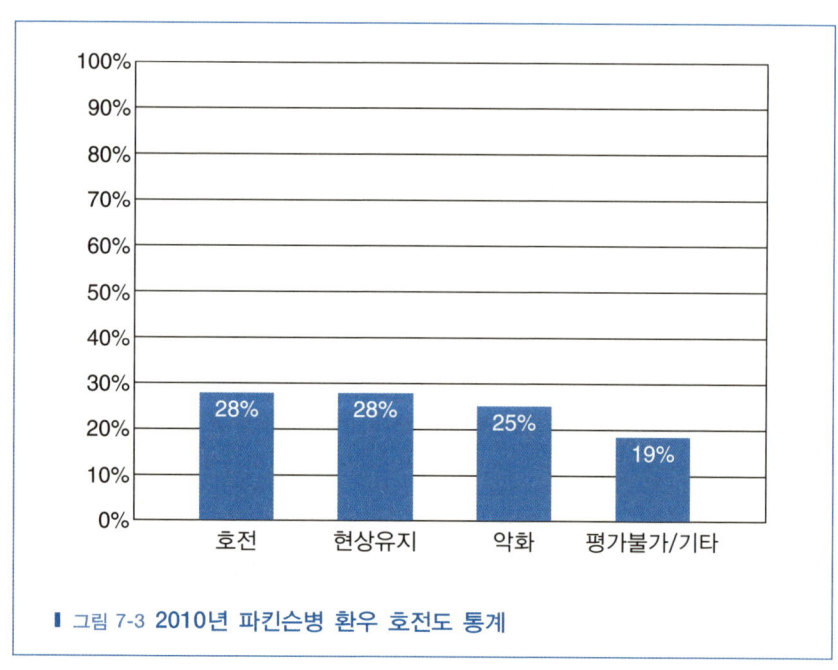

▌그림 7-3 2010년 파킨슨병 환우 호전도 통계

▸▸▸ 현상유지라는 의미는 누적된 결과들의 산출이므로 어느 정도 진행이 되지 않음을 의미한다.
▸▸▸ 초진의 경우는 평가의 의미가 없었으며 기타의 경우 환우의 상태로 인하여 평가가 불가한 경우이다.
▸▸▸ 결과를 정리하면 긍정적인 반응 56%, 부정적인 반응 25%로 평가되었다.

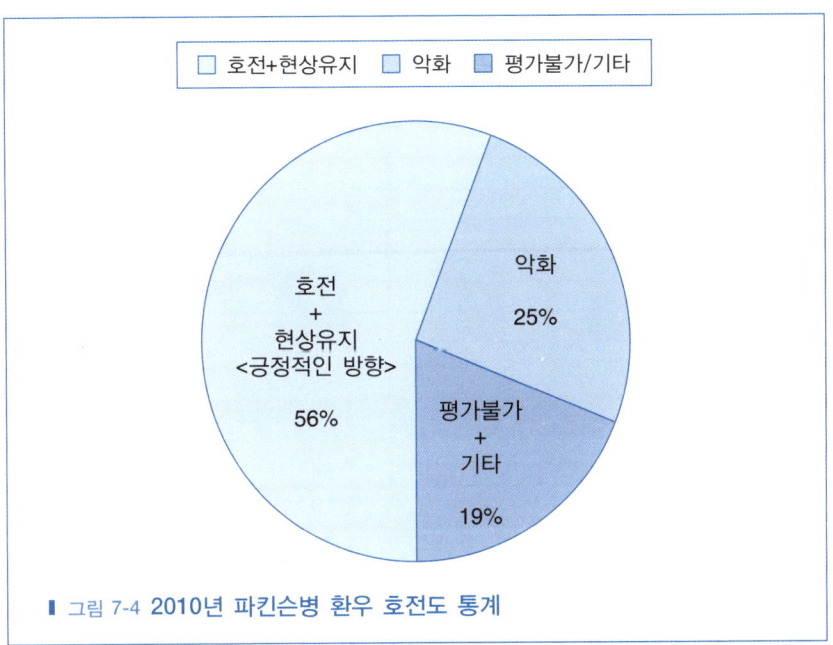

그림 7-4 2010년 파킨슨병 환우 호전도 통계

2. 2011년

2010년에 이어 2011년에도 본원에 내원하여 치료받은 파킨슨병 환우들의 유효성 평가 및 통계가 이루어졌다. 헤파드(Hepad : 파킨슨병 치유한 약) 복용 후 환우가 직접 평가해 준 2011년 호전도는 2010년과 비슷한 결과를 보이고 있다.

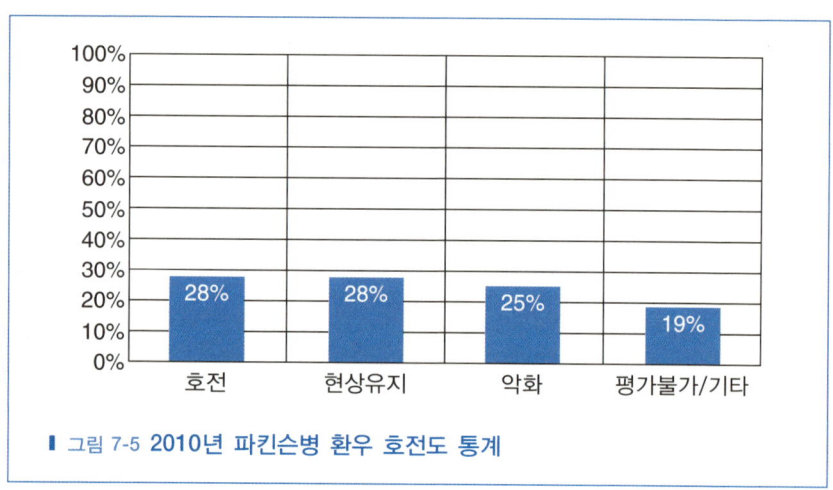

그림 7-5 2010년 파킨슨병 환우 호전도 통계

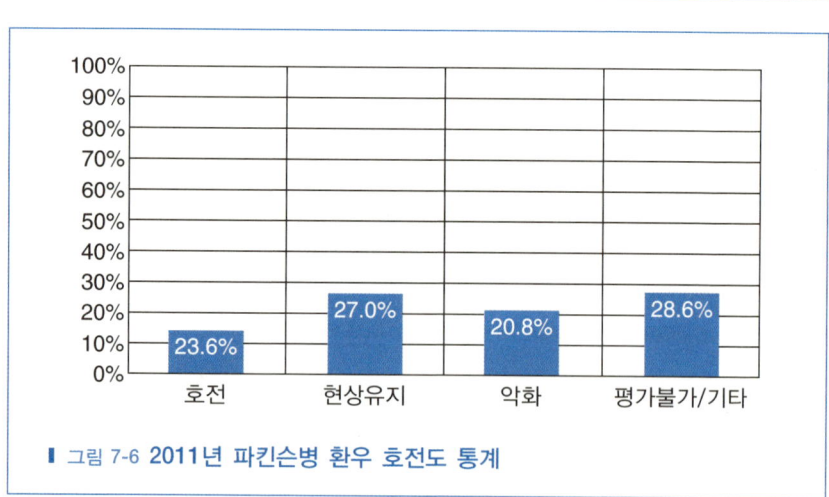

그림 7-6 2011년 파킨슨병 환우 호전도 통계

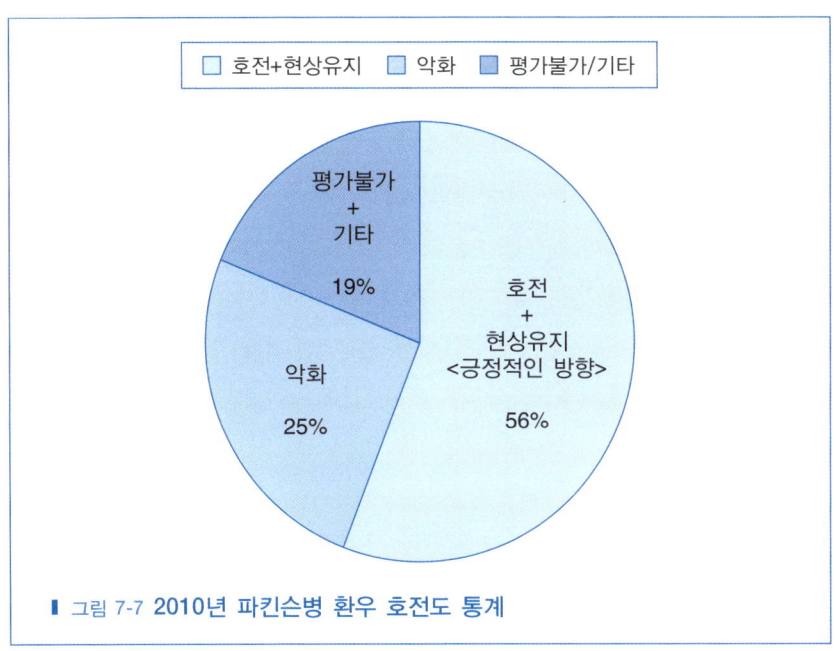

■ 그림 7-7 2010년 파킨슨병 환우 호전도 통계

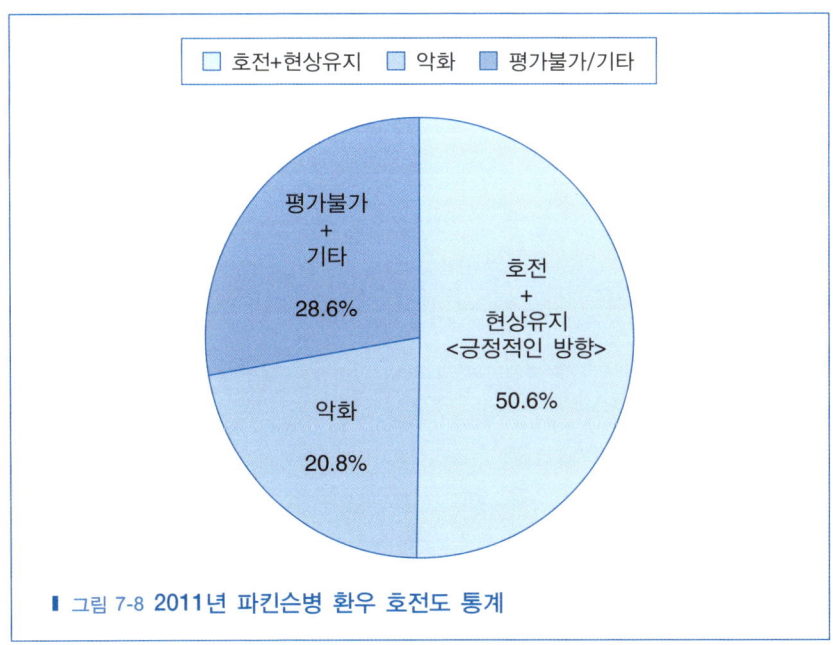

■ 그림 7-8 2011년 파킨슨병 환우 호전도 통계

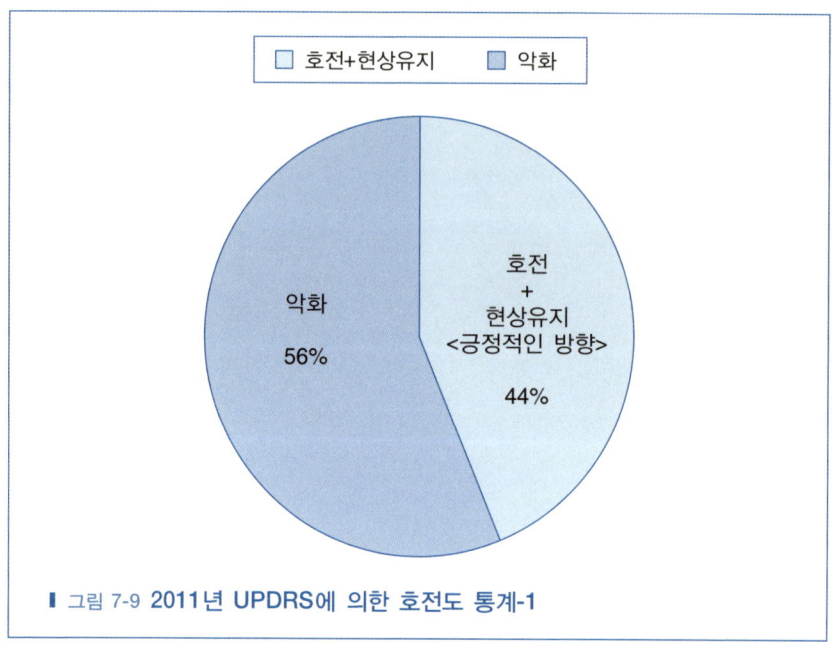

▎그림 7-9 2011년 UPDRS에 의한 호전도 통계-1

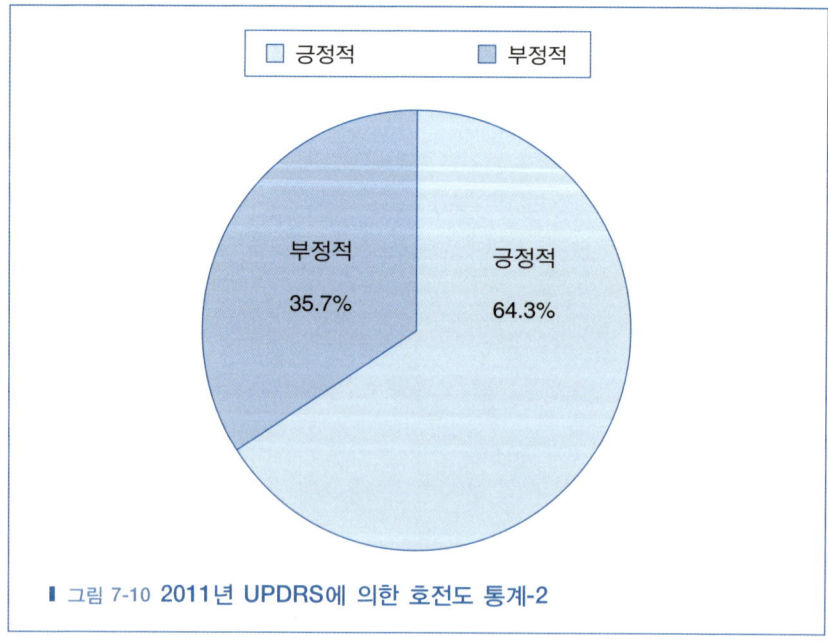

▎그림 7-10 2011년 UPDRS에 의한 호전도 통계-2

호전과 악화의 경우만을 모아 통계처리해 본 결과 호전이 44%, 악화가 56%로 나타나고 있다. 이 중 악화된 경우 UPDRS가 평균 5.8 상승하였다(2011년 UPDRS에 의한 호전도 통계 1).

그러나 대부분의 파킨슨병 환우들은 1년 단위로 일반적인 치료를 할 경우 8~11점씩 악화된다. 그렇다면 본원의 치료에 의해 악화가 되기는 하였지만(5.8 상승) 일반적 치료를 하는 경우(8~11 상승)보다는 경감된다. 실제 8점 이상 상승한 경우는 35.7%를 나타낸다.

이러한 견지에서 다시 평가해 본다면 긍정적 64.3%, 부정적 35.7%로 파악된다(2011년 UPDRS에 의한 호전도 통계 2).

결과적으로 본원의 치료가 만성 퇴행성 질환인 파킨슨병의 유효성에 있어서 진행을 멈추게 하거나 느리게 하는 어느 정도의 유효성을 나타낸다고 사료된다. 그러나 더 많은 환우들에게서 긍정적인 결과를 나타낼 수 있는 연구가 필요하다 하겠다.

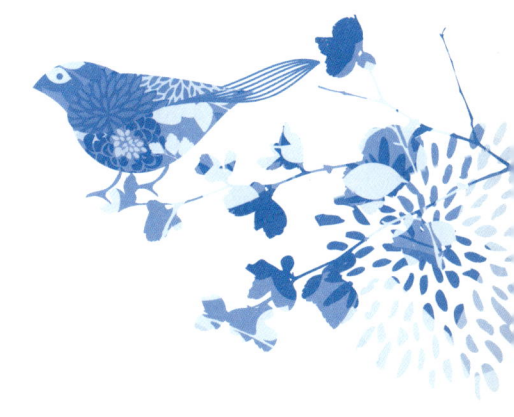

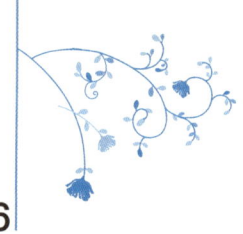

06
학문적 연구 방향 및 성과

최근의 연구 방향은 파킨슨병의 원인을 규명하는 것과 본질적 치료를 위한 신약 개발이다. 원인에 대한 다양한 시도로 유전적인 인자의 규명에 대한 많은 연구가 있었다.

1996년 이탈리아 남부 살레르노(Salerno)에 있는 콘투르시(Contursi) 마을에서 많은 수의 파킨슨병 환자가 발생하였다. 학자들은 이에 대한 연구를 하였는데, 환자 가족들에게서 알파-시누클레인(alpha-synuclein gene)이라는 단백질을 발견하였다. 이 단백질은 파킨슨병 환우에게서만 발견되면서, 파킨슨병의 조직병리학적 증거인 레비소체를 구성하는 것으로 알려졌다. 이는 알파-시누클레인의 비정상적인 응집이 파킨슨병의 원인이 될 수 있음을 의미한다. 또한 일부 유전자는 특정 형태의 유전성 파킨슨병과 연관이 있음이 밝혀지고 있으며, 발병 연령이 낮을수록 유전적 요인이 더 많이 관여되는 것으로 보고되고 있다.

그러나 일란성 쌍둥이의 추적 조사에서 이의 일관성이 입증되지 않았고 대부분의 파킨슨병 환자들에게서는 명확한 유전자가 발견되지 않아 파킨슨병과 유전적 상관성에는 지속적인 연구가 필요하다.

지금까지 이에 대한 결론은 단지 유전적 병력이 있는 가족들이 환경적인 원인까지 더해진다면 발병 확률이 보다 높을 수 있다는 정도이다.

헤파드의 경우 임상적으로는 진행을 느리게 하거나 증상을 완화시키고 양약의 부작용을 감소시킬 수 있는 것으로 파악되었다. 이는 기존의 여타의 치료에 비해 획기적이며 희망적임에 틀림없다.

다만, 한의학적인 이론과 치료 기전을 현대 과학과 의학이 해석하는 난제가 남는다. 이 난제가 해결된다면 파킨슨병으로 고생하는 국내외 환우 분들에게 커다란 도움이 되리라 생각한다.

본질적인 치료를 위한 신약 개발은 신경세포의 사멸 기전을 밝히고 이의 해결점을 찾는 것이다. 이는 신경세포 보호물질의 규명을 의미하며 파킨슨병에서 획기적인 일이 될 것이다. 이 물질의 발견은 파킨슨병의 진행을 막거나, 진행을 느리게 할 수 있을 것이다.

▶▶▶ 6-OHDA로 파킨슨병을 유발한 뇌신경세포에 대해 익신소전탕(益腎消顫湯)을 투여 시 유의한 신경세포 보호효과가 있음이 보고되었고, 연령고본단(延齡固本丹), 육미지황원(六味地黃元)에서도 비슷한 보고가 있었다. 또한 MAO 활성 억제효과에 석위(石葦)가 가장 효과적임이 입증되었다.[6]('[ ]' 안의 번호는 참고문헌의 번호입니다.)

▶▶▶ 녹차의 주성분인 EGCG가 뇌신경세포를 보호하는 우수한 항산화제임이 보고되었다.[8]
단, EGCG의 농도가 적당해야 하며, 농도가 진하면 오히려 신경세포를 사멸시킬 수 있다.

▶▶▶ 산화스트레스의 역할 규명과 함께 태아의 흑질을 도파민성 신경세포에 이식하는 기법에 대한 연구가 있었으며 낮은 이식 성공률이 문제점으로 지적되고 있다.[9]

▶▶ 한약 중 석위(石葦)물 추출물이 MAO 활성억제제에 유효한 효과가 있음을 보고하였다.[30]

▶▶ 파킨슨병에서 나타나는 인지기능 장애는 운동성 증상 출현 후 수년 후에 나타난다. 이는 도파민과 아세틸콜린의 부족에 의한 것으로 생각된다. 이러한 인지 장애는 80%의 파킨슨병 환자에서 나타나며, 이 중 30%가 치매로 진행된다. 파킨슨병 치매의 전형적인 양상은 피질 하 치매와 집행 장애 증후군이다. 이로 인해 주의력 집중력 장애, 사고 과정의 완만, 정신운동 지체, 경한 기억력 장애, 시공간 능력 장애가 나타난다. 치료면에 있어서도 아세틸콜린 분해효소 억제제가 효과가 있는 것으로 보고되고 있다.[14]

▶▶ 파킨슨병은 신경독소와 산화적 스트레스에 의해 전자전달계의 complex I의 이상으로 신경세포가 사멸하여 발생하는 만성퇴행성 질환이다. 이 부위의 비정상은 파킨슨병, 헌팅톤병, 이긴장증 등에서 공통적으로 나타난다.[13]

▶▶ 인지기능 장애를 가진 파킨슨 환우에게 레보도파를 투여한 결과 일부는 증상의 호전을 보였으나 일부는 이해력과 구성능력에서 조금 악화를 보였다. 도파민 효능제인 로피니롤(ropinirole) 투여 시 일부군은 호전을 보였으나 일부는 지남력의 악화가 나타났다.[16]

▶▶ 뉴로다진(neurodazine)이라는 물질로 근육세포를 신경세포로 분화시키는 성과가 신인재 연세대 연구팀에 의해 개발되었으며, 인간의 손상된 신경세포에 적용시키는 방향이 진행되고 있다.[2007. 7 매일경제신문]

▸▸▸ 뇌자기공명영상기법(B-MRI) 중 확산텐서 영상을 이용하여 치매가 동반된 파킨슨병 환자군과 동반되지 않은 환자군을 구별하였으며, 특히 치매가 동반된 환자군의 전두엽-피질하 심경섬유 회로가 손상되었음을 확인하였다.[22]

▸▸▸ 동결 현상은 도파민계와 연관성이 적은 것으로 알려져 파킨슨병과 비도파민계에 대한 연구가 다수 진행되고 있다.[28]

▸▸▸ I-123 IPT SPECT에 의한 파킨슨병 환자의 고찰 결과 파킨슨병 환자에서 정상인에 비해 뚜렷한 V3를 보였으며, 병증이 진행될수록 더 감소하며, 증상이 심한 팔다리의 반대편 기저핵의 V3가 반대편보다 낮게 나타났으며, 기저핵의 꼬리 부분의 도파민성 뉴런의 소실이 심하다는 것을 보고하였다.[4]

▸▸▸ 파킨슨병과 본태성 진전을 감별하는데 뇌혈류 SPECT와 SPM 영상 분석법이 유용하게 사용될 수 있음을 보고하였다.[29]

▸▸▸ 파킨슨병에 대한 망간, MPTP의 영향에 대한 실험적 고찰 결과 MPTP는 도파민 신경계에 영향을 미치나 망간은 영향을 미치지 않는다.[35]

▸▸▸ CYP2D6 유전자가 생성하는 P450 CYP2D6는 MPTP를 효과적으로 분해하여 MPP+의 생성을 지하시킨다. 따리시 P450 CYP2D6는 파킨슨병으로부터 보호 작용을 하는 것으로 알려져 있다.[20]

▸▸▸ 커피 음용, 흡연 등은 파킨슨병의 방어 요인으로, 두부 외상은 파킨슨병의 위험 요인으로 작용한다고 보고되고 있다.[19]

▶▶▶ 사람 배아줄기세포로부터 파킨슨병 세포 치료에 사용할 수 있는 도파민성 신경세포를 유도하여 파킨슨병 동물 모델에 이식한 결과 증상의 호전은 관찰되지 않았다. 다만, 유도된 신경세포는 중뇌 흑질의 도파민성 신경세포와 동일한 기능과 형태를 나타내어 향후 파킨슨병 치료에 응용될 수 있을 것이다.[33]

▶▶▶ 파킨슨병은 흑질에서의 미토콘드리아의 기능 저하, 산화적 스트레스, 염증 반응이 주원인으로 파악되고 있다. 바이칼레인(baicalein)은 대표적인 플라보노이드 중 하나로 항산화, 항염증 기능이 있는 것으로 알려져 있다. 바이칼레인을 수산화도파민으로 유도된 파킨슨병 모델에 투여한 결과 유효한 신경보호 작용이 있음이 보고되고 있다.[38]

▶▶▶ 뇌 이식은 세포 치료의 형태로 시행된다. 파킨슨병 환자의 뇌 내에 이식된 후 도파민을 분비하며, 도파민성 신경세포의 기능을 보존함으로써 증상을 호전시킨다고 보고하고 있다. 이식 치료가 성공적으로 시행되어 10년이 경과된 환자의 PET 검사상 정상인의 수준까지 호전된 도파민 생성이 확인되었다. 다만, 뇌 이식의 상용을 위해서는 낮은 생존율(1~10%), 윤리적인 문제의 해결이 관건이다.

▶▶▶ 희석에 의한 이식양 감소에 대한 연구결과로 이식 세포수의 감소보다는 생존 세포수의 감소가 이식 생존율에 더 중요하며, 이식 세포수의 감소에 의한 생존 세포수의 감소는 파킨슨병 증상을 호전시키지 못하다고 보고하였다.[34]

▶▶▶ 파킨슨병으로 진단된 환자에게 팔회혈 중 근회혈(筋會穴)인 양릉천(陽陵泉)에 자침과 피부 자극을 한 결과 운동 기능의 호전, 대뇌 활성도의 변화가 관찰되었다. 특히, 대뇌 활성도의 변화는 fMRI(functional

Magnetic Resonance Image, 기능적 자기공명영상)를 이용한 관찰이어서 파킨슨병에 대한 침의 효과를 과학적으로 증명한 경우이다.[63]

▸▸▸ 노년형 파킨슨병에 비해 조기 발병 파킨슨병 환자에서 파킨(parkin) 유전자 이상이 높은 빈도로 관찰되었다. 이는 조기 발병 파킨슨병의 원인이 유전자 이상과 유관함에 유의성을 주는 결과로 파악된다. [74]

▸▸▸ 파킨슨병 동물 모델과 DNA 마이크로어레이 분석법을 이용하여 세포 사멸 과정 중 발현되는 유전자를 분석한 결과, 아폽토시스, 칼슘 대사, 산화적 손상, 염증 반응, 교세포 활성화에 관련된 유전자, 세포 분열 주기나 발생 과정에 관여하는 유전자들은 세포 사멸을 진행하는 방향으로 작용하며, DNA 손상 복구, 성장 인자, 유비키틴-프로테아좀(ubiqitin-proteasome) 기능에 관여하는 유전자들은 세포 사멸을 억제하는 방향으로 작용하는 것으로 보고되었다. [72]

▸▸▸ 한국인의 가족성 및 조기 발병 파킨슨병 환자에서 PINK1의 돌연변이가 가장 흔한 것으로 조사되었다. 지금까지 밝혀진 유전인자를 정리하면 다음과 같다.[78]

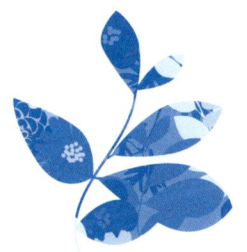

표 7-2 파킨슨병의 유전자와 위치(Genes and loci for Parkinson's disease)

Gene 유전자	Inheritance 유전형질	Locus 좌	Chromosome location 염색체 위치
SNCA (α-synuclein)	autosomal dominant 상염색체성 우성	PARK1	4q21-q23
PARKIN	autosomal recessive 상염색체성 열성	PARK2	6q25.2-27
Unknown	autosomal dominant	PARK3	2q13
NCA multiplication	autosomal dominant	PARK4	4q
UCHL1	autosomal dominant	PARK5	4q14
PINK1	autosomal recessive	PARK6	1p35-p36
DJ-1	autosomal recessive	PARK7	1p36
LRRK2	autosomal dominant	PARK8	12p11q13.1
Unknown	autosomal recessive	PARK9	1p36
Unknown	susceptibility gene	PARK10	1p32
Unknown	susceptibility gene	PARK11	2q36-37
Unknown	X-linked	PARK12	Xq21-q25
HTRA2	autosomal dominant	PARK13	2p12
ATXN2	autosomal dominant	SCA2	12q24
ATXN3	autosomal dominant	SCA3	14q24.3-q31
SCA8	autosomal dominan	SCA8	13q21
TBP	autosomal dominant	SCA17	6q27

▶▶▶ 상용되는 치료 약물인 도파민이 오히려 흑색질 세포를 파괴하는 부작용을 일으키기도 한다. 사람 신경아세포종 SH-SY5Y 세포를 이용하여 도파민의 작용을 실험한 결과 도파민의 산화작용으로 인한 활성산소종의 생성이 주요한 세포고사 신호전달 기전으로 작용함이 관찰되었다.[83]

▶▶▶ 파킨슨병 환자와 정상인을 3차원 보행분석 시스템을 이용하여 보행의 형태를 비교한 결과 활보장(stride length)과 보행 속도(velocity)는

감소되고 관절의 가동 운동(range of motion)은 감소되는 것으로 나타났다. 또한, 질병이 심해질수록 파킨슨병 보행 양상의 특징들이 악화되는 것을 보여주었다.[79]

▶▶▶ 국내 파킨슨병 환자의 삶의 질에 대하여 PDQL(파킨슨병의 삶의 질 척도 : Parkinson's Disease Quality of life questionnaire)을 이용하여 측정해 보았다. 그 결과 특히 가장 큰 영향을 끼치는 인자는 우울증으로 나타났다. 따라서 파킨슨병 환자에 있어서 우울증의 조기 발견 및 이의 적절한 치료의 필요성이 강조되고 있다.[62]

▶▶▶ [^{123}I]IPT SPECT상 파킨슨병 환자는 정상인보다 선조체에서 도파민 운반체의 감소를 보이며, 증상 발현의 반대 뒤쪽이 먼저 나타나는 것으로 확인되었다.[76]

▶▶▶ 6-OHDA을 이용한 인위적 파킨슨병 모델 흰쥐에 신경영양인자인 GDNF 아데노바이러스 벡터를 선조체에 주사한 결과 선조체 도파민성 축삭 종말의 재생과 흑질 도파민성 세포의 회복이 나타나는 것으로 보고하였다. 이러한 결과는 뇌의 특정 지역에서 일어나는 퇴행성 신경질환의 치료를 위하여 바이러스 벡터를 이용한 신경영양인자를 투여하는 것이 치료적 의미를 가진다는 것을 확인한 결과이다.

일반적으로 신경영양인자들은 뇌-혈관-장벽을 통과하지 못하며, 지속적인 효능을 위해서는 대뇌에 반복 · 직접 주사를 하여야 한다. 그러나 아데노바이러스 벡터에 의한 유전자 전달은 이와 같은 단점을 해결했다고 볼 수 있다. 다만, 안전성의 심증 및 효과의 지속 기간, 주사 부위, 수사 시기, 주사 회수에 대하여는 후속적인 연구가 필요하다.[65]

▸▸▸ 파킨슨병에서 발견되는 레비소체의 주요 구성 성분인 알파-시누클레인(α-synuclein)의 응집현상에 Cu, Zn-SOD/H_2O_2의 반응과 카테콜라민(catecholamine)의 자동산화에 의해 생성된 활성산소들이 중요한 역할을 하는 것으로 밝혀졌다.

또한 이러한 산화적 스트레스에 의한 알파-시누클레인의 응집 현상에는 항산화 역할을 하는 카르노신(carnosine), 호모카르노신(homocarnosine), 안세린(anserine) 등이 효과적인 것으로 확인되었다.

따라서 이러한 항산화 물질을 이용할 경우 파킨슨병의 치료에 응용이 가능하리라 생각된다.[75]

▸▸▸ 도파민의 발견은 1960년 사망한 파킨슨병 환자의 뇌를 에링거(Eringer)와 올레 호르니케비치(Oleh Hornykiewicz)가 분석함으로써 밝혀졌다. 그 후 1967년 조지 코지아스(George Cotzias) 등에 의해서 실제 임상에 적용하게 되었다. 레보도파 치료로 파킨슨병 치료에 획기적인 전기를 마련한 반면 장기간 상용시 이상운동증과 이긴장증을 유발하는 것으로 나타나고 있다.

레보도파와 이긴장증의 관계에 대한 증거로는 다음과 같은 설이 제기되고 있다. 파와(Pahwa) 등은 기존 사용 중이던 레보도파를 서방형 레보도파로 교체하면서 이긴장의 완화를 관찰하였으며, 푀위(Poewe) 등은 24시간 이상 레보도파를 끊음으로써 이긴장증이 소멸된 예를 보고하였다. 이러한 증거들로 보아 레보도파가 이긴장증의 발생에 직접적인 관계가 있는 것으로 보고 있다.

이긴장증은 파킨슨병 환자들 중 약 30%의 빈도수로 나타난다. 최초 증상이 비진전성일 경우, 발병연령이 젊을수록, 혼 & 야 단계(Hoehn & Yahr Stage)의 중증도가 높을수록, 빈도가 높아진다.

이러한 약물의 부작용에 비하여 헤파드(파킨슨병 치유한약)의 경우 부작용이 없을 뿐 아니라 효과 또한 좋은 편이어서 향후 파킨슨병 환우들에게 많은 도움이 되리라 생각한다.[67]

▸▸▸ 파킨슨병 환자 뇌의 도파민 양을 직접 측정할 수 있는 방법은 아직 개발되어 있지 않다. 선조체와 흑질에서 도파민과 도파민 트랜스포터(DAT : Dopamine Transporter)의 분포 양상의 상관 관계를 형태학적으로 연구한 결과 DAT는 흑질 치밀부 도파민성 세포에 존재할 뿐 아니라 동물 모델상 도파민의 소실과 유사한 양상을 보인다. 따라서 DAT를 측정함으로써 도파민성 세포의 활성에 대한 지표로 사용하는 것이 가능할 것이다.[82]

▸▸▸ 파킨슨병은 감각 이상부터 시작된다.
같은 연령대의 정상인과 파킨슨병 환자의 공간 해상능 역치(GRT : Grating Resolution Threshold)를 측정하고 감각기능을 비교하고, 그 후 항파킨슨제로 치료를 받지 않은 환자에 항파킨슨제를 투여 후 이를 비교해 보았다. 그 결과 운동 장애가 있는 편측뿐 아니라 무증상 쪽에서도 감각 장애가 나타났다. 이는 파킨슨병으로 인하여 운동 장애가 나타나기 전에 감각 장애가 먼저 발현됨을 시사한다.
또한 항파킨슨제 투약 이후 운동 장애의 증상의 호전과 더불어 GRT의 유의한 감소를 보이는 것으로 보아 이러한 감각 장애도 도파민의 부족과 관련이 있음을 시사해 주고 있다.[69]

▸▸▸ 파킨슨병 환우들은 일반인들보다 경추와 요추에서 기인하는 신경뿌리 병증이 빈발한다. 특히 요천추부의 감각 증상은 이환 기간이 길수록, 혼 & 야 단계(Hoehn & Yahr Stage)가 높을수록 빈도수가 높은 것으로 나타났다.[64]
파킨슨병을 기술한 초기의 보고들은 파킨슨병의 감각 증상에 대해 기술하고 있다. 다만 일반 질환과의 감별점에 큰 의미가 많지 않아 주증상에 포함되지 않고 있다. 그러나 환우들이 느끼는 통증이나 불편함의 크기는 3대 증상만큼이나 큰 편이다. 또한 이러한 원인이 말초신경병증과 무관하여 이 병에 전문가만이 이에 대한 해결방안이 제시되므로 근본 치료가 되지 못하는 경우가 많다.

호소하는 증상들은 만성적으로 쑤시거나 뻣뻣해지거나 감각이 무뎌지거나 따끔거리거나 혹은 설명하기 힘든 불편함의 양상을 나타낸다. 가장 빈발하는 부위는 경부에서 C5, 6, 7 요천추부에서는 L5, S1에서 가장 흔하게 이환되는 것으로 나타났다. 또한 경추부보다는 요추부의 신경뿌리 증상이 더 빈발하는 것으로 알려지고 있다.

이에 대한 원인으로는 다음과 같은 이론이 제시되고 있다.

첫째, 파킨슨병에서 나타나는 구부정한 자세 이상으로 추간공(intervertebral foramen)의 비틀림이나 신경뿌리의 뒤틀림을 발생시키기 때문이다.

둘째, 발병 초기 편측성의 병증으로 인해 척추측만증, 척추후만증이 신경뿌리병증을 유발하기 때문이다.

따라서 파킨슨병 환우에게서 발생되는 신경뿌리 증상은 일반적인 신경외과적 처치보다는 파킨슨병의 본질적인 측면에서 같이 다루어져야 하며, 호소하는 증상에 대한 정확한 이해가 필요하다.

▶▶▶ 파킨슨병과 관련된 수면 증상은 불면증, 사건수면, 낮졸음으로 나눌 수 있다. 이에 대한 원인으로는 뇌간의 신경세포들이 파킨슨병이 진행하면서 손상을 받기 때문이며 주로 사용되는 도파민 제제들의 각성효과(arousal)도 원인 중의 하나로 파악되고 있다.

이 밖에도 수면 중 마이오클로누스(myoclonus), 수면 중 주기적 사지 운동, 하지불안 증후군, 야간정좌 불능증 등의 불수의 운동, 나이 및 기타 동반되는 수면 무호흡증이나 우울증 등 내과적 · 정신과적 질환도 파킨슨병 환자들의 수면에 영향을 미친다.

한편 약물에 대한 파킨슨병 수면 장애의 연구를 위해 약물의 정량화를 행하였다.

100mg 시네메트 CR : 70mg 레보도파(100mg의 시네메트는 70mg의 레보도파의 동등한 약효를 나타낸다는 의미)

100mg 마도파 HBS : 60mg 레보도파

10mg 보로모크립틴 : 100mg 레보도파

1mg 리서라이트 : 100mg 레보도파

1mg 퍼골라이드 : 100mg 레보도파

[66]

▸▸▸ 파킨슨병을 정확하게 진단하는 영상적 방법은 현재까지는 없는 실정이다. 이에 대한 다양한 연구가 진행되고 있다. 자기공명영상은 대상 인체 부위의 수소원자핵의 밀도를 이용하여 영상 처리하여 조직의 물리적인 특징을 보여준다. 자기공명분광법은 대상 조직의 분자 화학적인 정보를 제공한다. 즉, 자기공명분광법은 비침습적인 방법을 통하여 생체 내의 특정부위의 대사물질을 알아내고, 이 물질의 변화를 정량화 하는 방법이다.

뇌 대사물질들 중 NAA는 생체에서 신경단위의 소실이나 기능 장애의 표지자로 이용되며 항상 균일한 Cr과의 비율인 NAA/Cr 비율은 신경세포의 보전상태의 척도로 사용될 수 있다.

뇌의 저산소-허혈성 손상 시 α-Glx는 증가한다. α-Glx/Cr 비율 증가는 신경세포의 손상, 세포사멸을 의미한다.

편측성 파킨슨병 환자들을 자기공명분광법을 이용하여 대사물질들의 변화를 비교한 결과 반대측 뇌에서 NAA/Cr 비율은 감소하고, α-Glx/Cr 비율은 유의하게 증가하는 것으로 관찰되고 있음이 보고되고 있다. 이는 파킨슨병의 증상이 반대측 추체외로에서 신경세포의 소실 및 손상에 의한 것임을 의미하는 것으로 자기공명분광법의 진단적 의의가 유효함을 나타내어 준다.[80]

▶▶▶ 레보도파가 발견되기 이전인 1950년부터 1960년대에는 파킨슨병의 치료를 위해 신경외과적인 방법이 다수 사용되었다. 파킨슨병으로 인해 흑질이 파괴되면 그 하부에서 신경세포들이 지나치게 활성화하게 되어 여러 증상들이 출현하게 된다. 만약 적절한 처치로 이 부분의 일부를 파괴하거나 자극을 준다면 이러한 비정상적인 활성을 제어하는 것이다.

초기에는 시상, 담창구 파괴술을 주로 시행하였다. 그러나 비가역적인 파괴술의 영향으로 부작용이 발생했을 경우 그 상황을 돌이킬 수 없게 된다. 이러한 점에서 뇌심부자극술은 여러 가지 장점이 있다. 뇌심부자극술은 시상에 자극용 전극을 삽입하고 피부 아래 자극기와 전선을 연결하여 필요할 경우 환자 스스로 자극하는 방법이다.

다만 뇌심부자극술은 약물로 조절이 되지 않는 심한 진전의 경우에만 사용하는 것이 원칙이며 미국 식품의약국(FDA)도 이 경우에만 시술이 되도록 허용하고 있다.

일반적으로 레보도파의 사용 후 7~10년이 지나면 이상운동증이 발생하게 되며 약물로는 더 이상 조절이 어려운 상태에 도달하게 된다. 이러한 시기에 고려할 수 있는 방법 중의 하나가 뇌 심부 자극술이다. 다만 수술 후 4~5년 후 본체 교환을 위한 수술의 필요, 뇌출혈, 뇌졸중, 부분적인 시력 상실, 감염, 마비 등의 위험성, 전극의 부서짐 등의 기계적 고장, 고비용 등이 단점으로 향후 더 많은 보완과 효과 지속성에 대한 연구가 필요하다.[77]

▶▶▶ 감초의 주성분 중 글리시리진(glycyrrhizin)이 파킨슨병 유발 동물 모델에서 유의한 신경 보호 작용이 있음을 보고하고 있다.[94]

▶▶▶ 파킨슨병 환자를 대상으로 한 임상실험 결과 태충(太衝), 양릉천(陽陵泉), 족삼리(足三里)의 3혈에 자침을 할 경우 도파민성 뉴런의 활성화

에 영향을 미치는 것으로 보고되었다. 최근 연구에 의하면 위 3혈에 대한 자침(경혈침), 체질에 따른 혈위에 자침(체질침), 일반 혈자리를 자침하는 경우(대조군)를 비교한 결과 체질에 따른 체질침과 경혈침의 침 시술이 UPDRS(통합파킨슨병 척도, 점수가 높을수록 장애 정도가 심함)에 영향을 미치는 것으로 발표되었다. 특히 체질침의 경우 FOGQ(보행평가기준, 점수가 높을수록 장애 정도가 높음)에 유의적인 영향을 미치는 것으로 평가되고 있다. 다만, 혼 & 야 단계(Hoehn & Yahr Stage)에는 유의성이 없었다. 체질 감별의 재현성에 대한 연구와 더불어 다양한 침 시술의 기술적 연구 등이 지속된다면 헤파드의 복용과 더불어 파킨슨병 환우들에게 한의학적 치유의 기법으로써 많은 도움을 줄 것으로 기대된다.[96]

▶▶▶ 치매를 동반하는 군이 그렇지 않은 군에 비하여 UPDRS상의 운동성 척도와 혼 & 야 단계(Hoehn & Yahr Stage)가 유의성 있게 높은 것으로 보고되고 있다. 이러한 연구 결과는 비운동성 증상이 운동성 증상에 영향을 미친다는 의의를 가지고 있다. 따라서 우울증, 치매, 인지기능 장애, 자율신경 장애에 대한 포괄적인 개념의 치료 방법이 절실히 요구되고 있다. 치료 주체인 의료인들은 눈에 보이는 증상의 개선뿐 아니라 파킨슨병 환우의 내면적 소리에 귀 기울여야 한다.[100]

▶▶▶ 파킨슨병 환우 중 환시를 동반하는 경우에는 요양소 입소율이 증가하고 삶의 질이 저하되며 사망률이 증가한다. 원인으로는 도파민 제제와 무관하다는 학설과 도파민이 중요한 역할을 하고 있다는 2가지 상반된 이론이 양립되고 있으나 도파민 외에 아세틸콜린, 세로토닌 등 여타의 신경전달물질과의 불균형에 의해 유발된다는 것이 일반적 견해이다. 환시는 인지기능 장애와 치매로 이환되므로 이에 대한 적극적인 치료가 필요하다.[101]

▶▶▶ 안구의 신속운동 이상은 파킨슨병 뿐만 아니라 소뇌, 뇌간에 병변이 있는 경우도 관찰되므로 증상과 질병의 유관성에 유의하여야 한다. 최근의 한 연구에서 표준형 레보도파 투여 전후 신속보기 증상의 유의성 있는 감소를 보고하고 있다. 이는 안구의 신속운동이 파킨슨병과 유관하다는 것을 의미하는 것이며 병리적 기전을 흑질에 국한하기보다는 뇌의 광범위한 질환으로 인식해야 함을 의미한다.

한의학적으로 눈(眼)은 간(肝)과 연결되어 있다. 간(肝)의 경락 중 태충혈(太衝穴, 엄지발가락과 두 번째 발가락 사이)은 설 간화(泄 肝火) 량혈열(凉 血熱)의 효능이 있어 적절한 자극은 안구운동 이상에 도움을 주게 된다.[102][103]

▶▶▶ 운동 증상이 파킨슨병 진단에 중요한 요소이지만 비운동성 증상들은 환우의 삶의 질과 더 많은 연관성을 나타내고 있다. 실제로 비운동성 증상은 전체 환우 중 88%에서 나타나는 것으로 보고되고 있다. 파킨슨병 환우의 치료에 있어 비운동성 증상들을 잘 파악하고 본 병과 관련 있는 증상인지 아닌지를 명확히 구분하여 치료에 임해야 환우들을 올바른 치료 방향으로 인도할 수 있다.

비운동성 증상

신경정신 행동증상
우울, 무감동, 무쾌감, 불안, 치매, 환시, 망상

수면 기능 장애
불면증, 하지불안 증후군, 수면 무호흡, REM 수면 행동 장애

자율신경계 기능 이상
방광기능 장애, 기립성 저혈압, 성기능 장애

감각 이상

통증, 후각기능 장애

▸▸▸ 매크로(Marco) 등의 연구에 의하면 파킨슨병 환자 남성 61%, 여성은 91%가 골다공증이나 골감소증을 가지고 있는 것으로 보고되고 있다. 이로 인한 골절의 위험도도 정상인 44%에 비하여 59%의 높은 수치를 나타내고 있다. 또한 낙상(落傷)을 경험한 파킨슨병 환우들이 그렇지 않은 환우들보다 사망률이 두 배 정도 높아지므로 골밀도 유지가 생명 유지에 중요한 관건임을 알 수 있다. 파킨슨병 환우들의 골밀도를 높이기 위하여 활발하게 보폭을 넓게 하여 걷기, 외출을 통한 일광 노출, 영양상태의 유지, 다른 신경계질환 발생의 예방, 비타민 D의 적극적 섭취가 권장되고 있다.[106][107]

▸▸▸ 파킨슨병 환우의 언어 장애는 폐의 환기기능 저하보다는 후두의 문제가 주원인인 것으로 파악되었다. 파킨슨병 환우들의 언어 장애 빈도는 73~89%로 높은 편이며 삶의 질과 높은 상관성을 보이는 증상이다. 최근 한 연구에 의하면 파킨슨병 환우의 발성 시 폐 환기량은 정상인과 비슷함을 보이나 후두 수준의 기류조절 기능, 후두 조직의 퇴행성 변화 등이 나타나 이것이 언어 장애, 구음 장애를 일으키는 것으로 보고되고 있다. 이를 근거로 하여 전체적인 증상의 완화와 더불어 후두부의 기능 향상을 위한 후속 연구가 필요할 것이다.[108]

▸▸▸ K-BDI(Modified Beck Depression Inventory)는 우울증을 객관적으로 평가하는 도구로 사용된다. 한편 파킨슨병 환우들 삶의 질 척도는 PDQL(Parkinson's Disease Quality of Life)로 측정한다. 만성 퇴행성 뇌질환인 파킨슨병의 경우 1~3개월에 한 번씩 의료진과 진료가 이루어진다. 따라서 이 기간 동안 질병의 양상과 심리적인 부분의 변화에

대한 전문가의 조언이 필요하다. 의료진의 전화 상담에 의한 추후 관리가 이루어진 환우군은 그렇지 않은 환우군에 비하여 K-BPI로 측정한 우울증의 정도나 PDQL로 측정한 삶의 질 정도가 호전되는 것으로 파악되었다.

난치병은 약물 치료뿐 아니라 '마음'이라는 비물질적인 부분도 치유에 영향을 미친다는 의미 있는 결과로 파악된다. 나아가 환우 본인과 가족들의 치유에 대한 긍정적 자세는 더 큰 영향을 미칠 것으로 파악되며 이에 대한 객관적 연구가 필요하다.[109]

▸▸ 파킨슨병에 대한 한의학적인 치료가 다수 이루어지고 있는 가운데 침 치료에 대한 치료 지침에 대한 보고가 있었다. 일상생활과 직업 유지에 지장을 주는 유무에 따라 구분을 하였으며 입원환자 기준으로는 1주 7회, 통원환자는 1주에 2회 시술하여 4주 후 객관적인 검사로 의의성(유효한지 아닌지를 판단함)을 판단하며, 백회, 합곡, 곡지, 태충, 족삼리, 양릉천을 기본 혈위로 제안하였다. 현재까지 미흡한 치료 지침에 기본적인 기준을 제시했다는 데에 의의가 있다 하겠다.

참고로 항 파킨슨제제에 대한 일반적인 진료 지침은 아래와 같았다.[110]

1. 항파킨슨 제제의 사용 지침

1) 일상생활이나 직업 유지에 지장이 없는 경우 항산화제, 항염증제, 신경보호인자, 세포고사 보호제 등을 우선 사용

2) 일상생활이나 작업 유지에 지장이 있는 경우

① 60세 미만

- 도파민 작용제(dopamine agonists) : 우선적으로 고려, 증상이 심하지 않지만 일상생활에 다소 불편을 느낄 경우
- 레보도파(levodopa)/DCI : 최대한 미루는 것이 좋다. 작업 유지에 지장이 있거나 넘어질 우려가 있어 빠른 시간 내에 확실히 증상을 호전시켜야 하는 경우
- 아만타딘(amantadine) : 국내 시판명은 피케이멜즈, 진전이 주된 경우
- 항콜린작용제(anticholinergics) : 국내 시판명은 트리헥신, 진전이 주된 경우

② 60세 이상

- 레보도파/DCI : 우선적으로 고려
- 도파민 작용제
- 아만타딘 : 진전이 주된 경우

③ 70세 이상

- 레보도파/DCI : 서방형 제제를 먼저 선택하는 것이 바람직하다.
  - 인지기능 저하가 있는 경우에는 도파민 작용제, 항콜린 작용제 등을 투여하면 혼돈, 환시, 성격 변화 등이 유발될 수 있으므로 레보도파/데카르복실라제 억제제(decarboxylase inhibitor)를 투여한다.
  - 레보도파와 도파민 작용제는 한 번에 한 가지 새로운 약품만 시작한다.
  - 레보도파와 도파민 작용제는 최소 복용량으로 시작한다.

3) 운동 합병증이 발생한 파킨슨병의 관리

- 레보도파/DCI 서방형 제제로 변환

and/or
- 세레길린(Selegiline) 추가(레보도파의 효과 증대)

  and/or
- COMT 억제제 추가(레보도파의 작용시간 연장)

  and/or
- 도파민 작용제 추가

  and/or
- 아만타딘 추가(레보도파에 의한 이상운동증 완화)

4) 비운동성 증상의 관리

① 하지불안 증후군과 긴급뇨
- 취침 전 도파민 작용제를 투여

② 우울증
- 삼환계 항우울제
- 세로토닌 재흡수 억제제(SSRI, 세레길린과의 병행 투여는 주의)
- 비전형적 항우울제

③ 전신증상이나 환각
- 항콜린작용제 에이전트(agent)나 아만타딘, 세레길린을 끊는다.
- 도파민 제제의 용량을 줄이고 점차 약을 단순화하고 줄인다.
- 파킨슨 증상이 약화되면 도파민 제제를 줄이기보다는 비특이적 신경이완제를 투여한다.

④ 지나친 저혈압
- 하루 8잔 이상의 수분 섭취, 소금 섭취 늘림

- 때로는 전해질부신피질호르몬(mineralocorticoids)이나 미도드린(midodrine) 투여

⑤ 변비
- 하루 6~8잔의 수분 섭취
- 섬유소 섭취
- 운동
- 연화제 사용 및 삼투성 약물 투여

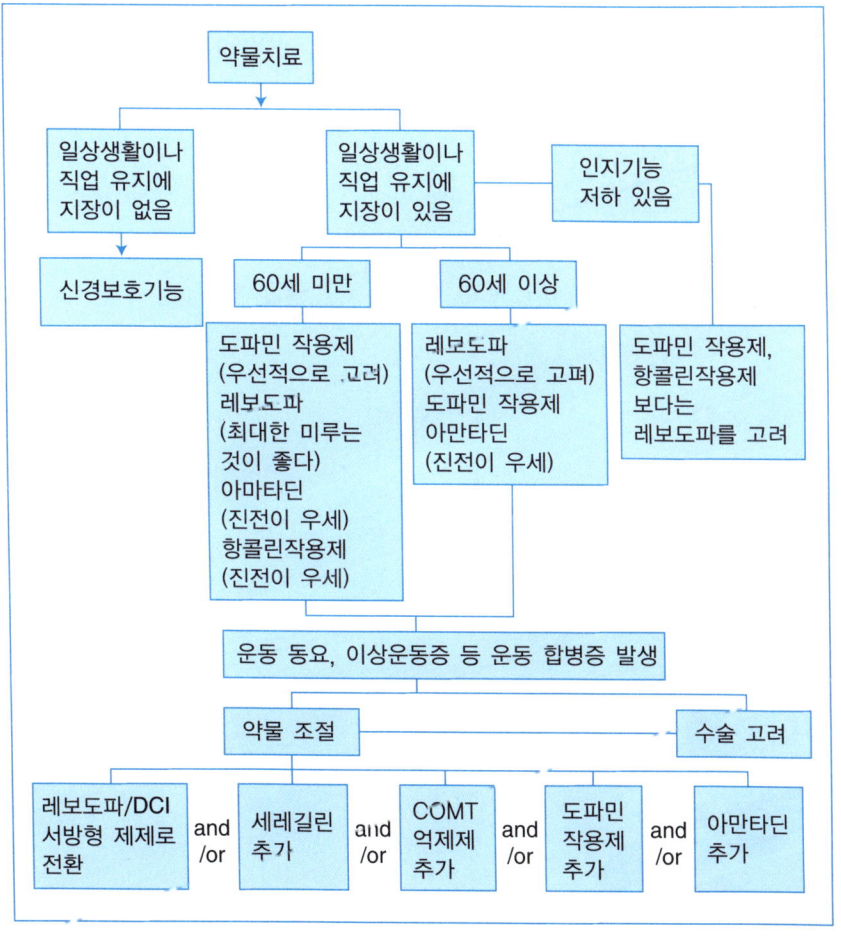

▶▶▶ 현재 사용되고 있는 도파민 제제의 치료는 장기간 사용 시 운동성 동요(motor fluctuation)나 이상운동증(dyskinesia)을 일으키기 때문에 상대적으로 효능은 약하지만 부작용이 적은 도파민 효능제부터 사용함을 국제적인 치료 지침으로 삼고 있다. 일본의 2004년 통계를 보면 효능은 좀 떨어지지만 부작용이 상대적으로 적은 도파민 효능제를 우선적으로 사용하고 있다(45세 이하 환우 25%, 45세 이상 환우 54%에게 우선적으로 도파민 효능제부터 처방).

한편 대한민국에서는 우선적으로 도파민 제제부터 처방하는 경향으로 나타나고 있다. 이러한 이유로는 국제적 치료 지침의 인식 부족, 효능제의 고비용, 장기적 치료 관점보다 증상 호전에 대한 인식 등이 원인으로 파악되고 있다. 이러한 조사가 종합병원이 아닌 환자의 치료 효능에 민감하게 작용하는 1차 진료기관의 신경과 의사들에 대한 조사라는 한계성이 있다. 하지만 국내 사정에 맞는 적합한 치료 지침이 필요하며 이러한 치료 지침이 환자 및 보호자의 만족도와 삶의 질적인 측면에서 고려되어야 할 것으로 사료된다.[111, 112, 113]

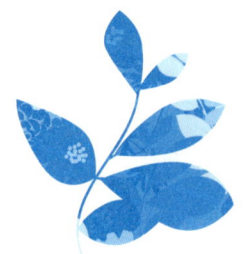

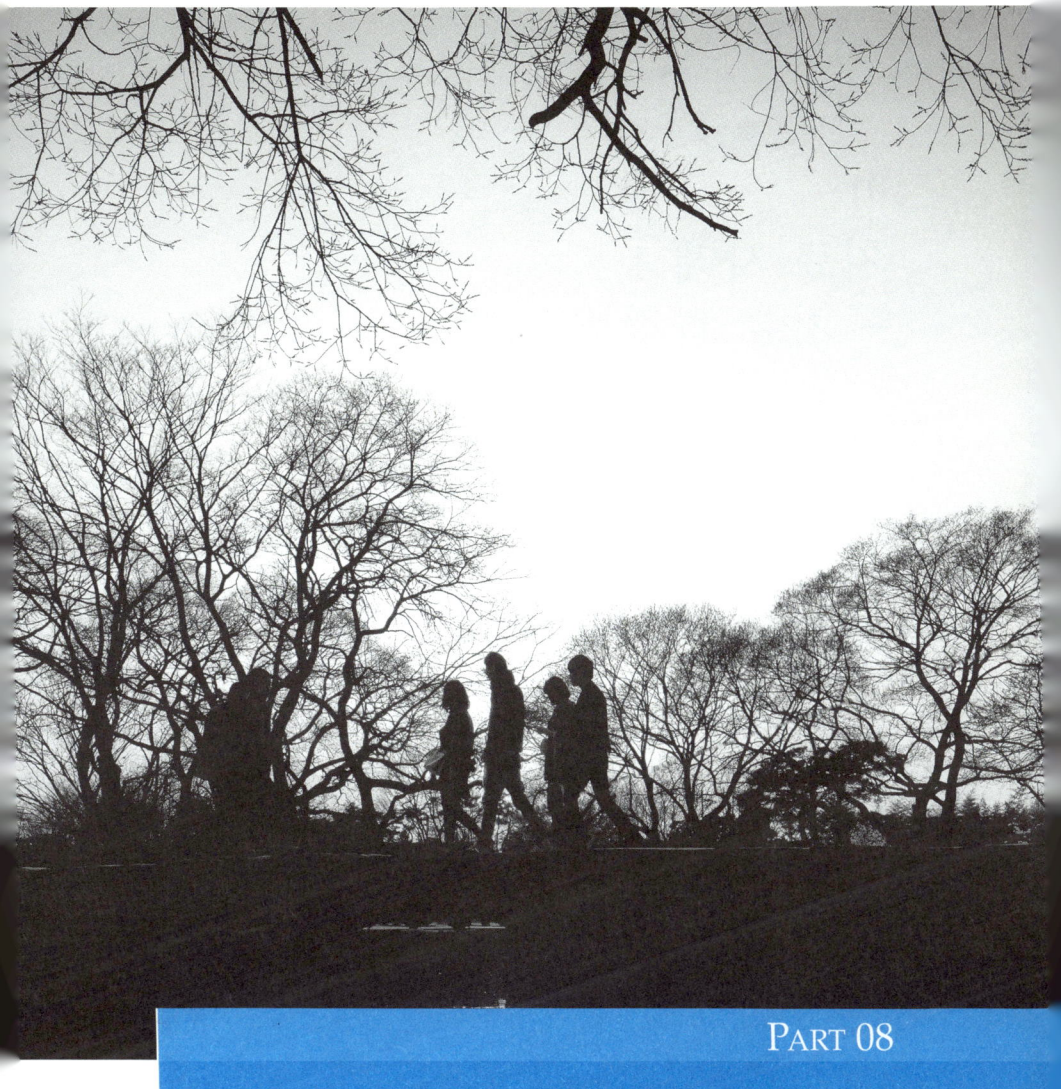

PART 08

파킨슨병 치료 사례

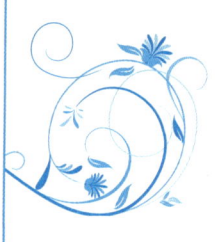

01
치료 사례 1
– 치료 과정별 사례

1. 조○○님 치료 종결 사례

▸▸▸ 초진 : 2007. 8. 29

증상 : 머리 떨림. 오른쪽 목, 어깨 경직 및 통증. 내부 진전. 왼쪽 다리 시림. 왼쪽 손의 무력으로 물건을 잡지 못함.
진단 : 파킨슨병
처방 : 헤파드 1

▸▸▸ 재진 1 : 2007. 9. 21

증상 : 내부 진전은 호전. 신경과 항경련제 복용 후 말이 잘 안 됨. 얼굴이 더 떨림
-항경련제 중단.
처방 : 태양인 사상유형별 헤파드

▶▶▶ 재진 2 : 2007. 10. 12

증상 : 왼쪽 다리 시린 증상이 저린 증상으로 바뀜. 시린 증상이 호전
됨. 떨림은 호전됨. 물건 잡기가 호전됨. 어깨도 덜 아프다 함.
어깨 뒤쪽이 아프다 함.

처방 : 태양인 사상유형별 헤파드

▶▶▶ 재진 3 : 2007. 11. 2

증상 : 다리가 시리고, 어깨가 약간 아프다 함. 눈의 피로가 호전됨.

처방 : 태양인 사상유형별 헤파드

▶▶▶ 재진 4 : 2007. 11. 23

증상 : 어깨통증과 경직이 1주일에 한번 정도로 있다함. 다리가 약간
시림. 떨림은 거의 사라짐.

처방 : 태양인 사상유형별 헤파드

▶▶▶ 재진 5 : 2007. 12. 14

증상 : 발 시린 증상이 있음. 뒷목 통증이 약간 있음.

처방 : 태양인 사상유형별 헤파드

▶▶▶ 재진 6 : 2008. 1. 4

증상 : 발 시림 증상이 거의 없어짐.

처방 : 태양인 사상유형별 헤파드

▶▶▶ 재진 7 : 2008. 1. 23

증상 : 왼쪽 등 통증이 약간 있음. 시린 증상은 호전. 어깨경직이 미약
하게 있음.

처방 : 태양인 사상유형별 헤파드

▶▶▶ 재진 8 : 2008. 2. 13

증상 : 날씨가 추우면 다리가 약간 시림. 떨림은 없음.
처방 : 태양인 사상유형별 헤파드

▶▶▶ 재진 9 : 2008. 3. 12

증상 : 두통이 약간 있음. 피로가 있음. 왼쪽 다리 시린 증상이 약간 있음.
처방 : 헤파드 1

▶▶▶ 재진 10 : 2008.4.2

증상 : 다리시림, 떨림, 통증 등이 피로 시 약간만 있다 함.
처방 : 헤파드 2

☞ 치료 종결 예정

▶▶▶ 재진 11 : 2008. 5. 7

증상 : 증상은 거의 없음.

☞ 치료 종결함

▶▶▶ 6개월에 한 번씩 내원 및 진찰 후 헤파드 복용 요망

처방 : 태양인 사상유형별 헤파드

▶▶▶ 치료 종결 후 관리 재진 1 : 2008. 11. 7(치료 종결 후 6개월)

증상 : 떨림(진전), 굳어짐(경직), 통증은 없다 함. 다만 피로하거나 스트레스 받을 경우 왼쪽 다리 시린 증상(자율신경 장애)이 약간 나타남. 전체적으로 상태가 양호함.

처방 : 태양인 사상 유형별 헤파드, 5정(正)요법 지속적 실시 요망.

▶▶▶ 치료 종결 후 관리 재진 2 : 2009. 5. 7(치료 종결 후 12개월)
증상 : 피로 시 경직 증상 약간 발현.
기타 증상 없음.
처방 : 헤파드 1-1, 5정(正)요법 지속적 실시 요망.

2. 정○○님 치료 과정 내용

▶▶▶ 초진 : 2007. 10. 6
증상 : 무력감. 서동증. 수면 시 근육 경직 현상. 혀 당김 현상. 수면 장애. 약효 소실 현상 수개월 전부터 발생.
타원 진단 : 2004년 6월 ○○대학병원 파킨슨병 진단 후 양약 복용 중.
본원 진단 : 파킨슨병 2기
처방 : 태양인 사상유형별 헤파드

▶▶▶ 재진 1 : 2007. 10. 27
증상 : 혀 당김 증상 호전됨. 경직이 약간 호전됨. 기타는 별 호전 없음. 약효 소실 현상이 호전됨.
처방 : 헤파드 1

▶▶▶ 재진 2 : 2007. 11. 24
증상 : 목 경직 현상이 호전됨. 기타는 별 호전 없음.
처방 : 헤파드 1

▶▶▶ 재진 3 : 2007. 12. 15

    증상 : 전과 동일

    처방 : 오전 - 태양인 사상유형별 헤파드/오후 - 헤파드 1

▶▶▶ 재진 4 : 2007. 1. 16

    증상 : 혀 당김 호전. 피로도가 개선됨. 경직이 개선됨.

    처방 : 태양인 사상유형별 헤파드

▶▶▶ 재진 5 : 2008. 2. 23

    증상 : 동일

    처방 : 태양인 사상유형별 헤파드

▶▶▶ 재진 6 : 2008. 3. 15

    증상 : 목이 뻐근함. 엉덩이가 아프다 함. 왼쪽 어깨 당김.

    처방 : 헤파드 3

▶▶▶ 재진 7 : 2008. 4. 26

    증상 : 양약 복용 횟수를 4회에서 3회로 줄임. 약효 소실 현상이 호전됨. 진통제 중단함. 현재는 수면 장애가 가장 불편한 사항임.

    처방 : 헤파드 3

▶▶▶ 재진 8 : 2008. 5. 31

    증상 : 거의 대부분 증상이 소멸 내지 호전됨.
           왼쪽 어깨 통증 완화로 불면증 또한 호전됨. 전체적으로 거의 모든 증상이 호전됨.

    처방 : 아침, 저녁 - 헤파드 3 / 점심 - 태양인 사상 유형별 헤파드

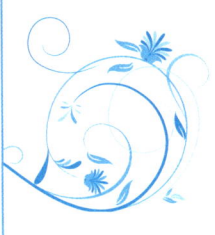

02
치료 사례 2
- 환자 유형별 사례

■
■
■

1. 파킨슨병 태음인 치료 사례

환자	장○○ <70세(여)> / 주소 : 여수시
진단명	파킨슨병 1기
주증	전신 시림(자율신경 장애), 머리 흔들림(진전), 무력 증상
본원 초진	2007년 3월 26일
본원 진단	파킨슨병 / 간수열리열병(肝受熱裏熱病)
체질	태음인
한약	헤파드 1일 2회 복용
비고	머리 흔들림, 다리 시림 증상, 무력감 등 완화 / 5정요법 시행

2. 파킨슨병 중증도 3기 치료 사례

환자	김○○ <75세 (여)> / 주소 : 부산시
진단명	파킨슨병
주증	손발 떨림(진전), 보행 장애, 심한 변비
본원 초진	2007년 8월 20일
본원 진단	파킨슨병 3기 / 내촉소장병(內觸小腸病)
체질	태양인
한약	헤파드 1일 3회 복용
비고	현재 본원 치료 중. 손발 떨림 증상과 변비증상 호전 / 현재 양약 복용 하지 않음

3. 파킨슨병 중증도 2기 치료 사례

환자	김○○ <59세(여)> / 주소 : 순천시
진단명	파킨슨병
주증	떨림(진전), 아랫배 차가움, 어지럼증(자율신경장애)
본원 초진	2007년 5월 08일
본원 진단	파킨슨병 2기 / 간수열리열병(肝受熱裏熱病)
체질	태음인
한약	헤파드 1일 2회 복용
비고	떨림, 아랫배 차가움, 어지럼증 호전

4. 파킨슨병 장년 발병 치료 사례

환자	조○○ <43세(여)> / 주소 : 순천시
진단명	파킨슨병
주증	복부·가슴 안쪽 떨림 증상(내부진전), 오른쪽 턱 부분 통증, 목의 통증 및 굳어짐(경직), 떨림(진전)
본원 초진	2007년 8월 29일
본원 진단	파킨슨병 1기 / 내촉소장병(內觸小腸病)
체질	태양인
한약	헤파드 1일 3회 복용
비고	현재 본원 치료 중. 떨림 증상 및 시림 증상 사라짐, 뒷목 통증 완화 물건잡기가 편해짐, 일상생활 가능해짐, 직장생활 복귀 현재 양약 복용 중단, 본원의 5정요법 시행 중

5. 파킨슨병 부속 치료 사례

환자	이○○ <72세(여)> / 주소 : 순천시
진단명	파킨슨병
주증	오른쪽 다리 끌림과 떨림 증상(진전, 보행 장애), 동작 느려짐(운동 완서) 부분적인 자한증(자율신경 장애), 전신 무력 증상, 오른쪽 후두통 증상(경직)
본원 초진	2007년 4월 09일
본원 진단	파킨슨병 2.5기 / 간수열리열병(肝受熱裏熱病)
체질	태음인
한약	헤파드 1일 2회 복용
비고	현재도 치료 중. 자한 증상 후 무력감, 후두통 증상 완화, 운동성 증상 완화 헤파드 복용, 정음요법 시행

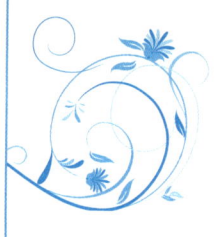

03 치료 사례 3
– 영진한의원 치료 과정 점검표 참고 사례

여기에 소개된 사례들은 환우분들이 1개월에 한 번씩 내원하여 호전된 증상을 직접 작성한 것이다.

> **1. 〈이○○, 43세, 의정부, ○○병원, 영동○○○○〉**
>
> 처음부터 양약을 복용하지 않고 내원했던 40대 환우로 내원 당시 파킨슨병 2.5기 상태였으며 현재 1년 전 상태에 비해 약간 호전된 상황이다.
>
> - 약간 몸이 부드러워지고, 대변을 잘보고, 발가락에 힘이 생김
> - 약간의 유연성
> - 아침에 몸이 부드러움
> - 나빠지지 않음

2. 〈이○○, 49세, 서울, ○○병원〉

파킨슨 증후군으로 내원한 40대 후반 환우로 양약을 복용하지 않고 있으며 1년 전과 비슷한 상황으로 현직을 유지하고 있다. 다만 파킨슨 증후군은 파킨슨병보다 진행이 3~5배 빠르며 자율신경 증상의 진행이 특징적이나, 다행히 자율신경 증상 중 연하 장애, 균형 장애, 변비, 어지러움 등은 나타나지 않고 있다.

3. 〈이○○, 50세, 부산, ○○○병원〉

파킨슨병으로 양약을 1일 3회 이상 복용하면서 한약과 병행 치료를 꾸준히 하였으나, 사업상 가끔 한 번씩 헤파드 복용을 중단한 적이 있다. 현재는 처음보다 다소 호전되면서 진행은 멈춘 상태이지만 사업적인 스트레스로 인해 증상의 변화가 있는 편이다.

- 예, 약간 호전
- 호전되는 느낌, 떨림 현상이 감소됨, 다리 끌림 현상이 호전.
- 피로감은 비슷함, 우울감이 좋아짐.
- 전체적으로 대부분 좋아짐, 떨림은 거의 없으며 수면 시 이상운동 증 소멸.
- 왼쪽 목 경직감이 호전, 다만, 추위를 그대로 느낌.
  -> 치료 과정 점검 통화 내용

4. 〈천○○, 56세, 순천, ○○○○병원〉

파킨슨병 1기로 2년 전 진단 후 미라펙스(Mirapex)만 복용하다 본원 치료 시작 후 양약을 중단한 상태이며, 배달업을 정상적으로 할 수 있는 상태를 유지하면서 점점 호전되고 있는 상황이다.

- 피로 덜함
- 양손 무력증이 조금 호전됨.
- 어깨 통증 없음.
- 피로 덜함, 어깨 통증이 없어짐.
- 어깨 통증 없음, 무력감 호전

5. 〈이○○, 52세, 부산, ○○병원, ○○병원〉

파킨슨병 1.5기로 내원하였다. 파킨슨병 진단 후 양약을 복용하였으나, 여러 부작용과 처방약의 강도가 올라가는 것을 보고 불안하고 스트레스를 받았으며, 양약 복용을 중단한 상태로 내원하였다. 최초 3개월 전후는, 본인과 가족들이 많이 좋아지는 반응을 보시고 희망이 가득하였다. 그런데 어떤 연유인지 그 후부터는 조금씩 진행되었다. 그러나 양약의 부작용 때문에 양방 치료는 거부하는 편이어서, 현재까지 영진한의원에서 치료를 계속하고 있다. 치료 도중 헤파드의 효과에 의구심을 가져 잠시 중단을 권유하게 되었으나, 실제 중단 후 증상이 너무 심하여 다시 복용을 계속하고 있다.

본원 진료팀의 의견으로는 진행되는 속도가 너무 빠르기 때문에 조금씩 진행이 되는 것이라 판단하였으며, 진행을 더 느리게 하는 신경보호효과 발현을 위하여 최근에는 헤파드의 처방을 1일 4회로 늘렸으며 이후 상태를 지켜보기로 하였다.

본인과 가족의 굳은 의지는 우리 진료팀의 마음을 울린다. 아마 진행은 서서히 되고 있지만, 반드시 이 분만은 꼭 치료되리라 생각한다.

- 멍 하던 머리가 맑아진 느낌이 있으나 안 좋은 날은 다시 원위치됨
- (한쪽으로) 처졌던 오른쪽 어깨가 어느 정도 올라갔으며, 수면 중 혓바닥이 따가운 현상이 호전, 목에 무언가 걸린 느낌이 조금 좋아졌음.
- 피로감이 심함

6. 〈이○○, 41세, 울산, ○○병원〉

파킨슨병 1.5기 상태로 내원하였으며 양약을 하루 3회 복용하고 있었다. 나이가 비교적 젊기 때문에 부인의 간곡한 정성과 본인의 투병 의지를 안은 채 치료를 시작하였다. 치료 시작 2개월 후 양약을 2회로 줄였으며, 9개월 후부터 양약을 1회로 줄일 수 있었다. 현재도 정성을 다하는 마음으로 환우 본인, 보호자, 우리 진료팀이 혼신의 노력을 기울이고 있다. 좋은 결과가 기대된다.

- 걷기 상태가 약간 호전
- 걷기가 호전
- 걷기가 호전

7. 〈이○○, 52세, 수원, ○○병원〉

파킨슨병 1기로 내원하였고, 심한 정신적 갈등이 발병 동기였다. 양약은 하루 4회 정도 복용 중이었다. 치료 2개월 후 양약을 4회에서 3회로 줄였다. 계속 치료 후 증상이 더 호전되어서 양약을 2회로 줄였다. 치료를 시작한 지 1년여가 지나고 있으며, 파킨슨병 증상과 더불어 불면증, 왼손의 무력감, 운동성 동요에 의한 몸의 흔들림 증상이 호전되었다. 남편과 더불어 지극한 정성으로 치료에 임하고 있다.

- 안면 근육 경직, 무표정이 없어짐
- 불면증, 좌수 무력, 흔들림이 좋아짐
    -> 치료 과정 점검 통화 내용

04
치료 사례 4
– 내원 환자 중 표본 7명의 통계 사례

1. 연령별, 성별 비율

평균연령	평균 치료기간	남성	여성	계
49세	12.28개월	6	1	7

2. 리스트

	성명	성별	나이	진단명	유병 기간	도파민제 1일 복용 횟수	치료 기간	결과	비고
1	이○ㅈ	♂	43세	파킨슨병 2~3기	3년	·	1년 3개월	진행 멈춤/ 호전	
2	이○ㅅ	♀	49세	파킨슨 증후군	1년 7개월	·	11개월	진행 멈춤	
3	이○ㅆ	♂	50세	파킨슨병	3년 1개월	3회	1년 1개월	진행 멈춤/ 호전	

	성명	성별	나이	진단명	유병 기간	도파민제 1일 복용 횟수	치료 기간	결과	비고
4	천○ㅎ	♂	56세	파킨슨병 1기	1년 8개월	·	8개월	진행 멈춤/ 호전	
5	이○ㅊ	♂	52세	파킨슨병 1~2기	1년 8개월	·	1년 4개월	악화	
6	이○ㅎ	♂	41세	파킨슨병 1~2기	1년 7개월	3회	10개월	진행 멈춤	양약을 1~2 회로 줄임
7	이○ㅈ	♀	52세	파킨슨병 1기	3년 1개월	4회	1년 1개월	진행 멈춤/ 호전	양약을 2회 로 줄임

3. 치료 결과

현상유지(신경보호)	호전(신경보호 및 치료 종결 예측 가능)	악화	계
2	4	1	7(명)
÷ 28.5	÷ 57.1	÷ 14.2	100(%)

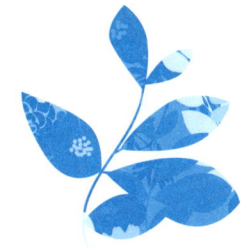

파킨슨병 치료 사례

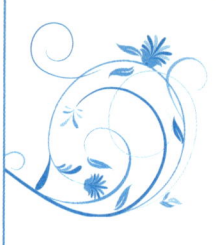

05
치료사례 5
– 노년 발병 환우 치료 사례

- 성명 : 최○○
- 연령 : 73세
- 성별 : 여
- 주소 : 인천시
- 진단 병원 : ○○대학교 일산 ○병원, ○○의료원
- 도파민 제제 복용 횟수 : 마도파(Madopa) 2.50 TA(1일 3회)
- 본원 초진 : 2008. 10
- 헤파드복용 기간 : 2008. 10~2009. 5 현재 약 7개월
- 치료 형태 : 한방, 양방 겸치
- R/O : 1) 파킨슨병 3기   2) 파킨슨 증후군

▶▶▶ 초진 : 2008. 10

위 환우는 70대의 비교적 고령의 연령에도 불구하고 원거리에서 본원에 내원하였으며 아래의 증상과 함께 도파민 제제의 운동성 변동(motor fluctuations) 때문에 불편함을 호소하였다.

1) 좌수, 좌족, 우수의 진전
2) 서동
3) 무력감
4) 두통 및 현훈
5) 종종걸음으로 인한 약한 보행 장애
6) 좌족의 자율신경 장애로 인한 냉감
7) 도파민 제제에 의한 운동성 변동 - 증상의 변동성 폭이 심함.
8) 약간의 변비

ADL(Activity of Daily Living) 지수는 60 정도였으며, 혼 & 야 단계 (Hoehn&Yahr Stage) 중증도는 3기였다.

▶▶ 재진 1 : 2008. 11

헤파드 30일분 복용 후 내원하였으며, 좌수의 진전, 무력감, 두통, 현훈이 호전되었으며 생활하는 것이 편해졌다.

▶▶ 재진 2 : 2008. 12

생활시 무력감, 피로감, 두통, 현훈 등이 호전되었다.
도파민 제제를 3회에서 2회로 줄였다.

▶▶ 재진 3 : 2009. 1

최근 들어 전신이 춥고, 떨리며, 굳어짐이 나타나며 무력감, 현훈은 호전되었다.

▶▶ 재진 4 : 2009. 2

손의 진전 현상과 현훈, 변비 등이 호전되었다.

▸▸▸ 재진 5 : 2009.3

    동결 현상, 피로감 등이 호전되었다.

▸▸▸ 재진 6 : 2009. 4

    진전, 보행 장애, 무력감, 현훈, 동결 현상 등이 호전되었다.

▸▸▸ 재진 7 : 2009.5

    진전은 없는 편이며 계단을 오르내릴 수 있으며, 현훈, 무력감이 호전되었으며, 전반적으로 활동함이 편해졌다.
    약효 소실 현상, 동결 현상, 우울감, 피로감이 호전되어 복용 중인 양약을 최초 1일 3회에서 1회로 줄였다.

▸▸▸ 재진 8 : 2009.6

    걸음걸이가 좋아졌으며, 현훈과 무력감 등이 호전되었다.
    증상의 변동이 심했었는데 그 역시 호전되어 복용 중인 양약을 1일 3회에서 0~1회로 줄였다.

    파킨슨병 환우들의 경우 복용 중인 도파민 제제의 복용 횟수나 용량이 늘어나는 것이 일반적이다. 또한 진행은 되면서 이상운동증, 약효 소실 현상, 환각, 환청 등의 부작용들이 나타나게 된다. 그러나 위 환우분은 헤파드 복용 후 진행의 멈춤과 더불어 여러 가지 증상들이 호전되었다. 또한 도파민 제제의 복용 횟수를 1일 3회에서 0~1회로 줄일 수 있었다. 이것은 헤파드의 신경보호 효과를 입증해 주는 결과라고 할 수 있겠다. 차후 본원에 6개월에 한 번씩만 내원하면서 현 상태를 유지하게 될 경우 치료 종결이 가능하리라 예측된다.

06
치료 사례 6
– 조기 발병 환우 치료 사례

-
-
-

> 성명 : 이○○
> 연령 : 42세
> 주소 : 경기도 ○○○
> 진단 병원, 진단명, 진단 연도 : ○○병원/영동○○○○병원, 파킨슨병, 2004년
> 도파민제 복용횟수 : 미복용
> 본원 초진 : 2008. 1
> 헤파드 복용 기간 : 2008. 1~2009. 6 현재 약 1년 6개월
> 치료 형태 : 한방 단독 치료
> R/O : 파킨슨병 2.5기

　한국인의 파킨슨병 발병 평균 연령은 64.1세이다. 유럽이나 북미 지역은 이보다 낮은 60세 전후이며 유병률 또한 동양에 비해 높은 편으로 보고되고 있다. 60세 이상의 경우 파킨슨병을 비롯한 각종 퇴행성 질환에 대한 관심이 많기 때문에 조기에 진단이 되는 경우가 많다. 그러나 40세 이전에 발병하는 조기 발병 파킨슨병의 경우 임상에서 조기에 진단되지

않을 수 있으며 치료 시기를 놓치는 경우가 많다.

특히 조기 발병 파킨슨병 환우들은 조기에 치료 시 노년 발병 환우들에 비해 치료 효과가 좋은 편이었다. 본원에 내원한 파킨슨병 환우 중 나이가 가장 어린 경우는 15세의 중학생이었다. 가족력이 있거나 파킨슨병의 3대 증상 중 2가지 이상의 증상이 있는 경우 전문가에 의한 조기 진단과 치료가 요구된다.

위 환우는 39세에 파킨슨병 진단을 받았다. 그러나 도파민 제제는 1주일만 복용하고 중단하였다. 도파민 제제의 특성상 8~10년 복용 시 일반적으로 이상운동증, 약효소실 현상이 나타나게 되어 한계점에 도달하게 되는데 그 시점이 위 환우는 47세~49세의 한창 나이가 되기 때문이었다. 진단 후 3년 동안 거의 치료를 하지 않았으며 본원에 내원 시 파킨슨병 2.5기의 상태로 진행이 되고 있는 상태였다.

환자 본인과 가족들의 지극한 치료, 본원의 5정요법이 1년 6개월 지속된 결과 진행의 멈춤, 양손 진전 증상의 소멸, 보행 장애 호전 등이 나타나게 되었다.

다음은 위 환우분이 직접 작성한 치료 과정 점검표에 의한 기록이다.

▶▶▶ 점검표 1 : 2008. 5
- 몸이 약간 부드러워지고 대변을 잘 봄.
- 발가락에 힘이 약간 생김.

▶▶▶ 점검표 2 : 2008. 7
- 미미하게 몸이 부드러워졌으나 보행 시 여전히 불편.

▶▶▶ 점검표 3 : 2008. 11
- 약간의 유연성이 나타남.

▶▶▶ 점검표 4 : 2008. 12
- 아침에는 몸이 부드러우나 저녁에는 좀 피곤함.

▶▶▶ 점검표 5 : 2009. 1
- 아침에는 몸이 부드러움.

▶▶▶ 점검표 6 : 2009. 2
- 나빠지지 않음.

▶▶▶ 점검표 7 : 2009. 4
- 진행은 없음.
- 떨림이 호전.
- (다리) 끌림 호전.
- 현훈 호전.

▶▶▶ 점검표 8 : 2009. 6
- 진행은 멈춤.
- 잠을 잘 잠.
- 현훈 약간.
- 경직, 서동이 있음.
- 양손 떨림이 없음.

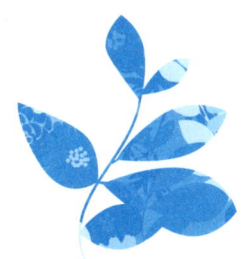

07 환우들에게 용기를 주는 사례

CASE 1.

소양인 30대 초반 여성의 파킨슨병 치료 과정 사례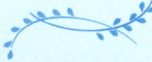

서울에 거주하시는 33세 여성 김○○님은 2004년 양쪽 발가락이 갈고리 모양으로 경직되면서 걷기가 힘들어지고, 행동이 느려지는 등의 증상이 나타나 영동 ○○병원에서 진찰 후 파킨슨병으로 진단을 받았다.

그리고 진단과 함께 처방받은 양약(스타레보 1T / 3회, 미라펙스 1T / 3회)을 복용하기 시작하였다.

약효가 있을 때는 증상이 일시적으로 나타나지 않아 불편함을 느끼지 못했으나, 시간이 흐를수록 약효가 지속되는 시간은 짧아졌다.

당시 호텔에서 일하던 김○○님은 직장 내에서 자신의 질병이 노출되지 않도록 하기 위해 양약 복용 횟수를 3회에서 4회로 늘려서 복용하였다. 복용 횟수를 늘렸는데도 증상은 점점 악화되어 갔고 약효 지속 시간은 점점 짧아져 갔다.

2009년 2월 본원에 내원 당시 양약은 스타레보 1T / 4회, 미라펙스 1T / 4회 복용하고 있었다. 하지만 약효는 4시간 정도만 지속되는 정도였으며, 약효 소실 현상이 자주 나타나고, 발가락이 갈고리 모양으로 경직되고, 걸을 때 뒤뚱거리거나 걷기가 힘들며, 뒷걸음질 쳐지고, 침대에 누워 있을 때 부자연스럽고 불편한 자세와 행동이 전체적으로 느려지는 등의 증상을 호소하였다.

본원에서 처방한 헤파드(파킨슨병 치유 한약)를 1년 2개월 동안 복용한 결과, 양약의 복용 횟수를 1일 4회에서 2회로 줄였고, 가장 불편을 느끼던 약효 소실 현상 또한 없어져, 약효가 없을 때도 증상은 나타나지 않게 되었다.

김○○님을 치료 중인 영동 ○○병원에서도 2010년 4월 진료 시 복용 중인 양약(스타레보)의 용량을 (기존 1T → 0.5T로) 줄여서 복용할 것을 권고하였다.

진행이 되는 파킨슨병의 특성상 환자분이 복용하는 양약의 용량이나 횟수를 줄이기는 어려우며, 이는 헤파드 복용 후 증상의 호전에 따른 결과로 보인다.

김○○님께서도 헤파드 복용과 함께 5정요법을 생활화하며, 치료 종결이라는 희망을 안기 위해 꾸준히 치료받고 있다.

다음은 김○○님이 본원에 내원 시마다 직접 작성해 주신 치료 과정 점검표의 기록을 옮긴 것이다.

>>> 점검표 1 : 2009. 3.
- 약을 먹었을 때 효과가 좀 빨리 오는 것 같음.
- 약 효과가 길어진 듯.
- 약 먹었을 때 걷는 데 불편함이 없음.
- 약 먹기 전에 활동하는 게 좀 나은 듯.

>>> 점검표 2 : 2009. 4.
- 양약 복용 시 효과가 빠르며 1시간 정도 약효가 늘어남.

>>> 점검표 3 : 2009. 5.
- 약효 소실 현상 없어짐.
- 약 먹기 전에 발가락 꼼지락 하는 게 없어짐.
- 약효 지속 시간이 1시간 정도 길어짐.
- 아침에 양약을 30분 정도 늦게 먹으면 하루에 양약을 1번 덜 먹은 적이 있음.
- 규칙적이지는 않지만 가끔 양약을 줄여서 먹음.

>>> 점검표 4 : 2009. 6.
- 약효 지속 시간이 늘어난 것 같음(양약을 3회에서 2회로 줄임).
- 취침 시 침대에서 부자연스럽게 누워 있는 증상이 거의 없어짐.
- 다리의 경련(쥐가 남)이 거의 없어짐.
- 호전되었다는 생각에 기분 좋아짐.

>>> 점검표 5 : 2009. 8.
- 약효 소실 현상이 많이 호전됨.
- 약을 먹어도 걸을 때 약간 절뚝거리는 현상이 호전됨.
- 생활 패턴의 변화로 인해 피로감이 있음.

>>> 점검표 6 : 2009. 9.
- 약효 소실 현상이 많이 양호(양약을 하루에 4번 이상 먹어야 했는데 현재 2번으로 줄어듦).
- 약을 먹어도 약간 절뚝거리던 현상이 없어짐.
- 발가락 꼬이는 현상이 줄어듦.
- 약효 지속 시간이 늘어남.

- 약효 없을 시 침대에 누워 있는 것이 불편했던 적이 있었는데 현재 그런 현상이 없음.
- 직장에서 일이 늘어남으로써 피로감이 많은 날이 있음.

>>> 점검표 7 : 2009. 10.
- 약효 지속 시간이 길어졌음.
- 양약 복용 횟수를 3~4회에서 2회로 줄임.
- 약을 먹었을 때 걸음걸이가 절뚝거렸는데 그 현상이 없어짐.

>>> 점검표 8 : 2009. 11.
- 약효 지속 시간이 증가.
- 양약을 2회로 줄여서 복용.
- 침대에서 자세가 바로 교정됨(취침 전 불편했던 것이 사라짐).

>>> 점검표 9 : 2010. 1.
- 양약 복용 횟수가 감소(3~4회 → 2회/일).
- 침실에서 (공중에 떠 있는 것 같은) 느낌이 좋아짐.

>>> 점검표 10 : 2010. 2.
- 다리 경련 없어짐.
- 약을 먹었을 때 약간 절뚝거림이 없음.

>>> 점검표 11 : 2010. 4.
- 평상시 걸을 때 뒤뚱거리지 않음.
- 침대 위에서 자세(뒤척이는)가 편해짐.
- 약효 지속 시간이 늘어남(양약).
- 단, 아침잠이 많아짐.

>>> 점검표 12 : 2010. 5.
- 새벽에 잠에서 자주 깨는데, 그때마다 (불과 한 달 전만 해도 1시간 후) 혼자서 활동하기가 힘들어졌는데 요즘은 2~4시간 정도는 괜찮을 때가 많음.
- 약효 소실 현상이 없음.
- 걸음걸이가 뒤뚱거리지 않음.
- 약효가 없을 때 침대에 누워 있어도 이상운동 증상(경직)이 없음.

CASE 2.

파킨슨병 치료 종결 후 2년(6개월마다 관리 재진 사항)
- 태양인 40대 중반 여성

순천에 거주하시는 46세 여성 조○○님은 2007년 8월 본원에 내원 당시 머리 떨림, 내부진전, 왼쪽 다리시림, 오른쪽 목·어깨 경직 및 통증, 물건을 잡지 못할 정도의 왼쪽 손 무력감등의 증상을 호소하였다.

순천○○병원에서 처방받은 약을 2주간 복용했으나 언어장애와 얼굴이 더 떨리는 증상이 나타나서 양약 복용을 중단한 상태였다.

2007년 8월부터 2008년 5월까지 약 9개월 동안 헤파드(파킨슨병 치유 한약) 복용과 함께 꾸준히 5정요법을 실천한 결과 거의 대부분 증상이 호전되면서 생리 전에 나타나는 미세한 내부 진전, 왼쪽 발 약간의 감각 이상만 있을 뿐이어서 2008년 5월 치료 종결을 하게 되었다.

치료 종결 이후에는 지금까지 6개월마다 한 번씩 내원하셔서 관리 재진을 받고 있다.

치료 종결 후 5번째(2010년 5월) 내원하였을 때는 어떠한 증상도 나타나지 않는 상태였으며 본인이 파킨슨병 환우였다는 것마저 잊어버리신 채 건강하게 생활하고 있었다.

CASE 3.

소음인 50대 초반 여성의 파병 치료 과정 사례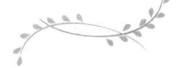

울산에 거주하시는 54세 여성 김○○님은 2008년 11월쯤 충격적인 일을 겪은 뒤 뒷목 당김과 (몸 안에서 떨리는 느낌인) 내부 진전이 있었고 2009년 5월 서울 ○○병원 신경과에서 파킨슨병 초기라는 진단을 받았다.

진단 후 처방받은 양약(시네메트 씨알정 1T / 3회, 리큅피디정 2mg 1T / 1회)을 복용하였다.

2009년 9월 본원에 내원 당시 뒷목 당김과 두통, 몸 전체의 동통, 오른쪽 손 떨림, 내부 진전의 증상 이외에 중심성 망막증과 우울장애가 있었고, 심리적인 이유로 미각과 후각을 거의 느끼지 못하는 상태였으며, 양약은 1일 3회 복용 중이었다.

헤파드(파킨슨병 치유 한약)를 5개월 복용하면서 2010년 2월부터는 시네메트 씨알정 1T / 3회 → 0회로 줄여 복용하지 않게 되었다.

2010년 5월 헤파드 8개월 복용 후, 양약을 복용하지 않았는데도 오히려 떨림이나 경직되는 증상, 두통은 호전되는 반응을 보였다.

김○○님께서 심리적으로 안정을 되찾으신다면 위의 호전 반응 이외에도 미각과 후각 기능 또한 회복될 것으로 기대하고 있다.

다음은 김○○님이 본원에 내원 시마다 직접 작성해 주신 치료 과정 점검표의 기록을 옮긴 것이다.

>>> 점검표 1 : 2009. 10.

- 기분이 좀 좋아진 것 같음.
- 떨리는 증상이 완화된 것 같음.
- 잠이 좀 잘 오고 꿈을 덜 꾸는 것 같음.
- 뒷목 부분이 당기고 통증이 있고 행동하기에 불편함.

>>> 점검표 2 : 2009. 11.
- 떨림 증세 완화.
- 마비증세 완화(등, 목).
- 우울감이 심해짐.

>>> 점검표 3 : 2009. 12.
- 떨림 증상 완화.
- 오른쪽 마비증세가 양 날개 쪽으로 옴.
- 양쪽 귀 부분부터 옆구리 쪽으로 당김.
- 양약 복용횟수를 줄임.

>>> 점검표 4 : 2010. 1.
- 떨림 증상과 마비증세 완화.
- 우울증과 원망하는 증상이 덜함.

>>> 점검표 5 : 2010. 2.
- 떨림이 완화.
- 마비증상 완화.
- 항상 긴장하고 있는 편이고 기분의 기복이 심함.
- 양약 복용횟수를 줄임.

>>> 점검표 6 : 2010. 4.
- 정신이 맑아짐.
- 떨림이 좋아짐.
- 양약을 복용하고 있지 않음.

>>> 점검표 7 : 2010. 5.
- 떨림의 완화.
- 두통 완화.
- 피로감과 우울증 완화.
- 양약을 복용하고 있지 않음.

CASE 4.

태양인 60대 후반 여성의 파킨슨병 치료 과정 사례

부산에 거주하시는 69세 여성 박○○님은 2009년 7월 며느리와의 갈등이 있은 후, 오른쪽 다리 떨림과 무기력 증상이 나타나 부산 ○○병원 신경과에서 검사한 결과 파킨슨병이라는 진단을 받았다.

그 후 처방받은 양약(환인벤즈트로핀정 1mg 0.5T / 3회, 리큅정 0.25mg 2T / 3회)을 복용하였다.

자녀분들이 어머니가 앓고 계시는 파킨슨병의 치료에 대해 알아보시다가 한방 치료를 희망하셔서 본원에 내원하게 되었다.

2009년 8월 본원에 내원 당시 어깨와 등의 통증, 오른쪽 다리·왼쪽 팔 떨림과 무력감, 발에 쥐나는 증상 등이 있었으며, 파킨슨병을 앓기 전부터 있던 양손 저림 증상이 계속되고 있었다. 양약은 1일 3회 복용 중이있다.

초기에는 복용 중인 양약을 (1일 3회) 그대로 유지하면서 점차적으로 양약의 복용횟수를 줄여가며 치료하였고, 2010년 4월부터는 양약을 끊고 헤파드만 복용할 수 있게 되었다. 그런데 불안한 마음에 양약을 1회 복용해 봤으나 오히려 속이 울렁거리는 느낌 때문에 더 이상 복용하지 않게 되었다.

헤파드 복용 9개월 후인 2010년 5월 진행은 멈춘 상태이며, 양약을 복용하지 않는데도 어깨와 등의 통증은 약해졌고, 양손 저림과 오른쪽 다리 떨림이 크게 호전되었다.

박○○님의 경우 앞으로 증상의 호전 정도에 따라 치료 종결이 이루어지리라 보이며, 치료 종결 이후에는 3개월에 한 번씩만 내원하여 헤파드를 1개월분씩 복용하시면서 증상의 점검과 관리가 이루어지게 된다.

다음은 박○○님이 본원에 내원 시마다 직접 작성해 주신 치료 과정 점검표의 기록을 옮긴 것이다.

>>> 점검표 1 : 2009. 9.
- 한약 복용 후 속 울렁증이 있음

>>> 점검표 2 : 2009. 10.
- 발 떨림 좋아짐
- 손 저림 좋아짐
- 양약 복용횟수 줄임(3회 → 2회)
- 약효 소실현상(하루 중에 약의 효과가 있는 때와 없는 때가 반복되는 증상) 감소

>>> 점검표 3 : 2009. 11.
- 손 저림, 발 떨림 줄어듦
- 숙면을 취해 피로감 덜함

>>> 점검표 4 : 2010. 1.
- 처음보다 조금씩 나아짐(발 떨림, 손 저림)
- 식후에 딸꾹질함

>>> 점검표 5 : 2010. 1.
- 발 떨림이 많이 호전됨
- 양약 복용횟수 줄임(2회 → 2~1회)

>>> 점검표 6 : 2010. 3.
- 발 떨림이 좋아졌다.
- 피로감이 있다.
- 양약 복용횟수 줄임(2~1회 → 1회)

>>> 점검표 7 : 2010. 4.

- 발 떨림이 좋아졌다.
- 잠잘 때 어깨, 옆구리 통증이 심함.
- 한번 씩 두통이 있음
- 음식물 목 넘김이 좋아짐
- 양약 복용횟수 줄임(1회 → 0회)

>>> 점검표 8 : 2010. 6.

- 다리 떨림 호전
- 양약을 복용하고 있지 않다.

CASE 5.

60대 태양인 파킨슨병 환우의 치료 종결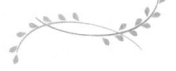

1930년 예일대 의과대학의 해럴드 색스턴 버(Harold Saxton Burr) 교수는 수정되지 않은 도롱뇽 알 주위의 전기장이 성체 도롱뇽의 전기장과 동일한 모습을 가지고 있음을 발견한다.

모든 생명체는 이러한 전기장 형태의 자연치유력을 가지고 있다. 그러나 심신의 과로는 이러한 생명력을 유지하게 하는 자연치유력을 약화시키게 되고 가장 약한 부분의 노화를 촉진시킨다.

특히 중뇌의 흑질 부위가 그러할 때 파킨슨병의 증상이 발현된다. 원인이 이러한 데 점점 부족해 도파민만을 인위적으로 복용한다면 결과가 어떠할 것인가? 자연치유력의 회복이 핵심인데 전혀 다른 부분만 들여다보고 있는 것이다.

서양의학이 유전자 발현과 RNA 합성을 활성화하는 DNA 염기서열을 일으키는 것이 분자라는 것을 밝혀 내기는 했지만, 몸의 전체적인 면에서 이러한 과정을 조정하는 작용에 대해서는 납득할 만한 설명을 하지 못하고 있다. 현재의 과학으로는 초과학적인 자연치유력을, 에너지 장을, 또는 원기의 개념을 설명하지 못하기 때문이다.

자연치유력은 5정요법에 의해 복원력을 갖는다. 60대 후반의 박○○님은 5정요법을 충실히 시행하였다. 2009년 7월 부산의 ○○병원에서 파킨슨병을 진단받은 후 벤조트로핀 1mg, 리큅 0.25mg을 1일 3회 복용하였다. 2009년 8월 29일 본원에서 치료를 시작하면서 10월에는 1일 2회로, 2010년 1월에는 1일 1회로, 2010년 4월부터는 1일 0회로 줄이게 되었다. 그럼에도 손, 발의 진전은 소멸되었다.

양약을 3개월 동안 복용하지 않아도 오히려 이전보다 호전된 상태를 유지하여 더 이상의 진행이 없으며, 관리적인 측면만 필요하다 사료되어 2010년 7월, 치료 시작 후 만 1년 만에 치료 종결을 하게 되었다.

환우 본인의 말씀에 정성과 신념이 어려 있다.
"5정요법은 한 번도 하루도 빠지지 않고 지킵니다. 왜냐하면 이전으로 돌아가기 싫거든요."

그러면 왜 모든 파킨슨병 환우들이 좋아지지 않는가? 너무 많이 진행이 되어 있거나 진행이 빠른 경우에는 복원하는 자연치유력을 억제하기 때문이다.

세계적인 의학의 흐름은 줄기세포 쪽보다는 바이오신약 쪽으로 선회하고 있다. 윤리적인 문제, 창조주의 영역에 해당하는 부분에 접근함으로 야기되는 불확정 문제, 혼돈이론에 의한 불확정성이 줄기세포의 커다란 문제점이기 때문이다. 자연치유력에 대한 다양한 연구가 기대된다.

CASE 6.

태양인 60대 중반 여성의 부분적 치료 종결 사례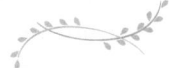

대구에 거주하시는 65세 여성 이○○님은 2009년 3월쯤 오른쪽 손떨림 증상이 있었고, 2009년 9월 대구의 ○○○신경내과에서 파킨슨병 진단을 받았다.

약을 처방받아 2주 동안 복용하였으나 별 변화를 못 느껴 ○○대학병원에서 다시 진료를 받게 되었다. 그곳에서도 파킨슨병 진단이 내려졌고 처방받은 양약을 1일 3회 복용하게 하였다.

2009년 10월 본원에 내원 당시 변비, 입 마름, 서동, 오른쪽 팔 무력·경직·떨림 등의 증상이 있었고 ○○대학병원에서 처방한 양약(프로매트정 1T를 1일/3회)을 복용 중이었다.

그러나 양약에 큰 효과를 느끼지 못하여 1주일 후 중단을 하고 헤파드만을 복용하였다. 그 후 6개월이 지나자 변비와 입 마름 증상이 없어졌고 더 이상 진행은 되지 않으면서 현상유지가 가능하였다.

그래서 헤파드 또한 줄여도 되는 상태로 판단되어 1개월은 복용, 1개월은 복용하지 않게 처방을 하고 경과를 지켜보기로 하였다.

그러던 중 유럽여행을 가셨는데 여행 중에 5정요법의 실천이 이루어지지 않았고 그 여파로 여행 후 목과 어깨의 경직, 통증, 진전이 심하여 ○○대학병원에서 양약(리큅피디정 2mg 1T / 1회)을 처방받아 다시 복용하게 되었다.

한약과 양약의 겸치가 다시 이루어진 지 2주 만에 큰 불편함 없이 일상생활의 유지가 가능해졌고 양약 리큅피디정 2mg 1T/1회 복용도 다시 중단하였다.

현재 부분적으로 치료를 종결한 상태이며, 한약은 1일 2회로 줄여 1개월 동안 복용하고 3개월 후에 내원하여 점검하기로 하였다.

— CASE 7.

태음인 70대 중반 여성의 삶의 질 향상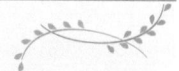

부산에 거주하시는 76세 여성 양○○님은 1999년 수영을 하려다 넘어지면서 처음 증상을 자각하게 되었고 2003년 4월 부산의 ○○병원·××병원에서 파킨슨병 초기라는 진단을 받았다. 가족력으로 당뇨와 고혈압이 있었으며, 환우 어머님께서 생전에 당뇨합병증으로 고통스러워하시던 모습을 보아왔던 터여서 건강에 대한 염려증과 당뇨합병증에 대한 두려움을 갖고 있었다. 그래서 몸에 조금의 문제만 생겨도 수술하는 방향을 택하는 경향이 있었다.

2009년 12월 본원에 내원 당시 자궁 적출술, 치질·괄약근수술, 무릎(인공관절)수술, 백내장수술, 담낭제거술 등으로 심신이 많이 쇠약해진 상태였으며, 혈압약과 기관지 관련 약 등 다량의 양약을 복용하고 있었다.

주요 증상으로는 어지러움, 양쪽 다리 무기력과 시림, 입술 떨림, 왼쪽 어깨 통증 등이 있었으며, 허리에 힘이 없어 똑바로 앉거나 서지 못했고, 워커(보행기)에 의존해서 겨우 보행할 수 있는 정도였다.

양약은 부산 ○○병원에서 처방받은 양약(리큅피디정 2mg 1T / 1회, 마도파정 1T / 3회)을 복용하고 있었다.

양○○님의 경우 혼&야 단계(Hoehn & Yahr Stage, 중증도 분류)가 4.5기 정도로 심한 장애를 보이며 일어서거나 보행이 부축 없이 불가능한 상태였고, 독립적으로 일상적인 생활을 하는 데 어려움이 있었다.

따라서 치료의 목표를 진행의 멈춤과 더불어 일상생활을 함에 있어 불편을 최소화하는 데 중점을 두었다.

5개월 동안 헤파드 복용과 함께 5정요법을 실천한 결과 몸이 조이는 듯한 통증이 사라졌고 혈색과 표정이 좋아졌으며 함께 내원하던 따님과 며느님도 만족스러워하였다.

헤파드 복용 8개월 후인 2010년 8월, 더 악화되는 증상없이 진행은 멈추었고, 그 상태로의 현상 유지가 가능하여 한약의 복용 횟수도 기존의 3회에서 2회로 줄여서 복용할 수 있게 되었다.

파킨슨병으로 인한 증상은 다소 호전되었지만, 파킨슨병을 앓기 전부터 있던 요통과 근육의 퇴행질환으로 인해 힘들어 하였다. 그래서 한약을 1일 2회 복용하되 1회는 파킨슨병 치료 한약 헤파드를, 1회는 요통치료 한약을 처방하였다.

양○○님의 경우 복용 중인 양약은 줄이지 못하였지만, 평소 불편해 하던 요통이 호전되고 (파킨슨병)진행의 멈춤과 몸이 조이는 듯한 통증의 호전으로 전체적으로 삶의 질이 향상되는 결과가 있었다.

CASE 8.

50대 중반 여성의 파킨슨병 치료 과정 사례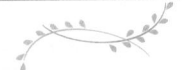

울산에 거주하시는 55세 여성 김○○님은 2008년 11월부터 내부 진전(몸 안에서 떨리는 느낌)과 뒷목이 경직되는 증상이 있었고, 2009년 5월 서울 ○○병원 신경과에서 진료를 받고 파킨슨병 진단을 받았다.

2009년 9월 본원에 첫 내원 당시 서울 ○○병원에서 처방받은 양약(시네메트 씨알정 1T / 3회, 리큅피디정 2mg 1T / 1회)을 복용하고 있었고, 몸 전체의 동통과 뒷목 당김, 두통, 오른쪽 손·다리 떨림, 내부 진전, 약간의 서동(동작의 느려짐), 우울감 등의 증상을 호소하였다.

처음에는 복용 중인 양약(1일 3회)을 그대로 유지하면서 헤파드와 겸치를 하였다.

그 후 증상의 호전과 비례하여 복용 중이던 양약을 2009년 12월에 3회에서 2회로 줄이고, 2010년 1월에는 2회에서 1회로 줄일 수 있었다. 2010년 3월부터는 양약은 끊은 채 헤파드만으로 단독 치료를 하였고 떨림과 뒷목 경직 증상, 두통 등이 호전되었다. 2010년 9월(한방치료 1년), 기존 1일 3회 복용 중이던 한약(헤파드)도 2회로 줄여서 복용하였다.

김○○님은 파킨슨병을 앓기 전부터 매월 생리가 시작되기 전에는 구역감과 심한 두통으로 일상생활에 큰 불편을 느끼며 지내고 있었다. 물론 그동안 여러 의료기관에서 치료를 받아 보았지만 호전되지 않아 평생 안고 가야 할 병으로 체념하고 살아오고 있었다. 파킨슨병의 증상이 어느 정도 호전되어 한약의 복용 횟수도 2회로 줄어들자 당시 오히려 더 불편함을 느끼던 생리통의 치료약을 처방받고자 하였다.

2010년 11월(한방 치료 1년 2개월), 복용 중인 헤파드를 1일 2회에서 1회로 줄였고, 생리통 치료약을 1회 복용하도록 처방하였다.

또한 파킨슨(난치병) 치료 5정(正)요법 중 정혈요법(흡선치유요법)을 일주일에 2번 시행하시도록 하였다. 시술해 주는 사람의 정성과 사랑이 요구되는 정혈요법(흡선치유요법)을 배우자의 도움을 받아 시행하도록 하였다.

평소 남편에 대한 불신과 원망의 마음을 가지고 계셨던 김○○님도 남편분의 정성스런 실천에 조금씩 마음의 문을 열게 되어 파킨슨병의 치유와 더불어 가정의 사랑과 신뢰까지 얻게 되었다.

본원의 치료를 받은 지 1년 4개월, 복용 중인 양약을 끊고, 헤파드를 1일 1회만 복용하지만 두통과 떨림, 경직 등의 증상이 호전되었다. 심리적인 충격으로 인해 처음 증상이 발현했던 것만큼 마음의 문을 열어 상대를 포용하면 더 나은 치유 작용이 일어난다는 것을 확인하였다.

— CASE 9.

태음인 40대 중반 남성의 파킨슨병 치료 과정 사례

고양에 거주하시는 48세 남성 윤○○님은 2007년부터 오른쪽 팔에 힘이 없고 손 떨림 증상이 있었다. 시간이 흐르면서 불편한 증상은 심해졌고 2009년 12월 서울 ○○병원에서 파킨슨병으로 진단을 받게 되었다.

진단 후 처방받은 양약은 피케이멜즈정 100mg 0.5T / 1회, 유멕스정 5mg 0.5T / 1회, 리큅피디정 2mg 1T / 1회, 리큅피디정 4mg 1T / 1회 등이었다.

2010년 5월, 본원 첫 내원 당시 오른쪽 팔의 무력감과 떨림, (긴장 시)온몸 떨림, (보행 시)목·어깨·옆구리 경직 및 통증, 오른쪽 다리 끌림 등의 증상이 있었고, 목과 허리의 디스크 증상으로 한약과 파킨슨병으로 처방받은 양약을 복용하고 있었다.

윤○○님은 그동안 다른 여러 의료기관에서도 치료를 하였지만 자꾸 진행이 되어 별 효과를 거두지 못하여 본원에서 치료 받는 것을 원치 않았으나 배우자분의 설득으로 치료를 시작하게 되었다.

본원의 헤파드를 통한 치료가 시작되면서 디스크로 인해 복용 중이던 한약은 중단하였고 양약은(항파킨슨제) 1일 1회 복용을 유지하였다.

윤○○님의 경우 헤파드 복용 초기부터 어깨 경직과 오른쪽 팔 무력감이 호전을 보였고, 허리통증으로 인해서 보행 시 무겁게 느껴지던 오른쪽 다리가 가벼워지는 호전 반응이 있었다.

휴무인 주말을 이용해 양약을 복용하지 않으면서 점차 줄여가다가 2010년 7월에는 양약을 끊을 수 있었다.

2010년 10월부터는 정혈요법(흡선치유요법)을 일주일에 2회씩 함께 시행하도록 하였고, 남편을 위한 정성으로 배우자분께서 최선을 다해 실천해 주고 있다.

2011년 1월, 본원의 치료를 받으신 지 8개월이 지나자 어깨와 허리의 통증은 남아 있으나, 양약을 중단하였음에도 불구하고 다리 경직과 끌림이 호전되어 보행 속도가 빨라졌으며, 어깨 경직 증상이 호전되었다.

— CASE 10.

태양인 70대 초반 여성의 파킨슨병 치료 과정 사례

서울에 거주하시는 72세 여성 이○○님은 2008년 봄부터 이명(귀울림)증상과 자꾸 졸리고 오른쪽 팔·다리의 힘이 빠지는 증상이 있었다. 재봉 일을 하고 있었는데 이러한 증상들 때문에 더 이상 일을 지속할 수가 없었다.

그러던 중 2009년 가을, ○○병원에서 파킨슨병으로 진단을 받았고, 큰 병원으로 가보자는 가족들의 의견으로 ××병원에서 진료를 받아보았지만, 마찬가지로 파킨슨병 진단이 내려졌다. 그리고 처방받은 양약(스타레보필름코팅정 1T / 3회, 시네메트정 0.5T / 3회, 리보트릴 0.5mg 1T / 1회)을 복용하기 시작하였다.

그러나 별 변화를 느끼지 못하였고, 보다 근본적인 치료를 위해 본원에 내원하게 되었다.

2010년 2월, 본원에 첫 내원 당시 온몸 무력감, 내부 진전(몸 안에서 떨리는 느낌), 안면 근육 경직(특히 입, 눈 주변), 입 주변 감각의 이상, 오른쪽 팔·다리 힘 없음, 숙면을 취하지 못하는 등의 증상이 있었고, 복용 중인 양약은 그대로 유지하면서 헤파드(파킨슨병 치유 한약 - 1일 3회 복용)와 겸치를 시작하였다.

2010년 8월 척추 협착증으로 입원·수술 후 치료를 하게 되면서 항파킨슨제의 복용은 잠시 중단되었다.

9월부터 다시 양약(항파킨슨제)을 1일 2회 복용하였는데, 무기력증은 약간 호전되었지만 다른 증상이 더 악화되는 것 같아 2010년 10월에는 양약 복용을 중단하게 되었다.

헤파드 복용과 함께 11월 말부터 정혈요법(흡선치유요법)이 병행되었고 여러 증상들이 조금씩 호전되었다.

헤파드를 통한 치료 11개월째인 2011년 1월, 1일 3회 복용 중이던 양약을 끊었는데도 떨림 증상은 더 이상 나타나지 않았고, 보행 장애, 뒷목 경직 증상이 호전되었으며, 악몽 때문에 숙면을 취하지 못했었는데, 역시 호전되어 매번 함께 내원하는 손녀분도 보람을 느끼며 치료에 적극적으로 호응하고 있다.

현재 오른쪽 팔·다리 무력감과 약간의 서동증(동작의 느림)이 남아 있긴 하지만 5정요법을 꾸준히 시행한다면 가까운 시일 내에 치료 종결도 가능하리라 판단된다.

CASE 11.

진솔한 파킨슨병 극복기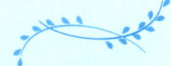

한 분 한 분, 한 걸음, 한 걸음 파킨슨병 환우들은 자연 치유를 통한 치료 종결을 향해 나아가고 있다.

2011년 2월 어느 날 대구에 거주하시는 65세 여성 이○○님은 저자와 대화를 나누던 중 이런 말씀을 하셨다.

"양의사(○○대학교 주치의 선생님)가 그러더라고요. '양약을(안 먹고)…… 병원 치료를 하나도 안 하고 한약만 먹고 지금 이 정도라 하면 이것은 파킨슨병이 아닌 것 아닌가? 이상하다. 어떻게 약(양약)을 안 먹을 수가 있나?……' 이렇게 말씀을 하시더라고요."

영진한의원의 방법만이 파킨슨병 치료의 최선의 방법이라 할 수는 없다. 그렇지만 조금씩이라도 진행을 느리게 하거나 인위적인 양약의 도움없이 일상생활이 가능하다는 것이 여러 환우들의 결과에서 나타나고 있다. 그러나 그렇지 않은 환우 분과 가족들에게는 죄송스러울 따름이다.

지금 그리고 앞으로 더 나은, 부담 없는, 모든 환우들에게 효과적인 그 결과를 반드시 찾게 될 것이다. 거의 접근하고 있다. 도움이 되기를 바란다.

대구에 거주하시는 65세 여성 이○○님은 2009년 3월쯤 오른쪽 손 떨림 증상이 있었고, 2009년 9월 대구의 ○○○신경내과에서 파킨슨병 진단을 받았다.

약을 처방받아 2주 동안 복용하였으나 별 변화를 못 느껴 ○○대학병원에서 진료를 받게 되었다. 그곳에서도 파킨슨병 진단이 내려졌고 처방받은 양약을 1일 3회 복용하게 되었다.

2009년 10월 본원에 내원 당시 변비, 입 마름, 서동(동작의 느림), 오른쪽 팔 무력·경직·떨림 등의 증상이 있었고, ○○대학병원에서 처방한 양약(프로매트정 1T/3회)을 복용하고 있었다. 그러나 양약에 대해 별 반응이 없다고 하며 7일 정도 복용하다 중단하였다.

양약을 중단한 상태에서 파킨슨병 치유 한약인 헤파드의 복용과 5정요법의 실천을 통한 6개월의 치료를 하였다. 그 결과 변비와 입 마름 증상이 없어졌고 더 이상 진행은 되지 않으면서 현상 유지가 가능하였다.

그래서 헤파드는 1개월만 복용하고 2개월 후에 내원하여 증상의 경과를 보기로 하였다. 그 후 2010년 9월부터는 헤파드도 1일 3회에서 2회로 줄였고, 2010년 11월 이후에는 헤파드를 2회에서 1회로 줄여서 복용할 수 있었다.

좋은 치료라는 것은 복용 중이던 약이 점점 줄어들어도 증상의 호전 내지 현상 유지가 되어야 한다.

헤파드를 통한 치료 1년 3개월째가 된 2011년 2월, 아주 조금씩 진행은 되고 있지만 양약을 끊을 수 있었고, 한약의 복용 횟수를 줄였는데도 경직과 입마름 증상, 변비 등이 호전되었다. 향후 추이를 보아 치료 종결을 기대해 본다.

CASE 12.

"고난과 위기를 지혜로 바꾸어야 합니다"

전주에 거주하시는 46세 남성 이○○님은 2006년 1월부터 오른쪽 어깨통증과 시림증상이 나타났고, 어깨통증에 대한 치료만 받으시다가 2008년 2월 서울 ○○병원에서 진료를 받게 되었고 파킨슨병으로 진단을 받았다.

진단 후 처방받은 양약을 복용했지만 시간이 지나면서 점차 증상은 악화되었고 양약의 복용량과 횟수는 늘어만 갔다.

다른 치료 방법을 찾다 한방 치료를 결심하고 2011년 1월 말 본원에 내원하였다. 첫 내원 당시, 오른쪽 팔 떨림과 경직, 오른쪽 대퇴부 경직, 오른쪽 발바닥 쥐남, (6개월 전부터 시작된)변비, (양약의 효과 off 시) 피로감과 오른쪽 다리 끌림, 침 흘림, 약간의 언어 장애, 이상운동증, 긴급뇨(방광이 꽉 차지도 않았는데 당장 소변을 보아야 할 것 같은 느낌이 드는 것) 등의 증상이 있었다.

그리고 서울 ○○병원에서 처방받은 양약(레보다 서방정 1T / 5회, 스타레보 필름코팅정 1T / 5회, 리큅피디정 4mg 1T / 2회, 피케이멜즈정 100mg 1T / 2회, 리큅피디정 8mg 1T / 1회, 리보트릴정 0.5mg 1T / 1회)을 복용하고 있었다.

1일 5회 복용 중이던 양약과 한약 헤파드(파킨슨병 치유 한약)의 겸치를 시작한 지 2개월째, 양약을 1일 5회에서 3~4회로 줄여서 복용할 수 있게 되었고, 오른쪽 손 떨림, 오른쪽 다리 쥐남, 오른쪽 다리 끌림, 입마름 증상, 변비 등의 증상이 호전되었다.

앞으로도 헤파드 복용과 더불어 현재 병행되고 있는 흡선치유법과 5정요법을 꾸준히 시행해 주었으면 한다. 영진한의원에서는 파킨슨병의 기본 치료 기간을 보통 1~3년으로 보고 치료하고 있지만 이○○님의 경우는 초기부터 많은 호전 반응이 있었다. 그러나 환우 분들 각각의 유병 기간, 연령, 체질에 따라 치료 기간은 크게 달라질 수 있다.

다음은 위 환우분이 1개월마다 내원하여 직접 작성한 치료 과정 점검표로 도움이 되기를 기원해 본다.

PD 환우들의 치료과정 점검표

환 우 성 명 : 유

기 록 날 짜 : 2011년 3 월 4 일

1. 처음 내원 당시와 한약(헤파드)복용 후를 비교하여 호전된 증상을 구체적으로 적어주세요.
   ① 처음에 약효와 앤리나타나 멍멍현상이 적어지고 양약복용 횟수를 줄였다
   ② 1주일정도 지난후 다시 중전으로 돌아가는듯한 느낌이다
   ③ 오른쪽 운동이상장애가 나타나고 왼쪽 을때에 지르르한 느낌이다.
   ④ 다리 저려나는 현상은 과데 비교해 지금은 없어졌다.
   ⑤ 다리결림현상이 없어짐.

2. 약효소실현상 (하루 중에 약의 효과가 있는 때와 없는 때가 반복되는 증상)
   이상운동증상 (몸이 비비꼬이거나 뒤틀리거나 몸 전체가 흔들리는 증상)
   동결현상 (갑자기 몸이 한 동안 굳어져 아무런 동작도 할 수 없게 되는 현상)
   등의 빈도수 변동이 있습니까?

   이상운동이 좀 늘어난듯 증가   동결현상은 없음

3. 피로감, 우울감등의 상태의 변화가 있습니까?

   우울한도 없고   피로감은 전아준

4. 시네엣, 레보도파, 마도파, 리큅 등의 양약복용여부는?( )
   1) 복용하고 있지 않다.
   2) 그대로 복용
   3) 복용횟수를 늘렸다.
   ④ 복용횟수를 줄였다. (요즘에서 좀 늘임) 5 → 4 → 5

5. 정식(식이요법), 정체(한약), 정심(활보장), 정혈요법을 시행하고 있습니까?
   (예 , 아니오 , 일부만)

6. 기 타

파킨슨병 치료전문 한의원
영 진 한 의 원

— CASE 13.

태양인 70대 초반 여성의 파킨슨병 치료 종결 사례

부산에 거주하시는 70세 여성 박○○님은 며느리와 갈등을 겪은 후 2009년 7월쯤 오른쪽 다리와 양쪽 손이 떨리기 시작하였다. 평소 건강관리를 잘 하셨던 분이라 별 걱정 없이 부산 ○○병원에서 진료를 받았는데 파킨슨병으로 진단이 내려졌다.

진단 후 처방받은 양약(벤즈트로핀정 1mg 0.5T / 3회, 리큅정 0.25mg 2T / 3회)을 복용하였다.

자녀 분들은 어머님이 앓고 계시는 파킨슨병의 치료에 대해 여러 방향으로 알아보고 고민하다가 한방 치료를 희망하여 본원에 내원하게 되었다.

2009년 8월 본원에 첫 내원 당시 파킨슨병을 앓기 전부터 있었던 양손 저림 증상과 어깨와 등의 통증, 오른쪽 다리·왼쪽 팔 떨림과 무력감, 발에 쥐나는 증상 등이 있었으며, 양약은 1일 3회 복용하고 있었다.

초기에는 복용 중이던 양약(1일 3회)을 그대로 유지하면서 헤파드(Hepad, 파킨슨병 치유 한약)와의 겸치가 이루어졌다.

점차적으로 양약의 복용횟수를 2009년 10월에 3회에서 2회로, 2010년 3월에 2회에서 1회로, 2010년 4월에 1회에서 0회로 줄여가며 치료하였다. 그럼에도 더 이상 진행되는 증상없이 손과 다리의 떨림은 호전되어 2010년 4월부터는 한약(헤파드) 단독 치료가 가능하게 되었다.

한방 치료 11개월째인 2010년 7월, 복용 중이던 양약을 중단하였는데도 악화되는 증상없이 현상 유지가 가능하였고, 손 저림 증상과 팔다리의 떨림은 호전되어 치료를 종결하게 되었다.

그러나 치료 종결 후에도 꾸준한 관리가 필요한 질환인 만큼 3개월에 한 번씩 내원하여 점검받되 헤파드(파킨슨병 치유 한약)는 1일 1~2회로 처방하여 관리될 수 있도록 하였다.

2010년 10월부터는 5정요법 중 정혈요법에 해당하는 흡선치유법을 병행하여 실천하시도록 하였고, 일주일에 1회씩 며느님께서 꾸준한 사랑과 정성으로 실천하고 있다.

한방 치료 1년 8개월째인 2011년 4월, 박○○님은 고령임에도 불구하고 11개월 만에 치료 종결이 가능하였고, 치료 종결 후에도 큰 불편함 없이 일상생활을 하며 3개월에 한 번씩 내원하여 점검받고 있다.

박○○님은 질병 때문에 힘들었던 예전의 모습으로 돌아가고 싶지 않아 하루도 빠지지 않고 철저하게 5정요법을 실천하셨다고 한다. 그리고 가족분들은 박○○님이 환자였다는 생각마저 전혀 들지 않는다고 한다. 모두가 함께 치료 종결을 위해 노력한 결과라고 여겨진다.

― CASE 14.

파킨슨병에서 자유를 찾다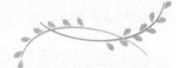

대부분의 사람들은 파킨슨병으로 진단을 받으면 너무나도 큰 충격을 받게 된다. 특히 나이가 60세 이하라면 더욱더 그렇다. 그래서 많은 사람들이 진단한 의사의 판단이 틀리기를 바라는 마음으로 또 다른 병원을 찾아가게 된다. 그러나 대부분의 경우 동일한 진단을 받는다. 그리고 이 현실을 받아들이는 데 시간이 필요하게 된다. 그렇지만 시간이 흐르면 자연스럽게 이를 인정하고 이제는 어떻게 하면 이를 잘 치료할 것인가 하는 부분으로 자연스럽게 관심사가 이동한다.

암은 초기인 경우, 발현된 장기에서 암종이 없어지면 그 장기의 기능이 회복되고 완치의 가능성 있다. 뇌혈관 질환은 마비된 한쪽의 기능만 상실되고 더 이상의 진행은 없다.

그러나 파킨슨병은 증상의 발현과 더불어 질병의 진행이라는 숙명과 멀어지기 어렵다. 설사 진행이 멈춘다 하더라도 파괴된 신경은 재생이 되지 않으므로 더 이상의 호전은 없다. 그러므로 암이나 중풍보다 훨씬 어려운 병이다.

이 병에서 자유로워지려 한다면 자신의 어떠한 노력이 필요한지 고민해 보아야 한다. 지금까지의 생활해 오던 생각과 습관을 바꾸어야 한다. 어떤 방향으로 바꾸느냐? 자신의 마음대로가 아닌 몸이 원하는 방향, 치유되기를 바라는 방향으로 가야 한다. 의사는 약과 조언을 해주지만 실천은 환우의 몫이다.

질병이 찾아오면 그 질병을 미워하고 신세를 한탄할 것이 아니라 지금까지 자기 멋대로 살아오고 자기만을 위해 살아온 과거를 반성하고 맑은 음식, 몸을 위한 활동, 타인중심적인 마음, 도움이 되는 정혈요법, 자기 몸에 맞는 최고의 음식과 약을 자기 몸에 적용시켜야 한다.

그래야만 120세 흑질의 나이를 현재의 자기 나이와 균형을 맞출 수 있는 것이다. 그저 흑질의 사멸로 인해 부족해지는 신경전달물질의 일부분만 계속 먹어서 이러한 질병으로부터 자유로워질 수는 없는 것이다.

68세의 박○○님의 양릉천 혈자리를 보면 얼마나 누르고 또 눌렀는지 물러터지고 아물고를 반복하여 이제는 완전한 한 섬이 되어 있다. 중국에 있는 자식을 만나러 가서도 흡선을 놓치지 않았다. 30번 이상의 현미식을 한 번도 거르지 않았다. 하루 3번 먹던 화학약도 끊은 지 1년 4개월이 지나고, 하루 3번 먹던 헤파드도 6개월 중 3개월은 하루 1번 복용하고 3개월은 한 번도 복용하지 않는다. 그러나 증상은 2년 전보다 더 좋아졌다. 이는 실천의 승리이며, 가족의 승리이다.

파킨슨병에서 자유로워지는 길은 잘못된 습관을 바꾸는 것이 치유의 정답이다. 마지막까지 건승하시기를 마음 모아 기원한다. 며느님과 가족들의 효심에 감사드린다.

— CASE 15.

태양인 70대 후반 남성의 파킨슨병 치료 과정 사례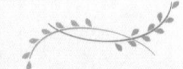

서울에 거주하는 77세 남성 마○○님은 교직에 계시다 퇴직한 분으로 2004년쯤 여러 가지 일로 신경을 쓰고 난 뒤, 머리와 손 떨림 증상이 나타났고 2005년 서울 ○○병원에서 파킨슨병으로 진단을 받게 되었다.

설마 하는 생각에 서울 ××병원에서도 진료를 받아 보았지만 마찬가지로 파킨슨병 진단이 내려졌다. 진단 후 서울××병원에서 처방받은 양약을 1일 3회 복용하였다.

2007년에 전립선 비대증으로 수술을 받았고 2009년 백내장(왼쪽) 2011년 백내장(오른쪽) 수술을 받으신 병력이 있었다.

2011년 4월 본원에 첫 내원 당시 불편을 느끼는 증상은 양쪽 팔·다리 무력감, 양쪽 종아리 통증, 양손 떨림, 서동증(동작의 느려짐), 종종걸음, 언어 어눌함, 계산 능력 저하, 약간의 침 흘림, 자세 불안정(몸이 왼쪽으로 기울고 뒤로 자꾸 넘어지려 함) 등이 있었다.

서울××병원에서 처방받은 양약(리큅정 1mg 1T / 3회, 리큅정 4mg 1T / 3회, 피케이멜즈정 100mg 1T / 3회, 퍼킨정 25/100mg 1T / 3회, 유멕스정 5mg 1T / 3회, 알말정 10mg 1T / 3회, 글리아티린연질캅셀 400mg 1C / 3회, 명인디스그렌캅셀 300mg 1C / 3회)을 복용하고 있었다.

또한 한약 복용 전에 이루어진 혈액검사 결과 중성지방(triglyceride, TG) 수치가 높은 상태였다(258mg/dL, 참고치 : 200mg/dL 이하).

당시 복용 중이던 양약(1일 3회)은 그대로 유지하면서 헤파드(Hepad, 파킨슨병 치유 한약)와 겸치가 이루어졌다.

위 환우 분은 유병 기간이 길고 고령이신 데다 양약의 복용량이 많음에도 불구하고 명현 반응은 나타나지 않았으며, 한방 치료 초기부터 증상들이 전체적으로 개선되었다.

헤파드 복용을 통한 치료 6개월째인 2011년 10월, 종종걸음이 완화되고 보행이 용이해졌으며, 배변 상태는 물론 전체적인 컨디션이 좋아졌고 양손 떨림이 뚜렷하게 호전되었다. 또한 높았던 중성지방(triglyceride, TG) 수치도 258mg/dL에서 188mg/dL(참고치 : 200mg/dL이하)로 정상수치가 되었다.

위와 같은 호전 반응은 환우분의 헤파드 복용을 포함한 5정요법의 성실한 실천에 따른 결과이며 진행의 멈춤과 여타 증상의 호전, 나아가서는 치료 종결이 이루어질 수 있도록 꾸준한 실천을 부탁드린다.

CASE 16.

소음인 50대 초반 여성의 파킨슨병 치료 과정 사례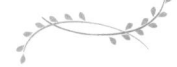

울산에 거주하시는 52세 여성 정○○님은 2010년 봄, 왼쪽 손이 떨려 정형외과 진료를 받게 되었는데 큰 병원에서 진료받아 볼 것을 권유받았다.

2010년 9월 ○○대학병원에서 검사 후, 파킨슨병으로 진단을 받았고 양약을 처방받아 1일 2회 복용하였다. 그런데 약을 복용하고 나서 변비와 부종, 구역감이 있었고 목소리가 쉰소리가 나며 자주 소변을 보게 되었다. 양약을 복용하면서 여러 가지 불편한 증상들이 생기자 부산 ××대학병원에서 다른 약을 처방받아 1일 3회 복용하였다.

2011년 2월 본원에 첫 내원 당시 부산 ××대학병원에서 처방받은 양약(리큅피디정 2mg 1T/2회, 리큅피디정 4mg 1T/2회, 마도파정 125mg 1T/3회, 모티리움엠 10mg 1T/3회)을 복용하고 있었다. 그리고 수 증상은 양손 저림, 왼쪽 팔·다리 무력감과 시림, 왼쪽 손 떨림, 다리 끌림, 발목 통증, 왼쪽 어깨 경직과 통증, 서동증(동작의 느려짐), 약간의 연하장애 등이 있었다.

초기에는 복용 중이던 양약(1일 3회)을 그대로 유지하면서 헤파드(파킨슨병 치유 한약)와의 겸치가 이루어졌다.

한방 치료를 하면서 양약의 복용 횟수를 2011년 3월에 3회에서 2회로, 2011년 4월에 2회에서 2~1회로, 2011년 6월에 2~1회에서 0회로 점차 줄여 나갔고, 2011년 6월에는 양약을 복용하지 않을 수 있게 되었다.

헤파드 단독 치료(1일 3회 복용)를 하는데도 팔·다리 무력감과 다리 끌림, 연하 장애, 손 떨림과 저림 등의 증상은 호전되었고, 2011년 9월부터는 복용 중이던 헤파드의 복용 횟수도 1일 3회에서 2회로 줄일 수 있게 되었다.

헤파드를 통한 치료 9개월째인 2011년 11월, 복용하던 양약을 끊을 수 있었고, 헤파드 또한 1일 2회만 복용하는데도 더 이상 진행되는 증상 없이 손 저림과 다리 끌림, 연하 장애 등의 증상은 크게 호전되었으며, 왼쪽 팔다리에도 힘이 생기는 호전 반응이 있었다.

항상 긍정적인 생각으로 본원의 헤파드 복용을 포함한 5정요법을 정성껏 잘 실천한 결과라고 여겨진다.

추운 겨울이면 떨림과 경직 증상이 더 크게 느껴져 힘들어 하시는 환우 분들에게 정○○님의 치료 사례가 희망의 불씨가 될 수 있었으면 좋겠다.

= CASE 17.

소양인 50대 중반 남성의 파킨슨병 치료 과정 사례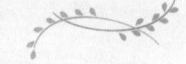

대구에 거주하시는 55세 남성 이○○님은 2010년 4월쯤 오른쪽 다리가 끌리기 시작했고 ○○신경외과의원에서 진료를 받고 약을 처방받아 복용했지만 잠을 못자고 몸이 수척해지는 것을 느꼈다. 그래서 2010년 7월 ○○병원을 찾아 정밀 검사를 한 결과 파킨슨병이라는 진단이 나왔다.

진단 후 처방받은 양약을 복용하였으나 증상은 개선되지 않고 잠을 못 이루고 힘들어졌다. 답답한 마음에 서울 ××병원, ㅁㅁ병원에서도 검사를 받았고, 역시 같은 병명으로 진단되었다. 그리고 마지막으로 진단한 서울 ㅁㅁ병원에서 처방한 양약을 1일 2회 복용하기 시작하였다.

2011년 5월, 본원에 첫 내원 당시 서울 ㅁㅁ병원에서 처방받은 양약(리큅피디정 2mg 1T / 1회, 레보다서방정 1T / 2회, 프라놀정 40mg 1T / 2회, 리보트릴정 0.5m 0.25T / 2회, 가나톤정 50mg 1T / 2회)을 복용하고 있었다.

주요 증상은 오른쪽 어깨 통증, 오른쪽 어깨·팔 경직, 오른쪽 손·다리 떨림, 오른쪽 다리 끌림·경직, 글씨 쓰기 불편함, 말할 때 약간 부정확한 발음, 서동증(동작의 느려짐) 등이 있었다.

초기에는 복용 중이던 양약(1일 2회)을 그대로 유지하면서 헤파드(파킨슨병 치유 한약)와의 겸치가 이루어졌다.

한방 치료를 하면서 양약의 복용 횟수를 2011년 6월에 1회에서 1~2회로, 2011년 9월에 1~2회에서 1회로, 2011년 12월에 1회에서 0회로 점차 줄여 2011년 12월부터는 양약을 복용하지 않을 수 있게 되었다.

직업이 교사이신 이○○님께서는 주로 주말을 이용해 양약 줄이는 것을 시도하였고, 12월에는 방학기간이라 심적 부담없이 양약을 끊을 수 있었다.

헤파드를 통한 치료 8개월째인 2012년 1월, 복용 중이던 양약을 끊었고, 그럼에도 글씨 쓰기와 부정확한 발음, 어깨 통증 등의 증상은 뚜렷하게 호전되었으며, 떨림을 포함한 여타 증상들 역시 약간의 호전을 보였다.

이는 본원이 치료 방향에 따라 헤파드 복용을 포함한 5정요법을 성실히 실천한 노력의 결과일 것이다.

= CASE 18.

양약, 꼭 끊고 말겠습니다.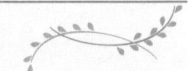

김해에 거주하시는 49세 남성 남○○님은 2009년 1월, 골프엘보(golf elbow) 때문에 약 6개월 정도 양약을 복용하면서 치료받던 중 타이핑 시 왼손이 느려지고, 보행 시 왼쪽 팔의 움직임이 작다는 것을 느꼈다. 하지만 그 외의 다른 불편함이 없어 방치하였고, 시간이 흐를수록 증상은 더 악화되었다.

그러던 중 2010년 3월, 부산 ○○병원에서 정밀검사를 받았고 파킨슨병으로 진단받게 되었다. 진단 후 처방받은 양약을 1일 3회 복용했지만 시간이 지날수록 증상은 오히려 악화되고 약효 소실 현상(양약의 효과가 있는 때와 없는 때가 반복되는 현상)으로 점점 힘들어져서 다른 방향의 치료법을 검색하다 본원에 내원하게 되었다.

2012년 1월, 본원에 첫 내원 당시 부산 ○○병원에서 처방받은 양약(스타레보필름코팅정 150/37.5/200 1T / 2회, 미라펙스정 0.5mg 1T / 2회, 스타레보필름코팅정 50/12.5/200 1T / 1회, 미라펙스정 0.25mg 1T / 1회, 알프람정 0.25mg 1T / 2회, 모티리움엠정 10mg 1T / 3회)을 복용하고 있었다.

주요 증상은 머리경직, 변비, 머리가 멍하고 어지러움, 왼쪽 팔의 움직임 둔화 · 긴장 시 떨림, 왼쪽 다리 경직 · 끌림, 보행 장애(발이 바깥 방향으로 꼬임, 종종걸음), 서동증(동작의 느려짐) 등이 있었다.

초기에는 복용 중이던 양약(1일 3회)을 그대로 유지하면서 헤파드(파킨슨병 치유 한약)와 헤파드 약침(헤파드의 약침 제제)과의 병행 치료가 이루어졌다.

한방 치료를 시작하면서 증상의 호전을 보이자 그동안 약효 소실 현상으로 힘들어하였던 남○○님은 본인의 의지로 양약을 끊어 볼 결심을 하였다. 양약을 복용하고 2시간이 지나서야 약효가 나타나고 2시간밖에 유지되지 않아 약효가 소실된 나머지 시간에는 힘든 증상들을 견뎌야만 했기 때문이다.

처음에는 이틀 정도 끊었다가 증상들이 나타나고 힘들면 다시 복용하였고, 또 다시 7일 정도를 끊어 보았다고 한다. 굳은 결심을 하였지만 몸의 증상들은 생각만큼 따라주지 못했고 그에 따른 우울증이 동반되어 극단적인 생각까지도 하였다고 한다.

그러나 결국 해내었다. 굳건한 의지로 이겨내었다. 업무상 어쩔 수 없이 외부인을 만나야 하는 경우를 제외하고는 양약을 복용하지 않고 있다.

헤파드 복용과 헤파드 약침을 통한 치료 2개월째인 2012년 3월, 1일 3회 복용하던 양약을 0~1회(업무상 외부인을 만날 경우 1회 복용)로 줄여서 복용할 수 있게 되었다. 그럼에도 머리경직 증상과 변비가 소멸되었고, 어지럼증이 약화되었으며, 보행 시 움직이지 않던 왼팔이 미세하게 움직여졌다. 또한 예전에는 보폭이 좁고 몸이 심하게 앞으로 쏠려 10분 이상의 보행이 힘들었는데 40분 이상 걸을 수 있게 되었고, 손가락의 힘도 약간 생겨나는 호전 반응을 보였다.

난치병에 속하는 파킨슨병이나 파킨슨 증후군의 경우 단기간에 어떤 치료 효과를 기대하기는 힘들다. 하지만 남○○님의 경우 헤파드 복용 초기부터 호전 반응을 보이며 빠른 치료 효과를 나타내고 있다.

CASE 19.

파킨슨병을 앓고 계신 거 맞으세요?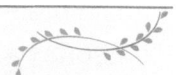

부산에 거주하시는 55세 남성 이○○님은 2008년 12월 극심한 허리 통증 때문에 차에서 내릴 수가 없을 만큼 움직임이 힘들었다. 정확한 원인을 알고 싶어 찾은 부산 ○○병원에서 파킨슨병이 의심스럽다는 진단을 듣게 되었다.

'내가 정말 파킨슨병이 맞나?'하는 의구심에 2009년 4월 다른 의료기관 두 곳(××병원, △△병원)에서 정밀검사를 받았으나 마찬가지로 파킨슨병으로 진단 내려졌다.

그리고 마지막으로 진단한 △△병원에서 처방받은 양약을 1일 3회 복용하기 시작했다.

그러던 중 인터넷 검색을 통해 본원을 알게 되었고, 한방 치료를 시작하게 되었다. 2009년 10월, 본원에 첫 내원 당시 부산 △△병원에서 처방받은 양약(리큅정 1mg 1T / 3회, 리큅정 2mg 1T / 3회, 마도파정 125mg 0.75T / 3회, 마그오캅셀 250mg 2C / 3회, 알프람정 0.25mg 1T / 2회)을 복용하고 있었다.

주요 증상으로는 허리 경직으로 인한 극심한 허리 통증과 어깨 경직과 동통, 양다리 무력감, 오른쪽 다리 끌림, 오른쪽 팔 저림과 둔화, 오른쪽 팔의 내부진전(몸 안에서 떨리는 느낌), 정신이 맑지 않고, 발음 시 약간 더듬는 증상, 피로감 등의 증상을 호소하였다.

초기에는 복용 중이던 양약(1일 3회)을 그대로 유지하면서 헤파드(파킨슨병 치유 한약)와 겸치가 이루어졌다.

겸치를 시작하면서 이○○님은 본인의 컨디션에 따라 처방받은 양약의 용량을 조금씩 줄여서 복용하기도 했다(1T를 0.7T 또는 0.5T로 줄여서 복용).

헤파드를 통한 치료 9개월째인 2010년 7월, 가장 개선되길 바라는 증상인 허리 경직으로 인한 통증이 호전되어 치료 효과에 큰 만족을 느꼈고, 양다리 무력감, 어깨 경직 증상 등도 호전 효과를 나타냈다.

2010년 11월부터는 시술자의 지극한 사랑과 정성이 요구되는 흡선치유법(흡선기를 이용하여 모든 질병의 원인인 '혈액의 혼탁'을 제거함으로써 질병을 근본적으로 치유하는 방법)을 배우자 분께서 일주일에 1~2회 적용해 주어 치료에 병행되었다.

그럼에도 환우분이 실천해 줘야 하는 5정요법은 제대로 실천되지 못했고, 업무상 과로와 심적 스트레스가 겹치면서 2011년 5월부터 증상은 전체적으로 악화되었다.

증상이 악화됨에 따라 양방의 처방(마도파정 125mg 1.5T / 4회, 리큅피디정 4mg 1T / 2회, 알프람정 0.25mg 1T / 2회, 쎄로켈정 25mg 0.5T / 2회, 마그오캡슐 250mg 1C / 3회)도 바뀌었고, 그로 인한 망상증까지 발현되기 시작했다.

망상증이 점점 심해지자 환우 분을 포함한 가족 분들은 심각한 위기와 혼란에 휩싸였다. 더 이상 돌아설 곳이 없다는 판단하에 당시 하고 있던 일을 중단해서라도 치료에 전념하고자 하였다. 하지만 질병의 특성상 단기간에 치유되는 것이 아니므로, 장기적인 치료 기간과 동기부여 부분을 고려하여 하던 일은 계속하면서, 본원의 치료 방향에 따라 5정요법의 성실한 실천을 당부드렸다.

헤파드를 통한 치료 2년째인 2011년 10월, 허리 경직으로 인한 통증, 어깨 경직 증상, 양다리 무력감, 오른쪽 손 떨림 등의 증상들이 호전되었고, 복용 중이던 양약도 1일 4회에서 1일 3회로 줄여서 복용할 수 있게 되었다. 그리고 1일 3회 탕약으로 처방되던 헤파드도 2회는 탕약, 1회는 파우더 형태로 처방되어 함량을 줄이게 되었다.

2011년 12월부터는 헤파드(파킨슨병 치유 한약)의 약침 제제인 헤파드 약침이 시술되었고, 내원 시에 적용하여 병행되고 있다.

본원에서의 치료 2년 7개월째 2012년 5월, 헤파드 복용, 헤파드 약침, 흡선치유법이 포함된 5정요법을 통한 치료가 이루어지고 있으며, 양약(퍼킨정 25-250mg 1T / 1회, 리큅피디정 1T / 3회, 쎄로켈정 25mg 1T / 3회)은 횟수를 줄여서 복용하고 있다. 그럼에도 더 이상 악화되는 증상 없이 진행은 멈춘 상태이다.

더불어 오른쪽 손 떨림 증상은 소멸되었고, 어깨 경직과 동통, 허리 경직으로 인한 통증, 환각과 망상증, 부정확했던 발음, 양다리 무력감 등의 증상들이 호전되었다.

신경검사		2009. 10.	2012. 5.
수	좌	0	0
	우	0.5	0
족	좌	1.5	1.5
	우	1.5	1.5

주) 신경검사는 0~5까지로 구분되며 5가 가장 심한 상태이다.

그래서 파킨슨병을 앓고 있다는 생각은 전혀 못 할 만큼 지극히 정상적인 생활을 하고 있다(최근 모 골프대회에서 1위 차지, 형제분들과 함께 11시간 산행).

다만, 환우분의 보다 성실한 5정요법 실천이 이루어진다면 한방 단독 치료가 가능하지 않을까 하는 아쉬움이 있다.

처음 치료를 시작하던 그 마음처럼 온 가족이 환우분의 치료 종결을 위해 한결같이 꾸준한 정성을 다한다면 반드시 환우 분은 질병이라는 족쇄를 풀 수 있을 것이다.

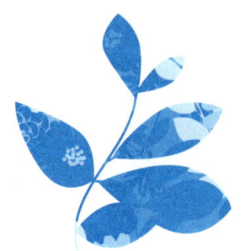

08
파킨슨병 환우의 글

다음의 글들은 본원에서 내원하고 있는 환우 분들의 글입니다.
소박함 그대로 옮겨 봅니다.

1. - 어렵게 방문한 후의 중간 상황보고 합니다. (닉네임 - 3진옥)

"마음으로는 빨리 가봐야지 하면서도 시간이 꽤 흐른 후에야 영진한의원을 방문했습니다.

심한 기침의 원인은 잠 잘 때 연동 작용이 안 되는 관계로 침이 기도로 넘어가는 탓에 사래가 들리면서 나오는 기침이라고 하셨습니다. 그에 따른 처방을 해서 약을 복용한 지 일주일도 채 안 되어서 그 심하던 기침과 기침으로 인한 횡격막과 갈비뼈의 극심한 통증이 서서히 완화되면서 이제는 살 것 같다고 아내에게 말했습니다. 허리를 펼 수가 없고 몸을 자유롭게 움직이지 못하며 누울 때에도 비명을 질러 되던 때가 꿈만 같습니다.

정확한 진단으로 저의 고통을 해소시기신 것 같이, 파킨슨병으로 고통 받는 많은 환우들도 그렇게 치료가 되었으면 하는 간절한 바람을 가지면서 모두가 병마에서 이기기를 기도합니다."

2. - 같은 파킨슨병 환우들. (닉네임 - 3진옥)

"같은 파킨슨병 환우들이 제가 영진한의원에 갔다 온 것을 어떻게 알았는지 변화의 추이를 물어서, 어깨 통증이 없어진 것, 기침이 치료된 것, 뒤돌아 설 때의 어지럼증이 없어진 것 등등 몸의 변화를 이야기해 주는데… 하도 속상한 일들을 많이 겪은 터라 반신반의어서 모든 환우들이 자기에게 맞는 치료법을 찾아 빠른 치료가 이루어졌으면 정말 좋겠습니다."

3. - 파킨슨병 저는 이렇게 치료 했습니다. (닉네임 - 귀례사랑)

"2007년 8월부터 왼쪽 다리가 시리고 어깨 통증이 있었으며 그 후에 머리 떨림증상이 나타나기 시작해서 이런 증상으로 인해 물건을 잡기조차 힘이 들었습니다. 그전부터 일을 했었으나 이러한 증상들 때문에 일을 하기 힘들었습니다. 아플 때는 별의별 생각이 다 들었고 파킨슨병이 아니길 바라기도 했었습니다.

그러던 중 영진한의원에서 진료를 받은 후 증상이 조금씩 호전이 되기 시작하였습니다. 먼저 머리 떨림 증상이 호전이 되었고 시린 증상과 저린 증상이 호전이 되기 시작하였으며 점차적으로 어깨 통증도 좋아지기 시작하였습니다.

그 후 꾸준히 치료를 하였으며 2008년 5월 현재 거의 모든 증상이 호전되어 치료 종결을 받게 되었습니다. 현재는 그러한 증상이 나타나지 않아 기쁘게도 다시 직장생활을 하고 있습니다.

다만 완쾌가 아닌 치료 종결이라고 하니 꾸준히 관리를 할 생각입니다. 저와 같은 질병으로 고생하시는 환우 분들에게 참고가 되길 바라며 용기를 잃지 마시길 부탁드립니다."

4. - 파킨슨병 치료 중 (닉네임 - charles)

"세월은 빠르기만 합니다. 영진한의원에 문을 두드린 지도 벌써 4개월입니다. 처음 우연한 인터넷 검색에서 눈에 들어온 영진한의원은 저를 순천까지 가게 만들었고, 그 만남은 저의 새로운 희망이었습니다. 2년 전부터 양약을 복용하여 왔지만, 병의 진행은 계속 나빠지고, 어느 날부터는 걷기가 힘들고 왼쪽 다리가 끌리는 것이었습니다. 하늘이 노란 상태로 영진한의원의 원장님과의 만남 속에서 새 희망을 찾았고, 병의 진행이 멈추었고, 호전 현상과 더불어 무표정이던 얼굴에 웃음이 생겨나고 있습니다. 이것은 정말로 믿기 어려운 기적과도 같은 것이었습니다.

아직 완전한 쾌차는 아니지만 1년 안에 치료 종결이 되리라 확신하며, 운동과 더불어 원장님의 처방대로 따르고 있습니다."

5. - 파킨슨 치료 7개월을 맞으며 (닉네임 - charles)

"지난번 4개월 치료를 글로 쓴 후 3개월이 지나갑니다. 새로운 사업에 전념하다 보니 더 안 좋아져 영진한의원을 다시 찾아 진료를 받고 약을 받고, 아침운동을 다시 시작하고, 전신안마를 받아 근육을 풀어 준 후 다시 호전되었습니다. 운동이 아주 중요한 것 같고, 1주일에 한 번 정도는 근육을 풀어 주는 것이 좋은 것 같습니다."

6. - 치료 시작부터 1년이 지난 지금 (닉네임 - 웅평댁)

우연히 인터넷을 보다 작년 10월부터 영진한의원에 다니기 시작했습니다. 처음에는 무엇이든 해보자는 심정으로 무조건 예약을 하고 어머님과 신랑이랑 한 달 반을 기다려 가보았습니다. 처음 내원 당시의 어머님 증상은 약에 대한 부작용으로 기억력 감퇴는 물론 한밤중에 실례까지 하는 지경으로 가고 있었습니다. 일반 병원에서는 어떤 약을 쓰든 증상이 호전되지 않을 것이란 말만 하고 상태가 어떤 상황으로 갈지 장담하지 못한다는 말만 했습니다.

첫날 의사 선생님이 하신 말씀이 "믿고 한번 가보자"고 하셨고 우린 일단 더 나빠지지만 않는다면 해보자 했습니다. 첫 달은 하루 두 번의 한약과 양약을 그대로 복용을 했고 그 다음 달은 하루 세 번의 한약과 양약을 같이 복용했습니다. 그러면서 어머님의 증상이 많이 호전되는 것이 눈으로 보였습니다. 일단 걸음걸이가 뒤에서 보면 옆으로 쓰러지실 것 같던 것이 어느 순간 보이지 않았고 머리가 빙빙 돌면서 하늘로 붕 뜨는 것 같은 증상이 호전되었습니다. 극심한 변비로 고생하셨는데 일러주신 정식요법으로 이제는 변비도 없어졌습니다. 그리고 손떨림이 잦아들었습니다. 평소 어머님을 보시던 분들이 전에는 금방 쓰러질듯 해보인다고 하셨는데 이제는 정상인처럼 보인다고 말들을 많이 하십니다. 혀가 꼬이기 시작했는데 다행스럽게 바로잡아 주셔서 증상이 이제는 나타나지 않고 계십니다. 아직도 치료가 끝나지는 않았지만 전 이 정도의 상태만으로도 감사합니다.

거의 1년을 한 달에 한 번 순천으로 가면서 조금 힘도 들었지만 그래도 원장님을 믿고 그달그달 상태를 설명하면서 열심히 치료한 결과가 눈으로 보이기에 기분이 좋았습니다. 병원에서는 앞으로 어머님이 어떨지 장담을 못하는 상황에서 어머님은 "내가 왜 이런 병에 걸려서……" 하면서 우울증까지 보이셨는데 이제는 건강한 마음으로 원장님이 추천해 주신 정식요법이랑 걷기운동이랑 열심히 하고 계십니다. 이제 치료를 시작하실 환우 분들 용기를 가지고 원장님을 믿고 한번 시작해 보세요. 후회는 없을 겁니다. 비용이 조금 들긴 하지만 건강한 모습으로 살아갈 수 있다면 여건이 허락한다면 꼭 한번 가보시라고 추천 드립니다.

7. 벌써 치료 받은 지 8개월째

인터넷 검색을 통해 영진한의원을 알게 되었습니다. 3개월 한 번씩 병원에 갈 때마다 좋아지지는 않고 약이 안 들어서 매번 바뀌기만 했었습니다. 병원에서는 더 이상 약이 없다고 하시면서 최후의 수단으로 수술까지 해야 한다고 하였습니다.

병원만 다녀오면 마음이 무거웠던 저에게 영진한의원은 정말이지 새

삶을 살게 해준 곳이랍니다

　시간이 지날수록 약 효과 시간은 짧아져서 활동하는 시간이 줄어들더니 결국 일하는 데 지장을 줄 정도로 약 효과 시간이 줄어들어 일하면서 갑자기 걷지 못해 정말 힘든 나날들을 보냈습니다.

　회사 사람들은 아무도 모르고 있어서 걷지 못할 때는 정말로 쥐구멍이라도 숨고 싶을 정도로 막막했었죠. 그때마다 정말 걷게만 해주면 아무리 힘든 일이라도 열심히 하겠다고 기도를 하였는 제 마음을 저와 같은 처지의 환우님들은 아실 것입니다.

　아침에는 출근은 해야 되는데 약이 안 들어서 걸을 수 없을 때도 많았습니다. 다른 방법이 없기에 참거나 아님 양약을 하나를 더 먹거나 하였습니다. 회사 사람들이 아무도 모르는 일이라 혼자서 겪어야 했기에 더 힘들었습니다.

　결국 이런 나날들을 자주 겪게 되고 약효 소실이 너무 심해져서 '회사를 그만 둬야 하는가?' 하는 생각도 들었습니다. 전 제가 하는 일이 힘들어도 너무 재미있었습니다. 더 배울 게 많이 남았고 정말이지 회사를 그만 두고 싶지 않았습니다. 그런데 제 앞에 다가온 현실이 혼자서 견디기에는 너무 힘들었습니다.

　완치는 되지 않아도 일할 수 있을 정도로만 해준다면, 걸을 수만 있다면 최선을 다해 헛되게 보내지 않겠다는 생각도 들었습니다.

　영진한의원에서 8개월 동안 치료받으면서 쉽지는 않았습니다. 그 힘든 점을 참아가면서(제가 한약을 전혀 못 먹어서 그게 제일 힘들었어요) 노력한 결과 예전에 양약을 4~5회 먹다가 현재는 2회만 먹게 되었고 약효 소실로 인한 어려움은 거의 없습니다. 그리고 엊그제부터 또 변화가 생겼습니다. 양약 하나 더 줄여도 될 것 같습니다. 너무 기뻐요. 환우님들 힘내세요. 영진한의원 직원분들과 원장님께 정말 감사드립니다.

8. 안녕하세요^^

저는 파킨슨병과 친구된 지 벌써 6년된 33살 여성입니다. 저와 같이 파킨슨병과 친구가 된 환우님들께 조금이나마 도움을 주고자 하는 마음에 몇 자 적어 봅니다.

영진한의원을 찾았을 당시에 너무나도 절박했습니다. 약을 먹어도 효과가 없어서 일하기가 너무 힘들었고 예측하기 힘들었던 약효 지속 시간 때문에 힘들었습니다. 또한 회사 사람들이 아무도 몰랐기에 혼자서 안고 가야 했던 그 순간들이 너무나도 힘들었습니다.

우연히 영진한의원을 알게 되어 치료받은 지 벌써 1년 하고도 5개월이 되었습니다. 치료받으면서 제일 힘들었던 부분은 제가 한약을 못 먹는데 우선 그 부분이 너무나도 힘들었습니다. 현재도 한약 먹기가 너무 싫습니다. 그래도 저에게 효과가 있어서 먹지도 못하는 한약을 꾸준히 먹도록 노력을 하고 있습니다.

우선 눈에 띄게 효과가 있었던 것은 양약을 하루에 4~5회 먹다가 현재 1회만 먹어도 생활이 가능하다는 것입니다.

3개월에 한 번씩 가는 병원이지만, 다녀온 후에 항상 저도 모르게 2~3일 정도 우울해집니다. 언젠가 의사 선생님께서 재미있게, 맛있는 것 많이 먹고 즐겁게 살라고 하셨지만, 그날은 정말 너무나 우울했습니다. 희망이 없으니 남은 날까지 즐기라는 말로 들렸습니다.

그런데 이번 5월 초 병원을 갔더니 선생님께서 좋아 보인다고 하시면서 처방을 두 종류 주셨습니다. 기존의 먹는 스타레보 1과 함량을 반으로 줄인 스타레보 0.5를 처방해 주셨는데 두 개 중 괜찮은 것으로 먹으라고 하셨습니다. 처방을 받고 호전되었던 것에 기분이 너무 좋았습니다.

약효가 들쑥날쑥해서 기존 것과 병행을 하느라 나름 고생을 했습니다. 한약을 꾸준히 먹으면서 노력한 끝에 현재 스타레보 0.5를 하루에 두 번만 먹어도 일찍 기상해서 밤늦게까지 활동이 가능합니다.

제가 이렇게까지 호전된 결과는 영진한의원에서 많은 관심과 도움이 있었기에 가능한 일인 것 같습니다. 너무 감사합니다.

9. 나의 치료 체험기

저는 울산에 살고 있는 올해 55세 김○○이라고 합니다. 저와 같은 파킨슨병을 앓고 계시고, 치료 중이신 분들에게 저의 치료 경험이 참고가 되었으면 좋겠다는 생각에 글을 올립니다.

파킨슨병 증상이 제게 처음 나타났던 것은 2008년 11월 말이었습니다. 손이 떨려서 남 앞에서 밥을 못 먹을 정도였고, 계속 머리가 아프고 몸 전체에 걸쳐 살이 아파왔습니다. 그래서 울산에 있는 종합병원엘 갔고, 거기서 본태성 진전증이라고 하였습니다. 그리고 그곳에서 보기에도 많아 보이는 양의 약을 처방해 주었습니다.

그러나 제게 그런 질병 자체도 생소했고, 내가 그런 병에 걸렸다는 것이 이해가 안 가고 말도 안 된다는 생각에 약을 복용하지 않고 버렸습니다. 다른 병원에서 진료를 받아보고 싶었지만 예약을 해야 했고 오래 기다려야 했습니다.

그래서 다시 그 종합병원에서 CT와 MRI를 찍었고, 아무 이상이 없다고 했습니다. 마음의 안정은 되지만 내 병은 점점 더 심해지는 것 같았습니다. 그래서 서울○○병원에 찾아갔고 파킨슨병으로 진단이 내려졌습니다.

양약(시네메트씨알정 1/3회, 리큅피디정 2mg 1/1회)을 처방 받아서 먹었고, 울산에 돌아와서는 여기저기 침을 맞으러 다녔습니다. 약을 먹고 조금 좋아지는 것은 느꼈지만 약을 평생 먹어야 되고, 나중엔 약효도 안 나다닌다고 하여 겁이 나서 인터넷 검색을 해보게 되었습니다.

그러던 중 파킨슨병으로는 영진한의원이 유명하다고 하여 예약을 하고 방문하게 되었습니다. 그렇게 2009년 9월부터 영진한의원을 한 달에 한 번씩 방문하여 한약을 처방받아 하루에 3회씩 복용했고 함께 시행하라는 5정요법도 꾸준히 따르며 실천했습니다. 하루에 3회 복용하던 양약도 서서히 줄여가다 2010년 3월에는 완전히 끊고도 괜찮았습니다.

그러면서 머리 아픈 것도 덜하고, 손 떨림도 덜했으며, 조금씩 좋아지는 반응을 보이기 시작했습니다. 그래서 믿음이 생겨서 약 1년 3개월 정도 한약을 꾸준히 복용했습니다. 더 이상 진행되지도 않았고 호전 반응들이 나타났습니다. 그래서 한약도 3회 복용하던 것을 1회로 줄였고, 흡각요법(등에 부항을 붙이는 것)도 같이 병행하라는데 매번 순천에 와서 받을 수가 없어서 남편이 배워 와서 일주일에 2회씩 해주고 있습니다.

지금은 나도 치료 효과에 너무 만족하고 양약을 전혀 안 먹고 한약도 하루에 1회만 먹는데도 그 상태를 유지하고 있습니다. 이제는 긴장하거나 화가 났을 때 약간의 떨림 증상만 남아 있는 상태이고 거의 정상적인 생활을 하고 있습니다.

점차 한약 먹는 횟수도 줄고 약값도 줄었습니다. 울산에서 순천까지 자동차 기름값이랑 약값까지 100만 원이 넘게 들어서 쉽지 않은 방법이었지만 열심히 치료하러 다녔습니다. 약 1년 3개월 정도 치료하다 보니까 현재의 상태가 계속 유지만 된다면 1회 복용하고 있는 한약도 줄여서 치료 종결도 될 수 있다고 합니다.

남편의 관심과 정성도 있었고 지금은 절대 후회하지 않습니다. 여러분도 돈도 많이 들고 힘도 들겠지만 나을 수 있다는 신념을 가지고 꾸준히 치료하셨으면 좋겠습니다. 그리고 환자 혼자만의 문제가 아니라 가족들이 질병에 대해 관심을 가져주는 것이 무엇보다 중요한 것 같습니다.

10. 어머님의 파킨스씨병 치료 1년 9개월이 지나서....

2009년 7월쯤 어머님께서 한쪽 다리를 떨고 계시는 모습을 보았습니다. 처음에 저는 그저 대수롭지 않게 여기고 가까운 병원에 모시고 갔습니다. 그런데 진료 결과 파킨슨씨병이 의심된다고 일주일치 약을 줄 테니 일주일 후에 한 번 더 병원에 오라고 했습니다.

일주일 후 병원에 가서 나온 진단이 파킨슨씨병이 확실하다고 했습니다. 그 말을 듣는 순간 온몸에 힘이 빠지고 머릿속이 하얗게 되면서 아무런 생각도 안 났습니다.

집에 돌아와서 파킨슨씨병을 검색해 본 저는 가슴이 철렁 내려앉았습니다. 다시는 어머님의 예전 모습을 볼 수 없다는 생각이 들어서 계속 눈물만 흘러 나왔습니다. 이 일을 어떻게 해야 하나 혼자 걱정만 하다가 막내 동생이 전문병원을 검색한 결과 순천에 있는 영진한의원이라는 곳이 눈에 들어왔습니다. 일단 홈페이지에 증상에 대해 간략하게 올리고 예약을 했습니다.

영진한의원에서 진료를 해주신 원장님께서 하시는 말씀이 파킨슨병이 2가지로 나뉜다고 하셨습니다. 파킨슨병 중에서 어머님은 파킨슨 증후군이 아닐까 생각된다는 말씀을 하셨습니다. 파킨슨 증후군은 일반 파킨슨병보다 치료가 더 힘들다고 하시면서 서서히 지켜보자고 했습니다.

그 당시 어머님께서 병원에서 처방받아 한 달 정도 양약을 복용하고 계셨는데, 영진한의원의 처방에 따라 양약과 한약을 하루 3회씩 복용하기 시작했습니다.

처음에는 몇 달이 지나도 차도가 없자 어머님께서는 한약을 그만 드시겠다고 하셨습니다. 그래서 저는 어머님을 설득해서 영진한의원에 모시고 갔습니다. 한 6개월 정도 지나니 어머님께서는 다리 떨림이 현저히 줄었다고 하셨고, 제가 보기에도 어머님의 다리 떨림을 볼 수 없었습니다.

6개월 후 양약 복용을 2회로 줄였고, 3개월 지나서 1회로 줄였습니다. 영진한의원에 다닌 지 1년 정도 지나 양약을 끊고 한약만 복용하였고, 이를 위해 3개월에 한 번씩 영진한의원에 갔습니다.

1년 9개월이 지난 지금 어머님은 파킨슨병을 찾아볼 수 없을 정도로 호전되었습니다. 지금에 와서 생각해 보니 영진한의원이라는 곳을 알게 된 것은 정말 천만다행한 일이라는 생각이 듭니다. 이렇게 호전될 수 있었던 건 원장님의 관심과 간호사님의 보살핌이라 생각합니다. 다시 한 번 머리 숙여 감사드립니다.

11. 치료 1년 8개월

추운 겨울에도 감기 한 번 앓지 않고 병원하고는 담을 쌓고 살던 어머니께서 수영장에서 넘어지셔서 병원에 가보니 파킨슨 증후군이라는 진단이 나왔습니다. 어머니께서는 처음에는 몸이 구부정해지시면서 걸을 때 종종걸음을 치시다가 기력이 자꾸 떨어지셨습니다. 발병하기 전에는 키도 크고 살도 안 쪄서 멋쟁이라는 소리도 들으시던 분인데 점점 변해가는 외모에 기력도 자꾸 떨어지면서 점점 생명이 꺼져간다는 느낌이 들었습니다. 정말 그때의 절망감은 이루 말로 표현을 못할 정도였습니다.

부산 ○○병원에서 파킨슨 증후군 진단을 받고 약을 타서 드셨는데, 어머니께서 계속해서 통증을 느끼시고 병이 더욱 진행이 되어서 걱정을 했습니다. 그러던 차에 인터넷을 검색해 보니까 전국에 파킨슨 증후군 수술이 가능한 의사가 몇 명 있는데 그중 부산에 이○○ 의사와 김○○ 의사가 잘한다고 해서 먼저 ××병원에 있던 이○○ 의사 선생님한테 진료를 받았습니다. ××병원은 한 달 전부터 시간과 날짜를 예약을 받아서 갈 때마다 이것저것 이야기도 길게 들어주고 하시는데 약 바꾸고 난 뒤 많이 좋아지셨습니다. 그런데 이○○ 의사 선생님이 ㅁㅁ병원으로 옮기면서 따라갔는데 거기는 날짜만 예약받고 시간예약을 안 하였습니다. 그리고 그곳은 사람이 오는 대로 받기 때문에 진료도 길게 못할 것 같고 의사가 환자의 이야기를 이것저것 들어줄 시간도 여유도 없는 것 같았습니다. 그런데 몇 년 동안 봐 주시던 이○○ 의사 선생님이 ㅁㅁ병원에서 다시 다른 병원으로 옮기면서 연락도 없고 전화도 안 받으셨습니다. 그래서 할 수 없어서 이번에는 부산 △△병원으로 옮겼는데 지금은 그 병원의 김○○ 의사 선생님에게서 양약을 받고 있습니다.

저는 어머니를 통해 생전 들어 본 적도 없는 파킨슨 증후군이라는 병을 알게 되었고, 인터넷 검색을 통해서 알게 된 그 병은 너무나도 무섭고 끔찍한 병이었습니다. 그런데 그 병에 대한 정보는 인터넷을 통해서만 얻을 수 있었고 정작 그 병에 대해서 제대로 진료를 하는 병원이 국내에는 몇 개 없었고, 그 병의 위중함에 비해 파킨슨 전문병원이라는 것이 없었습니다.

그렇게 여기저기 알아보다가 영진한의원이라는 병원을 알게 되었고 여기서 파킨슨에 대한 책자를 보내주셨는데, 그 동안 다른 곳에서 절망적인 이야기만 듣다가 이제는 한 가닥 희망이 보이는 것 같았습니다.

2009년 7월쯤 여기를 알게 되어 예약을 잡고 11월쯤에 오게 된 것 같은데 그 중간에 병이 급격하게 진행되는 느낌이어서 마지막 희망을 걸고 이 병원에 오게 되었습니다. 그런데 그 이후로 많이 좋아지셔서 가래도 많이 가라앉고 일단 통증이 사라졌습니다. 처음에 몇 달 동안은 급격히 좋아지셔서 양약을 좀 줄여 보라는 의사 선생님의 권유로 좀 줄였는데, 연세가 있으셔서 그런지 다시 몸이 안 좋아지셔서 다시 양약을 3회 드시고 계십니다.

어머니께서 그렇게 의지가 강한 편이 못 되어 근력운동을 많이 하시는 분이 아니시라 병은 천천히 진행되는 것 같습니다. 하지만 여기 오기 전보다는 훨씬 완만하게 진행되고 일단 어머니께서 훨씬 편안해 하시는 것은 확실합니다. 조금만 나이가 젊으셨더라면 그리고 좀 더 일찍 영진한의원에 대해 알았더라면 좋았을 텐데 하는 생각을 많이 했습니다. 몇 년 동안 여기저기 알아보고 다니면서 시간 낭비한 것을 생각하면 후회막급입니다. 어머니께서 발병하신 60대 후반에 처음부터 영진한의원을 다니면서 지금처럼 재활병원도 다녔더라면 좋았을 텐데 하는 생각을 합니다. 시간을 돌릴 수만 있다면 지금보다 훨씬 호전될 수도 있었을 텐데 하는 생각을 하면 안타깝기 그지없습니다.

12. 치료 6개월째~~~

안녕하세요. 저는 경기도 용인에서 살고 있습니다. 올해 연세가 66세인 저의 친정 엄마께서 파킨슨병을 앓고 계십니다. 저의 엄마께서는 10

년 동안 혼자 부산에서 생활을 하시면서 낮에는 일하시고, 저녁에는 항상 혼자서 식사를(대충) 드시고, 외로움이 많았던 시간을 보내십니다. 주말에는 친구분들과 함께 등산 가는 것을 좋아하셔서, 자주 뒷산에 다녔습니다. 운동도 자주 하시고, 활동도 잘 하셨는데, 어느 날 산에서 넘어졌습니다. 깁스를 할 정도로 팔을 다친 이후 몸에 점점 이상한 증상이 나타났습니다.

2009년 3월쯤이었습니다. 말씀을 하시는데 발음이 정확하지 않았고, 걸음걸이가 매우 불안정하였습니다. 그래서 부산 ○○병원에서 CT, MRI 촬영을 한 결과가 파킨슨 증후군이라고 진단이 내려졌습니다. 저는 30년 동안 살면서 파킨슨병이 있다는 것을 그때 처음 알게 되었지요. 그래서 다시 부산 ××병원에 가서 진료를 해보았지만, 똑같은 진단이 나왔습니다. 그 후 1년 동안 병원에서 준 약을 드셨지만, 더욱더 걸음걸이가 불편하시고, 말씀도 잘 하지 않으시고, 우울증까지 왔습니다. 그래서 제가 인터넷이나 주위 분들로부터 이야기를 듣고, 마지막 희망을 걸고 서울 □□병원으로 찾아갔습니다. 하지만 진단 결과는 제 마지막 희망을 꺾어버렸습니다. 저와 엄마는 하염없이 소리내어 울기만 했습니다.

그날 이후로 엄마는 더 약해지고, 힘이 없어 보여서 더욱더 저의 마음이 아팠습니다. 그래서 저는 남편이랑 의논하여, 엄마를 용인으로 모시게 되었습니다. 그리고 서울 □□병원에 한 달에 한 번씩 방문하여 진료를 받고 약을 꾸준히 복용했습니다. 그러나 엄마의 증세는 차도를 보이지 않았습니다.

그러던 어느 날 저는 인터넷에서 파킨슨 증후군에 대해서 검색을 해보게 되었습니다. 그리고 우연하게 순천에 있는 '영진한의원'을 알게 되었습니다. 그런데 예약을 하려고 보니 워낙 예약자가 많아서 예약한 지 3개월 만에 영진한의원을 방문하게 되었습니다.

그렇게 2010년 11월쯤에 진료를 받았을 때 저의 엄마 증상은 걸음걸이가 휘청 휘청 넘어질 정도이고, 손가락도 힘이 없으며, 발음은 혀가 꼬이고, 잠꼬대가 매우 심하고, 우울증으로 무표정하고 웃음도 없으며, 소변을 잘 보지 못해서 많이 힘들 정도였습니다.

　2010년 11월부터 2011년 5월까지 한 달에 한 번씩 방문하여 한약을 하루에 3회씩 복용하고, 운동도 열심히 하시고, 매일 3시간씩 걷고, 노인정에 가셔서 친구들과 이야기도 하시고, 원장님께서 가르쳐 준 5정요법, 흡각요법을 꾸준히 실천한 결과 5개월 만에 너무나도 회복이 빠른 편이라서 놀라움과 희망을 갖게 되었답니다. 지금처럼 꾸준히 이 상태로 유지가 되기만 해도 저는 더 이상 바랄 것이 없습니다. 2011년 11월에 처음 영진한의원을 찾았을 때의 증상과 지금 엄마의 모습을 보면 정말이지 믿어지지가 않을 정도입니다.

　2011년 5월 중순쯤부터 한약을 드시지 않고, 한약가루를 드시는데, 더 이상 증상이 악화되지 않고, 진행이 더 좋아지기를 기도하고 있습니다. 이 글을 읽어주신 분께서는 희망을 잃지 마시고, 힘내시기 바랍니다. 좋은 결과가 꼭 있으리라 믿습니다. 그리고 항상 친절하게 대해 주시는 영진한의원 원장님과 간호사 언니들 감사합니다. 이렇게 좋은 분들을 만나게 되어 정말 다행스럽고 행복합니다. 감사합니다.

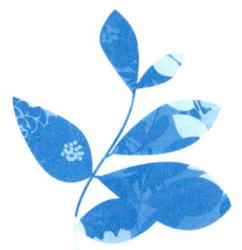

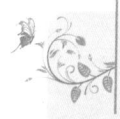
참고문헌

1. 황정연,〈파킨슨병 모델 흰쥐에서 침치료에 의한 microglia 활성화 억제에 관한 연구〉, 경희대학교 대학원, 2005.
2. 배성인,〈MPTP에 의한 도파민 신경계 손상에 대한 침 치료의 신경보호효과〉, 경희대학교 대학원, 2006.
3. 정지철,〈태충 양릉천의 침자극이 특발성 파킨슨 환자의 UPDRS 및 HRV Parameter에 미치는 영향〉, 경희대학교 대학원, 2006.
4. 성지은,〈뇌심부자극 수술을 받은 파킨슨병 환자의 약물과 장치조절에 따른 말특징 비교〉, 연세대학교 대학원, 2002.
5. 류지연,〈원발성 파킨슨병 환자의 임상양상과 I-123-IPT SPECT 영상비교〉, 울산대학교, 1999.
6. 권문록,〈익신소전탕이 파킨슨병 유발 흰쥐에 미치는 효과〉, 동국대학교 대학원, 2002.
7. 정우진,〈도파민성 신경독성에 대한 항산화제와 Caspase 억제제의 효과〉, 계명대학교 대학원, 2002.
8. 황준영,〈PC12 세포에서 MPP+로 유발된 도파민성 독성에 대한 항산화제의 영향〉, 계명대학교 대학원, 2006.
9. 강병준,〈도파민성 신경독성에서 Oxidative Stress의 역할〉, 계명대학교 대학원, 2005.
10. 편지영,〈대학생, 정상 노인 및 파킨슨병 환자의 미래계획기억 비교〉, 한림대학교 대학원, 2006.
11. 이승환,〈도파민 D1 효현제 (SKF-38393)가 편측 파킨슨 흰쥐모델의 선조체에서 발현되는 Substance-P와 Enkephaline mRA 발현에 미치는 영향〉, 고려대학교 대학원, 2001.
12. 이태환,〈파킨슨병 환자 혈액에서의 황산화효소의 활성과 미토콘드리아 DNA 결손에 대한 연구〉, 한림대학교 대학원, 1998.

13. 유영미, 〈파킨슨병 환자의 미토콘드리아 여러 복합체 결실 분석〉, 인하대학교 대학원, 1998.
14. 신의영, 〈파킨슨병 환자에서 보이는 인지기능 저하의 양상과 설문지를 통한 병식에 관한 연구〉, 고려대학교 대학원, 2007.
15. 조희영, 〈Neurocognitive Profiles of Non-Demented Parkinson's Disease Patients-analysis by age of onset & predominant symptom〉, 동아대학교 대학원, 2006.
16. 박재한, 〈파킨슨병 환자의 초기 치료로서 레보도파와 도파민 효현제가 인지기능에 미치는 효과〉, 대구가톨릭대학교 대학원, 2007.
17. 박영례, 〈파킨슨병 환자의 적극적 삶에 대한 이해〉, 중앙대학교 대학원, 2004.
18. 이주연, 〈초기 파킨슨병 환자의 식이형태 및 영양 상태에 관한 연구〉, 경희대학교 동서의학대학원, 2007.
19. 변재준, 〈파킨슨병의 위험요인에 대한 환자 대조군 연구〉, 서울대학교 대학원, 2000.
20. 서한길, 〈한국인 알츠하이머병 환자와 파킨슨병 환자의 CYP2D6*4 다형성〉, 경상대학교 대학원, 2000.
21. 방준규, 〈특발성 파킨슨병 환자의 양도락 특성에 관한 연구〉, 경희대학교 대학원, 2006.
22. 정지윤, 〈치매를 동반한 파킨슨병에서 확산텐서영상을 이용한 전두엽-피질하 신경섬유회로의 변화〉, 영남대학교 대학원, 2006.
23. 이동현, 《건강기공》, 정신세계사, 2003.
24. 임경택, 〈Parkin's Disease의 발병과 neuronal cell death에서 p38/JTV-1의 기능적 연관〉, 서울대학교 대학원, 2005.
25. 이인영, 〈Foot Scan System을 이용한 파킨슨 운동증상의 임상적 평가〉, 고려대학교 대학원, 2006.
26. 이택준, 〈특발성 파킨슨병과 다계통 위축농증의 진단에 있어서 혈청 항갑상선 항체의 의의〉, 성균관대학교 대학원, 2005.

27. 성혜련, 〈복합운동이 파킨슨병 환자의 장애평가척도 · 기능적 체력 및 삶의 질에 미치는 영향〉, 부산대학교 대학원, 2005.
28. 조승철, 〈파킨슨병의 임상적 특징에 따른 보행형태의 분석〉, 고려대학교 대학원, 2005.
29. 김종호, 〈파킨슨병에서 뇌혈류 SPECT 영상 SPM 분석을 통한 본태성진전과의 감별진단 및 시상담창구절제술에 따른 뇌혈류 변화〉, 전남대학교 대학원, 2003.
30. 문정호, 〈파킨슨병에 관련한 석위 물 추출물의 Monoamine Oxidase 활성 억제 효과〉, 동의대학교 대학원, 2003.
31. 박세미, 〈한국인 파킨슨병 환자에서 Catechol-O-Methyltransferase 효소의 단일 염기다형성이 레보도파 유발성 이상운동증의 발생에 미치는 영향〉, 울산대학교 대학원, 2006.
32. Ji Seon Seo, 〈Differential regulation of transcriptional activity by Nurrl in expression of human tyrosine hydroxylase〉, Ajou University, 2006.
33. 민양기, 〈사람배아줄기세포부터 유도된 도파민신경세포의 특성 규명〉, 한양대학교 대학원, 2005.
34. 노재섭, 〈희석에 의한 이식 양 감소가 이식세포 생존과 이식 효과에 미치는 영향〉, 아주대학교 대학원, 2004.
35. 심창선, 〈망간이 MPTP 신경독성에 미치는 영향〉, 울산대학교 대학원, 2005.
36. 천상명, 〈인간 신경줄기세포에서 alpha-synuclein과 synphilin-1 유전자 전이를 통한 루이체 형성과 세포 자멸사의 관계〉, 동아대학교 대학원, 2004.
37. 문전준 외, 《한방병리학》, 전국한의과대학 병리학교실, 2002.
38. 임혜인, 〈수산화도파민으로 유도된 파킨슨병 모델 마우스에 대한 baicalein의 신경 보호효과 연구〉, 서울대학교 대학원, 2006.

BIBLIOGRAPHY

39. 윌리엄 j 와이너. 리사 M 외, 《파킨슨병》, 지식의 풍경, 2006.
40. 송경애 외, 《파킨슨병의 자기관리》, 신광출판사, 2006.
41. Tae Eun Kim, 〈Regulation of cell type-specific expression of human tyrosine hydroxylase gene by the nuclear receptor Nurr1〉, Graduate School of Ajou University, 2004.
42. 조원순 외, 《인체생리학》, 현문사, 1997.
43. 고병희 외, 《사상의학》, 집문당, 1997.
44. 암시민연대, 《암에 대한 킨제이 보고서》, 참빛출판사, 2002.
45. 곤도 마코토, 《암 치료의 모든 것》, 창해출판사, 2004.
46. 기준성 & 모리시타 게이이치, 《암 두렵지 않다》, 중앙생활사, 2006.
47. 장두석, 《사람을 살리는 단식》, 정신세계사, 2005.
48. 장두석, 《민족생활의학》, 정신세계사, 2006.
49. 앤드류 와일, 《자연치유》, 정신세계사, 2005.
50. 비알엠연구소 연구실, 《간장병을 고친사람들》, 도서출판 비알엠, 1998.
51. 방건웅, 《기가 세상을 움직인다》, 도서출판 예인, 2005.
52. 신현대 외, 《동의물리요법과학》, 고문사, 1986.
53. 하지영 외, 〈특발성 파킨슨병환자의 증상에 대한 침치료 효과〉, 대한한의학회지, 2003.
54. 박상민 외, 〈특발성 파킨슨병 환자에 대한 뜸치료가 UPDRS 및 심박변이도에 미치는 영향〉, 대한한의학회지, 2007.
55. 구범모 외, 〈뇌교경색을 통한 파킨슨병 환자의 소시호탕 치험례〉, 대한한의학회지, 2007.
56. 다음을 지키는 엄마 모임, 《차라리 아이를 굶겨라》, 시공사, 2000.
57. Mattew B. Stern MD & Howard I. Hurtig MD, 이애영 역, 《파킨슨병과 파킨슨 증후군》, 군자출판사, 2000.
58. Robert A. Hauser 외, 이대희 역, 《Parkinson's Disease》, 범문사, 2005.

59. 황도연,《증맥 방약합편》, 남산당, 1977.
60. 배원식,《한방임상보감》, 대성의학사, 2001.
61. 김주,《성리임상론》, 대성문화사, 1997.
62. 홍석경,《파킨슨병 환자의 삶의 질》, 동아대학교 대학원, 2001.
63. 김경미, 〈파킨슨병 환자의 양릉천 자침에 따른 뇌기능 자기공명영상 변화 관찰〉, 경희대학교 대학원, 2007.
64. 서우근, 〈파킨슨병에서의 신경뿌리병증〉, 고려대학교 대학원, 2002.
65. 윤인규, 〈파킨슨병 모델 동물에서 GDNF 아데노바이러스 벡터를 이용한 유전자 치료〉, 부산대학교 대학원, 2003.
66. 안태범, 〈파킨슨병 환자의 수면장애와 수면 관련 증상에 관한 연구〉, 서울대학교 대학원, 2000.
67. 김종국, 〈파킨슨병 환자에서 레보도파에 의해 유발된 이긴장증〉, 동아대학교 대학원, 1998.
68. 주완석, 〈파킨슨병 모델흰쥐에서 태아중뇌세포 이식에 의한 도파민 신경세포 손실 억제와 도파민 신경계 기능 회복〉, 서울대학교 대학원, 2001.
69. 신혜원, 〈파킨슨병에서의 감각기능 이상〉, 연세대학교 대학원, 2001.
70. 성영모, 〈파킨슨병 유발 단백질의 탐색과 기능 연구〉, 고려대학교 대학원, 1999.
71. 박수정, 〈파킨슨병 모델 흰쥐에서 도파민성 신경세포의 이식에 대한 형태학적 연구〉, 부산대학교 일반 대학원, 2001.
72. 김종민, 〈MPTP- 파킨슨병 모델에서 신경세포 사멸에 관련된 유전자군에 대한 cDNA microarray 연구〉, 서울대학교 대학원, 2004.
73. 김미영, 〈Recovery of normal behavior and neural activity of basal ganglia of Parkinson's disease model of rats after acupuncture treatment〉, 한림대학교 대학원, 2004.
74. 남선우, 〈조기발병형 파킨슨병과 parkin 유전자 이상에 관한 연구〉, 충남대학교 대학원, 2003.

75. 김경식, 〈파킨슨병 관련 a-synuclein 단백질의 산화적 변형에 관한 연구〉, 청주대학교 대학원, 2003.
76. 최성호, 〈파킨슨병의 임상척도와 [^{123}I]IPT SPECT를 이용한 조가비핵에서의 구역별 도파민 운반체 활성도의 상관관계〉, 인하대학교 대학원, 2002.
77. 김원찬, 〈특발성 파킨슨씨병 환자에서 시상하핵에 대한 심부 뇌자극의 증상 개선 효과〉, 연세대학교 대학원, 2001.
78. 우명수, 〈한국인 파킨슨병 환자의 유전적 배경〉, 한림대학교 대학원, 2001.
79. 홍성규, 〈3차원 보행분석 시스템을 이용한 파킨슨병 환자의 보행분석〉, 고려대학교 대학원, 2005.
80. 김종기, 〈파킨슨병 환자의 뇌 대사 기능 장애〉, 전남대학교 대학원, 2001.
81. 김정삼, 〈파킨슨병 동물 모델에서 a-synuclein 단백질의 발현 양상〉, 부산 대학교 대학원, 2002.
82. 송무호, 〈파킨슨병 동물 모델에서 도파민과 dopamine transporter의 상관관계〉, 부산대학교 대학원, 2002.
83. 최이천, 〈도파민 유도성 SH-SY5Y 신경아세포종 세포고사 기전연구〉, 원광대학교 대학원, 2002.
84. 김두종, 《동서의학사 대강》, 탐구당, 1981.
85. BKS 아헹가, 玄 天 옮김, 《아헹가 요가》, 도사출판 禪요가, 2006.
86. 시바난다 요가센터, 박지명 외, 《요가》, 하남출판사, 2003.
87. 고혜정 외, 《아로마테라피 마사지 요가》, 학문사, 2001.
88. BKS 아헹가, 玄 天 옮김, 《요가 디피카》, 법보신문사, 1997.
89. FRANK H. NETTER, M.D, 《THE CIBA COLLECTION OF MEDICAL ILLUSTRATIONS》, 도서출판 정담, 2000.
90. 데이비드 호킨스, 《의식혁명》, 주)한문화멀티미디어, 1997.
91. 홀로스, 《지금여기》, 미내사클럽, 2007. 11-12.

92. 홀로스, 《지금여기》, 미내사클럽, 2008. 1-2
93. 홀로스, 《지금여기》, 미내사클럽, 2008. 3-4
94. 박상은, 〈1-Methyl-4-phenyl-1,2,3,6-tetrahydropyridine 유발 파킨슨병 모델 마우스에서 glycyrrhizin의 신경보호 효과〉, 중앙대학교 대학원, 2007.
95. 이주연, 〈초기 파킨슨병 환자의 식이형태 및 영양상태에 관한 연구〉, 경희대학교 동서의학대학원, 2007.
96. 박연철, 〈특발성 파킨슨 환자에서 경혈에 따른 침 치료 효과의 비교 연구〉, 경희대학교 대학원, 2007.
97. 길석주, 〈파킨슨병 흰쥐모델에서 5-Hydrotryptamine이 L-dopa 유발 이상운동증에 미치는 영향〉, 한양대학교 대학원, 2008.
98. 정병주 외, 〈파킨슨병으로 유발된 진전이 한약 치료를 통하여 호전된 치험 1례〉, 《대한한방내과학회지》 제27권 4호, 2006.
99. 오민규 외, 〈신정휴손으로 변증한 파킨슨병 환자의 이상운동증 치험 1례〉, 《대한한방내과학회지》 제28권 4호, 2007.
100. 성영희, 〈파킨슨병 환자의 인지기능 저하의 선별검사 도구의 유용성에 관한 연구〉, 가천의과대학 학위논문, 2011.
101. 박희경, 〈파킨슨병 환자에서 환시와 인지기능장애에 관한 연구〉, 한양대학교 박사학위논문, 2011.
102. Shibasaki H, Tsuji S, Kuroia Y. 〈Oculomotor abnormalities in Parkinson' disease〉, Arch Neurol 1979.
103. 박정호, 〈경도 파킨슨병 환자의 신속안구운동에 대한 표준형 레보도파의 효과〉, 순천향대학교 학위논문, 2010.
104. Shulman LM, aback RL, Bean J, Weiner WJ. 〈Comorbidity of the nonmotor symptoms of Parkinson's disease〉, Mov Disord 2001;16:507-510.
105. 박희경, 〈파킨슨병 환자에서 환시와 인지기능저하에 관한 연구〉, 한양대학교대학원, 2011.

106. Kanis, J. A., N.Coopper, C.,Delmas, P. D., Reginster, J. Y., Borgstrom, F. et al.(2008). 〈European guidance's for the diagnosis and management of osteoporosis in postmenopausal women〉, Osteoporosis International, 19(4).

107. Marco, I., Stefano, C., Giovanni, S. V., Carlo, C.(2009). 〈Osteoporosis in Parkinson' disease〉, Parkinsonism and Realated Disoders 15.

108. 전은애, 〈조기발병형 파킨슨병(YOPD) 환자와 정상인의 호흡기능과 발성 특성 비교〉, 명지대학교 석사학위논문, 2010.

109. 김미선, 〈전화상담을 이용한 추후관리가 파킨슨병 환자의 우울, 삶의 질에 미치는 영향〉, 연세대학교대학원 석사학위논문, 2010.

110. 강두희, 〈파킨슨병 침치료 임상진료지침 개발을 위한 연구〉, 경희대학교대학원, 2010.

111. Horstink M, Tolosa E, Bonuccelli, Deuschl G,Friedman A, Kannovski P, et al. 〈Review of the therapeutic management of Parkinson's disease〉, Report of a joint task force the European Federation of Neurological Societies and the Movement Disorder Society-European Section. Part I : early Parkinson's disease. Eur J Neurol, 2006;13(11):1170-1185.

112. Yanagisawa N, Yamamoto M, Kikuchi S, Murata M, Ohkuma Y. Session 3 〈"Analyzer Workshop" evolution of therapeutic strategies in Parkinson's disease〉, J Neurol. 2004;251 Suppl 7 : VII 24-30.

113. 김창헌, 〈초기 파킨슨병 환자에 대한 약물치료 경향; 1차 진료기관의 신경과 전문의를 통한 설문조사〉, 한양대학교대학원, 2009.

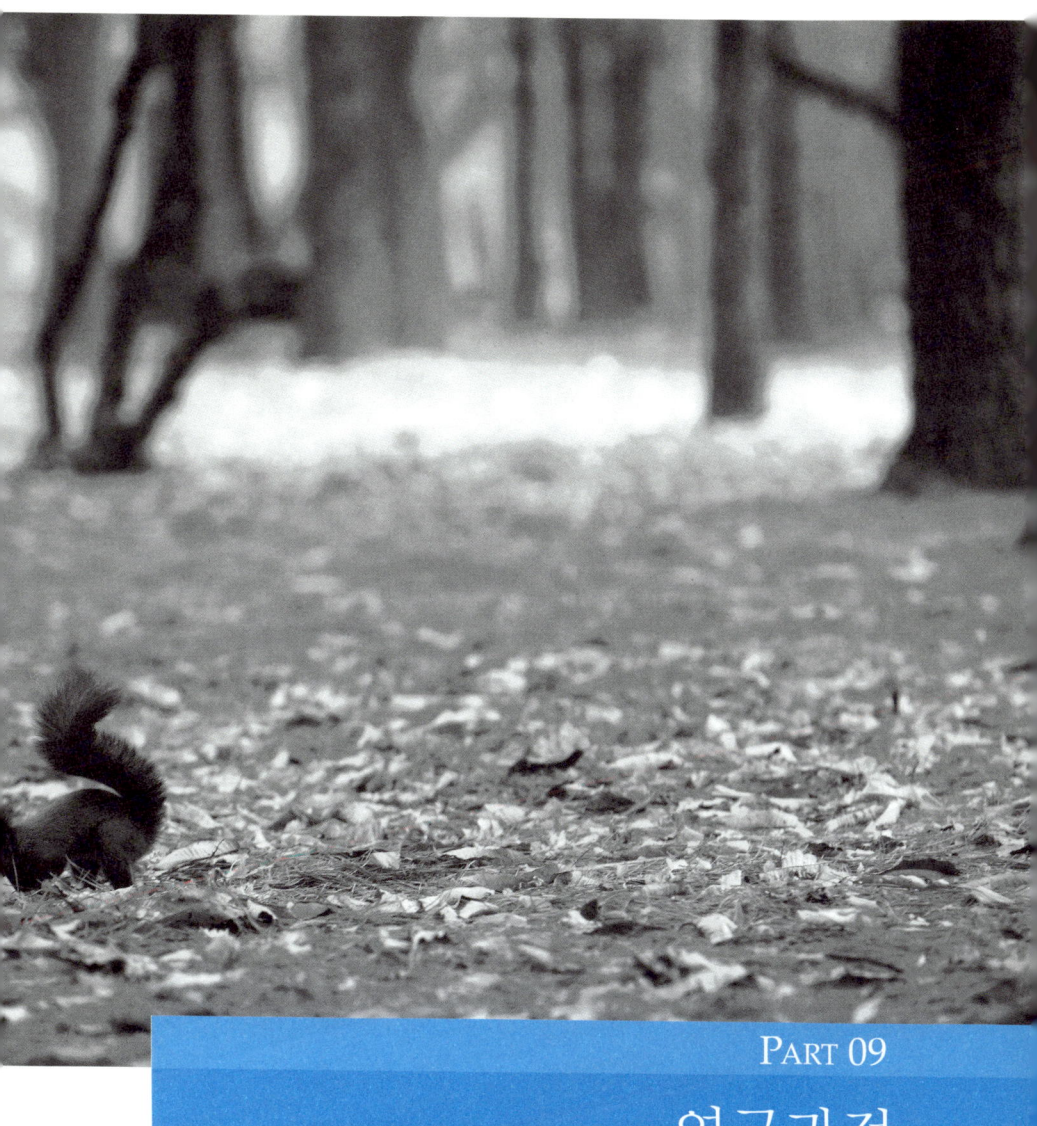

PART 09

연구과정

01
외국인환자 유치 의료기관 등록

　한국에서 국제 콘퍼런스가 열리던 날 방한하는 외국인들을 위해 당시 인천국제공항에서는 모차르트 클라리넷 협주곡 K.622이 잔잔하게 흐르고 있었다. 외국인들을 위한 배려였다. 그러나 외국인들의 반응은 별로 좋지 않았다. 그들은 한국적인 것을 보기 위해 한국에 온다. 이러한 한국을 찾는 외국인들을 의료와 연계하기 위해 의료법이 개정되었다(2009. 1. 30 개정, 2009. 5. 1 시행).
　의료에서 관광의 수요가 창출되며, 관광에서 의료 수요가 창출되기도 할 것이다. 이러한 부분은 우리에게 고부가가치를 통한 경제적 수익으로 돌아올 것이다. 특히 파킨슨병은 백인에서 더 높은 유병률을 보인다. 미국의 경우 인구 10만 명당 160명으로 매년 4만 명의 파킨슨병 환자가 발생하며, 약 40만 명의 환자가 파킨슨병을 가지고 있다고 보고되고 있다. 가까운 일본의 경우 40세 이전에 발병하는 조기발병 파킨슨병 환자가 전체 환자의 10%를 차지한다.
　미국의 버지니아 주, 뉴저지 주에 거주하는 환우들이 본원의 한방치료를 받았으며 저 멀리 알래스카에서까지 문의전화가 오기도 한다. 현재까지 서양의학으로는 질병의 진행을 멈추거나 느리게 하는 방법은 없는 실정이다. 그러나 그동안 국내 파킨슨병 환우들의 치료 결과 유효한 부분이 상당히 도출되었다. 파킨슨병의 한방 치료를 통해 대한민국 고유 의학인 한의학(韓醫學)의 우수성을 알릴 수 있는 계기가 되었으면 한다.

보건복지가족부

제 0344 호

외국인환자 유치 의료기관 등록증

- 상   호 : 영진한의원
- 소 재 지 : 전라남도 순천시 조례동 1616-12
- 대 표 자 : 박병준
- 등록연월일 : 2009/06/29
- 등 록 번 호 : M-2009-13-07-0344

「의료법」제27조의2제1항에 따라 위와 같이 등록하였음을 증명합니다.

2009년   06월   29일

보건복지가족부장관

02 파킨슨병 관련 특허 및 상표 등록과 향후 과제

향후 안정적인 치유 기반을 위해 다음과 같이 특허청에 특허출원 및 상표등록을 하게 되었다. 현재까지 헤파드 1, 2, 3의 경우 우수한 신경보호 효과와 도파민 농도 상승이라는 결과를 얻게 되었으며 헤파드 X에 대한 연구가 진행되고 있다. 헤파드 X는 조금 더 정형화된 처방을 위한 연구 과제이다.

지금까지 찰스님, 귀례 사랑님, 3진옥님, elena7879님 등의 많은 파킨슨병 환우, 가족 여러분의 격려와 관심에 감사드린다. 또한 영진한의원 진료팀, 대전대학교 한의과 대학 동서생명의학 난치병 연구센터 연구팀, 을지대학교 연구팀에게도 깊은 감사드린다. 영진한의원 진료팀은 파킨슨병을 앓고 계시는 환우들의 치유를 위해 지속적인 연구와 노력을 할 것이다.

두 손에 정성을 모아 환우들의 치유와 행복을 기원해 본다.

- 특허청 특허출원 10-2011-0087694(파킨슨병 치유를 위한 5정요법 관련)

- 특허청 상표등록 출원 Hepad 헤파드 : 40-2007-0061718
- 특허청 상표등록 출원 5정요법 : 41-2010-0030350
- 특허청 상표등록 출원 Cupping&Healing : 40-2011-0039102

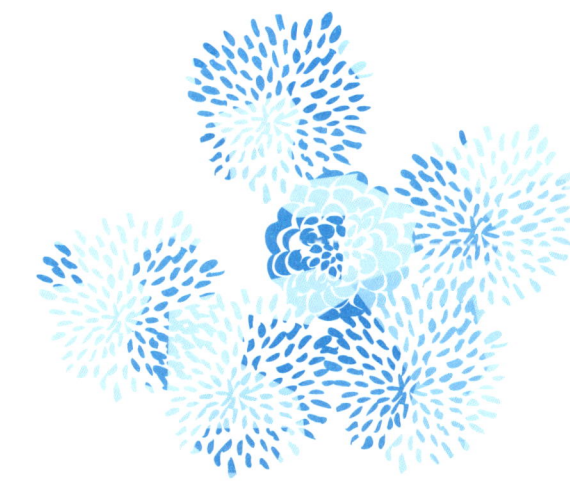

상표등록증
CERTIFICATE OF TRADEMARK REGISTRATION

등 록 제 40-0766329 호
(REGISTRATION NUMBER)

출원번호 (APPLICATION NUMBER) 제 2007-0061718 호
출원일 (FILING DATE:YY/MM/DD) 2007년 11월 30일
등록일 (REGISTRATION DATE:YY/MM/DD) 2008년 10월 24일

상표권자
(OWNER OF THE TRADEMARK RIGHT)
박병준(660617-1******)
전라남도 순천시 조례동

상표를 사용할 상품 및 구분
(LIST OF GOODS)

제 05 류

의료용 약제등 596건

헤파드
Hepad

위의 표장은 「상표법」에 의하여 상표등록원부에 등록 되었음을 증명합니다.
(THIS IS TO CERTIFY THAT THE TRADEMARK IS REGISTERED ON THE REGISTER OF THE KOREAN INTELLECTUAL PROPERTY OFFICE.)

2008년 10월 24일

특 허 청
COMMISSIONER, THE KOREAN INTELLECTUAL PROPERTY OFFICE

2011-08-31

특허출원서

【출원구분】 특허출원

【출원인】

　　【성명】 박병준

　　【출원인코드】 4-2007-049043-5

【대리인】

　　【성명】 윤의섭

　　【대리인코드】 9-1998-000376-8

　　【포괄위임등록번호】 2007-095897-1

【대리인】

　　【성명】 김수진

　　【대리인코드】 9-1998-000089-0

　　【포괄위임등록번호】 2007-095896-3

【발명자】

　　【성명】 박병준

　　【출원인코드】 4-2007-049043-5

【심사청구】 청구

위와 같이 특허청장에게 제출합니다.

　　　　대리인　윤의섭　　　　　　　(서명 또는 인)

　　　　대리인　김수진　　　　　　　(서명 또는 인)

2-1

03

특발성 파킨슨병/ 파킨슨 증후군 환자 7례의 치료 경과 사례

A Research on 7 Cases of the Treatment Process for Patients with Idiopathic Parkinson's Disease or Parkinsonism

Byeong-Jun Park

Young Jin Oriental Medicine Clinic

Abstract

Objectives :

Parkinson's disease is a chronic neuron-degenerative disease. The medication of dopamine, one of the most common treatment for the disease, has effects of improving the symptom, but when taken for a long term, the medicine brings about side-effects such as the phenomenon of medicinal efficacy disappearance and dyskinesia. In addition, it doesn't have any effects in slowing down or stopping the development of Parkinson's disease.

Methods :

Accordingly, this study aims to investigate the clinical cases to stop or improve the development of Parkinson's disease by carrying out an independent treatment with Oriental medicine and a combined treatment with Western and Oriental medicines respectively for over 6 months.

Results and Conclusions :

The results of the study is expected to be an important precedent for the treatment of neuron-degenerative diseases of cranial nerve including Parkinson's disease in the future.

Key Words

Parkinson's disease, Parkinsonism, Oriental medicine treatment for Parkinson's disease

I. 서론

파킨슨병은 도파민을 생성하는 뇌의 흑색질이 사멸되면서 신경전달물질 중의 하나인 도파민이 부족하게 되어 발생되는 만성 퇴행성 뇌신경질환이다. 흑색질의 신경세포는 뇌의 기저핵 부위와 연결되어 인체의 동작을 섬세하게 표현하게 되나 부족해진 도파민으로 인해 운동기능의 장애가 초래되어 파킨슨병, 파킨슨 증후군의 증상이 나타나게 된다.[1,2)

발병 초기에는 진전, 경직, 서동, 자세의 불안정, 보행 장애 등이 나타나며 진행될수록 연하 장애, 변비, 체온조절장애 등의 자율신경 장애가 나타난다.[2)

파킨슨병의 진단은 영상 의학적 소견이 불분명하여 전적으로 임상진단에 의거하며 영국 파킨슨병 학회 뇌은행의 기준에 의한 진전, 경직, 서동 중 2가지 이상이 나타나면서 레보도파에 반응을 보이는 경우에 한하며, 확진은 사후 뇌 조직의 조직병리학적인 검사에 의한다.[2,4)

파킨슨병은 한의학적으로 진전마비에 해당되며 기혈양허(氣血兩墟), 간신음허(肝腎陰虛), 기체혈어(氣滯血瘀), 간양화풍(肝陽化風), 혈허생풍(血虛生風) 등으로 변증된다.[4)

파킨슨병의 서양의학적 치료는 도파민 제제 복용이 일반적이나 복용 후 4~5년 경과 시 40%, 9~15년 경과 시 90%의 빈도로 이상운동증 등의 부작용이 나타나게 된다. 또한 어떠한 치료도 진행을 느리게 하거나 멈추게 하지 못하는 실정이다.[1,3)

지금까지 파킨슨병 치료에 대한 평가로 UPDRS(통합파킨슨병 척도)와 혼 & 야(Hoehn & Yahr)의 중증도 분류가 다용되나 일관성, 객관성이 떨어지는 문제가 제기되고 있다.[5) 또한 환자 본인 설문작성에 의한 평가는 미비한 것이 현실이다. 이에 저자는 수년 동안 본원에 내원한 파킨슨병,

파킨슨 증후군 환자들을 한의학적인 방법으로 치유한 결과 진행의 멈춤 내지 호전의 임상사례가 도출되어 증례 보고하는 바이다.

II. 연구 대상 및 방법

1. 연구 대상

본 연구는 2007년 ○월부터 2009년 ○월까지 Y한의원에 내원한 파킨슨병, 파킨슨 증후군 환자를 대상으로 하였으며, 진단의 객관성을 확보하기 위하여 종합병원급 이상에서 진단받은 환자를 대상으로 하였다. 양약의 효과에 대한 부분을 배제하기 위하여 적어도 한약 치료를 6개월 이상 받은 환자만을 연구 대상으로 하였다. 6개월 이상이지만 1개월 이상 한약 복용이 중단된 사례는 배제하였다(Table I, II). 또한 혜파드나 도파민 제제 외의 다른 치료가 이루어지지 않도록 고지하도록 하였으며, 고지된 환자는 배제하였다. 이러한 조건에 부합하는 환자는 총 7명이었으며 남성 6명, 여성 1명이었다.

2. 연구 방법

내원 초기부터 복용 중이던 양약을 중단하거나 최초 진단 후 양약을 복용하지 않았던 환자들은 한약만을 복용하게 하였다.

양약을 복용 중인 환자들의 경우 점차적으로 복용 횟수를 줄이게 함으로써 한약으로 인한 효과 발현을 유도하였다. 파킨슨병, 파킨슨 증후군의 특성상 양약을 줄이지 않은 채 치료를 종결하게 되면 양약의 약효소실 현상, 온-오프(on-off) 현상으로 인하여 다시 양약의 복용 횟수가 늘어나게 되는 악순환이 반복되기 때문이다.

한약의 경우 1개월에 한 번씩 내원하게 하였으며 내원 당시의 한의학적인 변증론에 의거하여 처방하였으며 한약과 양약의 겸치 시 1시간 이상의 복용 시간차를 두게 하였다. 음식에 내재된 곡기를 충분히 소화·흡수할 수 있도록 하기 위하여 1수저를 50회 이상씩 저작 후 삼키게 하였으며 향후 병의 진행시 발생될 수 있는 변비 예방을 위해 현미 위주의 잡곡식을 권장하였다.

또한 팔, 다리를 앞뒤로 크게 흔들면서 걷는 형태의 활보장 운동을 하루 30분 이상씩 실시하도록 하였다.

매달 내원 시 주 증상에 대한 문진이 이루어졌으며 반드시 본인 또는 보호자 자필에 의한 치료 과정 점검표를 작성하도록 하여 객관적인 데이터가 되도록 하였다. 치료 과정 점검표와 별도로 UPDRS(통합파킨슨병 척도), ADL(파킨슨병 삶의 질 평가), 손바닥/발 신경검사를 실시하였다. 다만, UPDRS, ADL, 손바닥/발 신경검사가 검사자의 주관적인 판단에 따라 정도의 차가 심하며 양약 복용자의 경우 on 상태와 off 상태에 따른 시간적 산출이 불가한 경우가 많은 단점 때문에 환자 스스로 1개월의 상태를 평가한 치료과정 점검표에 의해 결과를 산출해 보았다.

1) 변증 유형별 처방 내용[7]

(1) 간신음허(肝腎陰虛)

- 주 증상 : 요슬산연(腰膝酸軟), 양목건삽(兩目乾澁), 흉협동통(胸脇疼痛), 오심번열(五心煩熱)
- 설(舌) : 홍강소태(紅絳少苔)
- 맥(脈) : 세삭(細數)
- 처방 : 헤파드1, 헤파드4

(2) 기혈양허(氣血兩虛)

- 주 증상 : 면색창백(面色蒼白), 안검구순담백(眼瞼口脣淡白), 신피핍력(身疲乏力), 호흡곤란(呼吸困難), 식무미(食無味), 두훈안화(頭暈眼花), 심계정충(心悸怔忡)
- 설 : 담(淡)
- 맥 : 세약무력(細弱無力)
- 처방 : 헤파드2, 헤파드3

(3) 혈허생풍(血虛生風)

- 주 증상 : 지체마목(肢體痲木), 근맥구급(筋脈拘急), 근척육순(筋惕肉瞤), 시물혼화(視物昏花)
- 설 : 담(淡)
- 맥 : 현세(弦細)
- 처방 : 헤파드1

(4) 간양화풍(肝陽化風)

- 주 증상 : 추축(抽縮), 구련(拘攣), 지체마목(肢體痲木), 언어불리(言語不利), 반신불수(半身不遂)
- 설 : 홍강(紅絳)
- 맥 : 현(弦)
- 처방 : 헤파드4, 헤파드5

(5) 기체혈어(氣滯血瘀)

- 주 증상 : 동통(疼痛), 창민(脹悶), 구순청자(口脣靑紫), 피부어반(皮膚瘀斑)
- 설 : 태백 혹 어반(苔薄 或 紫斑)
- 맥 : 현삽(弦澁)
- 처방 : 헤파드5

2) 헤파드 : Hepad, 파킨슨병 치유 한약, Healing herbmedicine of Parkinson Disease

• 헤파드1 : 加味六味地黃元[7]

熟地黃 16g, 山藥, 山茱萸 각 8g, 白茯笭, 牧丹皮, 澤瀉 각 4g

• 헤파드2 : 加味年齡固本丹[7]

兎絲子, 肉從用 각 8g, 天門冬, 麥門冬, 生地黃, 熟地黃, 山藥, 牛膝, 杜冲, 巴戟, 拘杞子, 山茱萸, 白茯笭, 人蔘, 杏仁, 五味子, 柏子仁 각 4g, 覆盆子, 車前子, 地骨皮 각 2.8g, 川椒, 石菖蒲, 遠志, 澤瀉 각 2g

• 헤파드3 : 加味陰陽雙補湯[18]

熟地黃, 當歸, 川芎, 白灼藥, 黃芪, 黃栢(鹽水炒), 山藥, 山茱萸, 牧丹皮, 澤瀉, 五味子, 覆盆子, 兎絲子, 車前子, 拘杞子, 何首烏, 桂皮, 杜冲, 蓮子肉, 甘草 각 4g, 附子 1.2g

• 헤파드4 : 加味地黃飮子[19]

熟地黃, 巴戟, 山茱萸, 肉從用, 石斛, 遠志, 五味子, 白茯笭, 麥門冬 각 4g, 附子冬, 肉桂, 石菖蒲 각 2g, 薑三, 棗二, 薄荷, 少許

• 헤파드5 : 加味釣藤散[20]

釣鉤藤, 天麻, 黃芩, 黃栢(鹽水炒), 蒼朮, 枳殼, 白芍藥, 半夏, 柴胡, 山藥, 山茱萸, 丹蔘 각 4g, 甘草 2g

※ 환자별, 시기별 사용 처방은 다음과 같았다.

1. 이ㅇㅈ : 초진-H4, 1개월 후-H4,H1, 2개월 후-H4, 3개월 후-H4,H2, 4개월 후-H4, H2, 5개월 후-H4, H2, 6개월 후-H4, 7개월 후-H4, 8개월 후-H3, 9개월 후-H4, 10개월 후-H4, 11개월 후-H4, 12개월 후-H4, 13개월 후-H4, 14개월 후-H4.

2. 이ㅈㅅ : 초진-H3, 1개월 후-H3, 2개월 후-H3, 3개월 후-H2, 4개월 후-H2, 5개월 후-H3, 6개월 후-H3, 7개월 후-H2, 8개월 후-H3, 9개월 후-H4.

3. 이ㅊㅅ : 초진-H4, 1개월 후-H4, 2개월 후-H3, 3개월 후-H4, 4개월 후-H1,H4, 5개월 후-H4,H3, 6개월 후-H2, 7개월 후-H4, 8개월 후-H4, 9개월 후-H4.

4. 천ㅂㅎ : 초진-H1, 1개월 후-H2, 2개월 후-H1, 3개월 후-H2, 4개월 후-H2, 5개월 후-H3, 6개월 후-H3, 7개월 후-H5, 8개월 후-H1, 9개월 후-H4, 10개월 후-H4.

5. 이ㅅㅊ : 초진-H4, 1개월 후-H1, 2개월 후-H4, 3개월 후-H4, 4개월 후-H4, 5개월 후-H4,H2, 6개월 후-H4,H2, 7개월 후-H2, 8개월 후-H4,H1, 9개월 후-H2, 10개월 후-H2, 11개월 후-H1, 12개월 후-H4, 13개월 후-H3, 14개월 후-H3, 15개월 후-H5, 16개월 후-H5.

6. 이ㅈㅎ : 초진-H1, 1개월 후-H1, 2개월 후-H1,H4, 3개월 후-H4, 4개월 후-H1, 5개월 후-H4, 6개월 후-H4, 7개월 후-H4, 8개월 후-H4.

7. 이ㅇㅈ : 초진-H3, 1개월 후-H3, 2개월 후-H3, 3개월 후-H3, 4개월 후-H1,H4, 5개월 후-H1, 6개월 후-H3, 7개월 후-H3, 8개월 후-H2, 9개월 후-H3, 10개월 후-H4, 11개월 후-H5, 12개월 후-H5, 13개월 후-H5.

(헤파드1 : H1, 헤파드2 : H2, 헤파드3 : H3, 헤파드4 : H4, 헤파드5 : H5)

육미지황(六味地黃)원은 부족해진 신수(腎受)를 보함으로써 뇌수(腦髓)의 활성화를 위한 처방이며, 지황음자(地黃飮子)는 중풍의 증상 중 설마비와 각부 마비, 신허기궐(腎虛氣厥) 증상을 개선하기 위한 처방이다. 연령고본단(延齡固本丹)은 노인성 허증(虛症)을 위한 처방이다. 음양쌍보탕(陰陽雙補湯)은 허약해진 기혈(氣血)을 보하는 처방이며 가미조등산(加味釣藤散)은 활혈거어(活血祛瘀), 평간식풍(平肝息風), 청열안신(淸熱安神)에 중점을 두는 처방이다. 가미조등산(加味釣藤散)만 실증(實證)에 적용이 되며 나머지 4처방은 기혈(氣血), 신음(腎陰)을 보하여 골수(骨髓)의 활성화에 궁극적으로 적용되는 처방이다.[7,18~20]

III. 결과

1. 연구 대상의 일반적 특성

파킨슨병의 평균 발병 연령은 58~62세이다.[1,0)] 이에 비해 Y한의원의 평균 연령이 49세로 비교적 젊은 것은 사회경제적으로 활동을 해야만 하는 절실함이 내재되어 있기 때문으로 보인다. 한약 투여의 평균 기간은 12.28개월이었으며 한약 양약 겸치는 3명, 한약 단독 치료는 4명이며, 한약 양약 겸치 시 치료기간 중 양약의 투여횟수가 1~2회 감소하였다. 중증도의 변화는 관찰되지 않았으며 치료 과정 점검표의 기재 유의한 치료 효과가 관찰되었다.

다음은 환자 본인이 작성한 치료 과정 점검표에 의한 증상의 상태와 헤파드 복용 기간, 양약의 복용 횟수의 경감 상태, 변화되는 증상의 기록이다.

이○○ 환자는 처음 내원 시 도파민 제제를 전혀 복용하지 않은 상태였으며 양손의 진전, 보행 장애를 나타내고 있었다. 2008년 ○월부터 2009년 ○월 까지 매월 내원 시 변증에 의해 헤파드를 복용한 결과 더 이상의 진행이 없었으며 진전, 보행 장애의 호전을 보여 주었다.

이○○ 환자는 2008년 ○월 내원 시 도파민 제제를 복용하지 않았으며, 우수의 진전, 우견배의 경직, 미약한 보행 장애의 상태였다. 2009년 ○월까지 변증에 의한 헤파드 복용 결과 더 이상의 진행이 없는 결과를 보여주었다.

이○○ 환자는 2008년 ○월 내원 시 도파민 제제를 하루 3회 복용하고 있었으며 좌각의 보행 장애, 좌수 진전, 좌수 무력, 안면 무표정, 수면 시 이상운동증, 좌항부 경직등이 주 증상이었다. 2009년 ○월까지 변증에 의한 헤파드를 도파민 제제와 동시에 투여 결과 좌수 진전 증상의 소실, 보행 장애의 개선, 안면 무표정의 개선의 전반적인 호전을 보였다.

천○○ 환자는 2008년 ○월 내원 시 1개월 복용 중이던 도파민 제제 복용에도 별 호전이 없어 복용 중이던 양약을 중단하고 내원하였으며 좌우수의 진전, 무력, 좌견의 경직, 서동이 주 증상이었다. 2009년 ○월까지 변증에 의한 헤파드의 복용 결과 좌우수의 진전 증상 소멸, 진행의 멈춤 등의 호전 반응이 나타났다.

이○○ 환자는 2007년 ○월 내원 시 복용 중이던 도파민 제제를 중단한 상태로 좌우수의 진전, 무력, 보행 장애가 주 증상이었다. 변증에 의한 헤파드를 2009년 ○월 까지 복용한 결과 좌우수 진전, 무력, 보행 장애 등의 증상이 더 악화되었다.

이○○ 환자는 2008년 ○월 내원 시 도파민 제제를 1일 3회 복용 중이었으며 좌수의 서동, 좌각의 끌림으로 인한 보행 장애, 좌수 경직, 좌견 통증, 수면 장애, 자세의 전굴 현상 등이 주요 증상이었다. 헤파드 복용 2개월 후 경직, 좌견 통증, 수면 장애, 자세의 전굴 현상이 호전되어 도파민 제제를 1일 2회로 감량시켰다. 2009년 ○월 상기 호전 증상과 더불어 더 이상의 진행이 발견되지 않아 도파민 제제를 1일 1회로 감량시켰다.

이○○ 환자는 2008년 ○월 내원 시 도파민 제제를 1일 4회 복용 중이었으며 항부 경직, 좌수 무력, 좌각 무력 및 불안정, 내부 진전, 수면 장애, 구음 장애 등이 주 증상이었다. 2009년 ○월까지 헤파드에 의한 치료 결과 좌수 무력, 좌각 무력 및 불안정, 불면증 등이 호전을 보였으며 향후 도파민 제제의 감량 내지 중단이 예측된다.

이를 종합하여 보면 7명의 파킨슨병 환자 중 진행이 멈추어졌다고 기술한 환자는 2명, 진행의 중단과 함께 증상의 호전을 기술한 환자가 4명, 오히려 더 진행이 되면서 증상이 악화된 것으로 기술한 환자가 1명이었다. (Table I, II)

Table I. Ratio of Age and Gender

Average age	Average treatment period	Male	Female	Total
49	12.28Months	6	1	7

Table II. List

Name	M/F	Age	Diagnosis Disease	Sickness period	Taking Medicine times(Day1)
1 ○○LEE	M	43	Parkinson disease 2~3Stages	36Months	0
2 ○○LEE	M	49	Parkinsonism	19Months	0
3 ○○LEE	M	50	Parkinson disease 1Stages	37Months	3
4 ○○CHUN	M	56	Parkinson disease 1Stages	20Months	0
5 ○○LEE	M	52	Parkinson disease 1~2Stages	20Months	0
6 ○○LEE	M	41	Parkinson disease 1~2Stages	19Months	3
7 ○○LEE	F	52	Parkinson disease 1Stages	37Months	4

Name	M/F	Age	Treatment period	Result	Remarks
1 ○○LEE	M	43	15Months	Progress stopped/Improved	
2 ○○LEE	M	49	11Months	Progress stopped	
3 ○○LEE	M	50	13Months	Progress stopped/Improved	
4 ○○CHUN	M	56	8Months	Progress stopped/Improved	
5 ○○LEE	M	52	16Months	Ingravescence	
6 ○○LEE	M	41	10Months	Progress stopped	Taking medicine reduced to 1~2times
7 ○○LEE	F	52	13Months	Progress stopped/Improved	Taking medicine reduced to 2times

본원에서 치료 중인 파킨슨병 환우들의 경우 40%는 악화되며, 30%는 현 상태 유지, 30%는 증상의 호전을 보이고 있다. 악화되는 40%는 빠른 진행이 원인으로 파악되고 있다.

파킨슨병은 만성 진행성 신경질환이다. 만성이란 꾸준히 진행된다는 의미이며 진행성이란 증상이 점점 심해지면서 새로운 증상이 나타남을 의미한다.[3] 그런데 12개월의 평균 치료 기간 동안 진행이 멈추었거나 증상이 호전되었다는 것은 신경보호 효과가 있었다는 것을 의미한다. 파킨슨병 파킨슨 증후군의 한방 치료 7예의 평균 12개월의 동안의 치료 관찰 결과 28.5%는 현상 유지, 57.1%는 호전, 14.2%는 악화됨으로 파악되었다(Table II, IV, Fig. 1).

Table III. **Hoehn and Yahr progress**

G	Hoehn and Yahr progress
G0	파킨슨병 징후가 없는 단계, 내부 진전 단계
G1	몸의 한쪽으로만 파킨슨병의 징후가 나타나는 단계
G1.5	편측성이며, 중심잡기, 보행 장애를 미약히 동반하는 단계
G2	양측성이 강하게 나타나나 중심잡기에는 이상이 없는 단계
G2.5	경한 양측성이며 중심잡기의 이상소견이 의심되어 뒤에서 잡아당기면 약간의 장애를 보이는 정도
G3	중등도의 양측성이며, 중심잡기 이상으로 신체적 의존성이 있는 단계, 보행이 장애로 나타남
G4	심한 장애로 다른 사람의 도움 없이는 걷지 못하는 단계 - 주로 앉아서 생활
G5	다른 사람의 도움 없이는 휠체어나 침상생활만 가능한 단계 - 주로 누워서 생활

Table IV. **Treatment Result**

Maintenance of the status quo(Neural protection)	Improvement(Neural protection and treatment ending predictable)	Ingravescence	Total
2	4	1	7
≒ 28.5	≒ 57.1	≒ 14.2	100 (%)

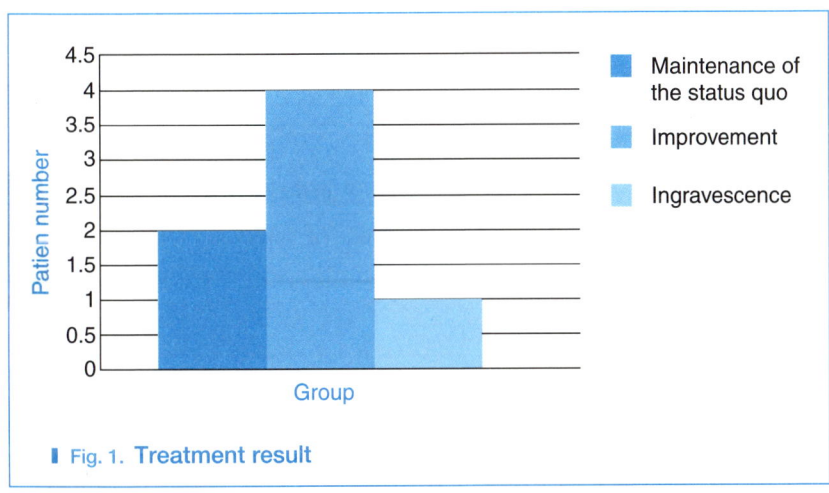

Fig. 1. **Treatment result**

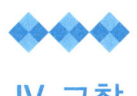

IV. 고찰

파킨슨병은 1817년 영국의 의사인 제임스 파킨슨(1755~1824)이 '진전마비(Shaking palsy)' 증상을 가진 환자에 대한 논문을 발표하였고 그의 이름을 따라 파킨슨병이라 명명하게 되었다.[3,9] 그 후 1914년 트레티아코프(Tretiakoff)가 주된 병소가 흑질임을 밝히게 되며, 20세기 중반에는 파킨슨병의 외과적 수술요법이 도입되었으며, 1960년에 신경전달물질인 도파민의 결핍이 증상 유발의 원인임이 입증되었으며, 1980년대에 MPTP 독성기전, 셀레질린의 사용, 태아이식에 대한 연구 등이 시작되었다.[3] 그러나 파킨슨병이 기술된 지 200여 년이 지나가고 있으나 진행을 느리게 하거나 멈추게 하는 방법은 아직 없는 실정이다.[3,11]

파킨슨병은 중뇌 흑질의 도파민성 신경세포가 파괴되는 만성 진행성 퇴행질환이다.[10,13,16] 부족해진 도파민 등의 신경전달물질로 인하여 떨림, 근육의 경직, 동자이 느려짐, 동작의 불안정, 자율신경장애 등이 나타나게 된다. 흑질의 신경세포는 뇌의 기저핵과 연결되어 있는데, 도파민의 부족은 인체의 동작을 섬세하고 부드럽고 정확하게 수행하지 못하게 하여 파킨슨병의 주 증상이 나타나게 된다.[2]

파킨슨병의 진단은 전적으로 임상진단에 기초하며 진전, 경직, 서동증 중 두 가지 이상이 나타나고 레보도파 제제에 대한 유의한 반응을 보이는 경우에 한한다. 분명한 확진은 사후에 조직병리학적인 소견에 의해서만이 가능하다. 이러한 진단적인 특수성으로 인해 파킨슨병으로 진단받은 환자의 사후 검진 시 75~80%만이 파킨슨병의 특징인 레비 소체(lewy body)가 발견된다. 즉 파킨슨병으로 임상 진단된 20%는 실제로 파킨슨 증후군 등의 다른 질환인 것이다.[1,10]

파킨슨병의 정확한 원인은 파악되지 않고 있지만 세포독성물질인 자유유리기에 의한 산화적 스트레스, 미토콘드리아의 복합체 중 복합체(Comple I)의 기능 이상, 환경독소, 유전 등이 복합적으로 작용하는 것으로 추정되고 있다.[3,10,14]

일반인의 경우도 노화에 의해 흑질의 도파민성 세포는 10년에 5%씩 감소한다. 그러나 파킨슨병의 증상이 발현되기 시작하면 흑질의 50~60% 이상이 사멸된 상태이며, 선조체의 도파민 함량은 60% 이상 감소를 보인다.[5,10] 파킨슨병에서 신경 축삭 말단이 파괴되면 단백질 혼합체의 축적으로 레비 신경돌기(Lewy neurite)를 형성하며 이 성분 중의 한 가지가 알파-시누클레인(alpha-synuclein)으로 밝혀지고 있다. 즉 어떤 원인에 의해 발생된 단백질 혼합체로 인해 흑질 도파민성 세포 축삭말단의 퇴행성 변화가 유도되며 이어져 세포체 방향으로 진행되면서 레비소체를 형성하면서 흑질세포의 사멸로 이어져 파킨슨병이 유발되는 것으로 추정하고 있다.[10]

2002년 통계청 자료에 의하면 우리나라 고령화 속도 추세가 다른 나라들보다 빠른 편이며, 65세 이상 인구가 2002년 7%, 2021년에는 14%, 2028년에는 20%를 차지할 것으로 추정된다. 국내에서 아직 정확한 통계 자료는 없으나 65세 이상 노령인구의 약 1~3%가 파킨슨병을 앓고 있으며 약 30~40만 명의 환자가 있을 것으로 예상하고 있다. 국내 파킨슨병 환자의 평균 발병 연령은 64.1세이며, 증상 발현 후 실제 치료 시작까지는 약 2년이 걸리는 것으로 파악되고 있다. 한편 미국에서의 평균 발병 연령은 58~62세이며 인구 10만 명당 160명의 유병률을 보이며 매년 4만 명이 발생되는 것으로 파악되고 있다.[5,16]

초기 파킨슨병에서 도파민 제제의 투여가 효과적이나 4~6년 후부터는 아무리 치료를 잘 하여도 이상운동증, 운동성 동요 등과 같은 만성 운동 부작용이 나타나게 되며 진행이 느려지거나 멈추게 하는 결정적인 치료가 없는 것이 현재의 실정이다.[5,10]

파킨슨병은 한의학적으로 전증(顫證)의 범주에 속하는 진전마비(振顫

麻痺) 증상이다. 연령에 따라 증가하는 양상을 보이며 간신음허(肝腎陰虛), 기혈양허(氣血兩虛), 혈허생풍(血虛生風), 기체혈어(氣滯血瘀), 간양화풍(肝陽化風) 등으로 변증된다.[1,5,12]

지금까지의 한의학적인 연구는 연령고본단, 육미지황탕에 의한 파킨슨병에 대한 동물실험 연구, 익신소전탕에 의한 동물실험 연구, 계피, 석위 등의 MAO 작용 억제에 대한 연구, 태충, 양릉천의 자침에 대한 연구 등이 있었으나 6개월 이상 변증론치에 의거한 한의학적 치료에 대한 결과보고가 없는 실정이다.[7]

본 연구는 치료보다는 치유적인 관점에서 접근한다. 치료(treatment)란 현재 있는 증상을 외부의 공격적인 방법으로 일시적 호전시킴을 의미한다. 치유(healing)란 인간이 원래부터 가지고 있는 질병을 극복할 수 있는 내부적 힘을 이용하여 온전하게 만든다는 개념이다.[7] 진행성 퇴행성 난치질환인 파킨슨병의 경우 특히 한의학적인 치유개념으로 접근함으로써 1년에 0.5%의 사연사멸민 유지히게 함이 주요 관점이다. 현재 의학계에서 수행되는 연구에 의해 생산되어진 시네메트, 마도파 등의 도파민제제는 단일불실보서 부족해진 도피민을 공급한다. 그러나 이러한 개념은 한의학의 기본 개념과 다른 틀인 것이다. 도파민 공급만으로 밝혀지지 않은 수많은 신경전달물질의 부족과 과잉을 해결하지 못하기 때문이며 이로 인해 진행은 되면서 일정한 기간 후에는 약효 소실 현상, 온-오프(on-off) 현상, 장기 복용으로 인한 이상운동증 등의 부작용이 출현하게 된다.

본 연구에서 동일한 환자라도 1개월에 1회씩 내원하여 사진(四診)에 의한 변증과 함께 처방이 이루어졌으며 이러한 언유로 힝상 동일한 처방이 이루어지지 않았다. 암, 파킨슨병, 파킨슨 증후군, 루게릭, 근이영양증, 루프스 등의 난치병은 이와 같은 접근 방법이 치유 작용을 일으키지 않나 사료된다. 파킨슨병 치유 한약이라는 개념에 대한 영문 표현으로 헤파드(Hepad : Healing herbmedicine of Parkinson Disease)라 기술하였다. 각케이스의 평균 연령이 64세에 비해 49세로 적은 것은 가장이나 주부로서 해야 할 일이 많이 남아 있는데 조기 발병으로 인한 향후 세월에 대한 불안감이 많이 작용한 것으로 사료된다. 7케이스에 대한 헤파드 투여는 1개월 간격으로 1일 2~5회씩 복용하도록 하였다. 4명은 도파민 제제를 처음부터 복용하지 않았거나 내원 전 스스로 중단하였으며 나머지 3명은 한약과 양약을 겸치하면서 시작되었다.

 헤파드에 대한 파킨슨병 환자들의 반응들은 1~3개월 동안의 적응기, 4~6개월 후 치료 패턴 형성기, 7~12개월부터 헤파드에 의한 임계점기, 13개월 이후 호전기의 형태를 형성하는 것으로 보인다. 적응기는 뇌신경에 작용하는 기존의 약물에 대한 새로운 약물의 적응기로 연령이 많을수록, 도파민제 복용량과 복용 횟수가 많을수록 기간이 길게 나타났다. 치료 패턴이란 본래 그 환자의 고정된 허실 상태를 파악하는 기간으로 파킨슨병 이외의 다른 병증이 없는 경우에는 패턴에 의한 헤파드가 처방되었다. 임계점기란 헤파드에 의해 음양과 장부의 조화가 이루어짐으로써 자연적인 도파민 농도 상승이 이루어지면서 신경보호 효과가 발현되는 시기로 이 시기부터 한·양방 겸치의 경우 복용횟수 줄이기가 가능하였으며 증상의 호전이 다소 나타났다. 호전기부터는 기존의 증상이 줄어들거나 감소되는 시기로 진행되지 않는 안정적 상태로 보이며 환자들도 심리적 안정감을 찾게 되었다. 그러나 모든 환자들이 사회, 경제적 상황, 연령, 성별, 심리 상태, 환경, 도파민 제제의 용량 등이 다르기 때문에 일률적으로 한정하기에는 무리가 따른다.

 파킨슨병 환우들의 평가에는 UPDRS(통합파킨슨병 척도)와 혼 & 야(Hoehn & Yahr)의 중증도 분류가 사용되어지나 검사자에 의한 객관성의 문제, 양약의 온오프 상태에 따른 평가의 일률성이 문제시되고 있다.[8] 이에 저자는 매 내원 시마다 파킨슨병의 주 증상과 부수적 증상에 대한 설문을 환자 본인이 작성하게 함으로써 객관성을 유지하게 하였다.

 다음은 환자 본인이 작성한 치료 과정 점검표에 의한 증상의 상태와 헤파드 복용 기간, 양약의 복용 횟수의 경감 상태, 변화되는 증상의 기록이다.

이○○ 환자는 처음 내원 시 도파민 제제를 전혀 복용하지 않은 상태였으며 양손의 진전, 보행 장애, 현훈, 안면 경직 등의 증상을 나타내고 있었다. 변증에 의한 헤파드 복용 1개월 후 "걷기가 부드럽다, 발가락에 힘이 들어간다"라고 기술하였으며, 5개월 후에는 "걷기가 편하다, 어지럼증이 없다, 표정이 좋아진다", 7개월 후에는 "전체적으로 좋다, 걷기만 불편하다", 11개월 후에는 "손이 좋아졌다, 피로도가 감소한다, 현훈이 좋아졌다", 1년 3개월 후에는 "무력감, 떨림, 끌림, 현훈, 걷기가 좋아졌다"라고 치료 과정 점검표에 기술하고 있다. 이를 종합하여 보면, 2008년 ○월부터 2009년 ○월까지 매월 내원 시 변증에 의해 헤파드를 복용하게 한 결과 더 이상의 진행이 없었으며 진전, 보행 장애의 호전을 보여주는 것으로 보인다.

이○○ 환자는 2008년 ○월 내원 시 도파민 제제를 복용하지 않았으며, 우수의 진전, 우견배의 경직, 미약한 보행 장애의 상태였다. 헤파드 복용 1개월 후 "손 떨림이 약간 좋아지는 느낌이다", 2개월 후 "손 떨림이 호전됨", 6개월 후 "목소리가 맑아짐", 8개월 후 "큰 변화가 없음", 11개월 후 "큰 변화가 없음"이라고 기술하고 있다. 이 환자의 경우 2008년 ○월부터 2009년 ○월까지 변증에 의한 헤파드 복용 결과 도파민 제제의 복용 없이 증상의 악화나 진행이 없는 결과로, 궁극적으로 진행의 중단을 보여주고 있다.

이○○ 환자는 2008년 ○월 내원 시 도파민 제제를 하루 3회 복용하고 있었으며 좌각의 보행 장애, 좌수 진전, 좌수 무력, 안면 무표정, 수면시 이상운동증, 좌항부 경직등이 주 증상이었다. 변증에 의한 헤파드 복용 1

개월 후 "약간 호전됨, 수면 시 이상운동증이 호전", 약 2개월 후 "걷기가 편한다, 호전되는 느낌이다, 떨림 현상이 감소한다, 다리 끌림이 호전된다", 1년 후 "전체적으로 좋다, 떨림은 거의 없다"라고 기술하고 있다.

결과적으로 2008년 ○월부터 2009년 ○월까지 변증에 의한 헤파드를 도파민 제제와 동시에 투여한 결과 좌수 진전 증상의 소실, 보행 장애의 개선, 안면 무표정의 개선등 전반적인 호전을 보였다.

천○○ 환자는 2008년 ○월 내원 시 1개월 복용 중이던 도파민 제제 복용에도 별 호전이 없어 복용 중이던 양약을 중단하고 내원하였으며 좌우수의 진전, 무력, 좌견의 경직, 서동이 주 증상이었다. 변증에 의거한 헤파드 1개월 복용 후 "피로도가 감소함", 2개월 후 "피로 덜함", 3개월 후 "어깨 통증이 호전, 양손 무력이 호전", 4개월 후 "어깨 통증이 없음", 8개월 후 "팔 다리의 무력증이 호전, 어깨 통증이 호전"이라고 기술하고 있다.

결과적으로 2008년 ○월부터 2009년 ○월까지 도파민 제제 복용 없이 변증에 의한 헤파드의 복용 결과 좌우수의 진전 증상 소멸, 진행의 멈춤 등의 호전 반응을 나타내고 있다.

이○○ 환자는 2007년 ○월 내원 시 복용 중이던 도파민 제제를 중단한 상태로 좌우수의 진전, 무력, 보행 장애, 설인증이 주 증상이었다. 변증에 의한 헤파드 복용 1개월 후 "최근 헤파드 복용 후 몸 상태가 너무 좋다, 머리가 맑다", 2개월 후 "혀 땅김이 거의 호전됨, 피로감도 너무 좋아짐, 머리가 덜 아프다"라고 기술하여 호전되는 것으로 보였다. 그러나 그 후 부터는 전체적으로 조금씩 진행되는 양상을 나타냈다. 이러한 경우 파킨슨병의 진행적 특성상 진행되는 속도에 비해 치유되는 속도가 미치지 못했거나 정확한 변증시치가 되지 않아 악화되었지 않나 사료된다.

결과적으로 2007년 ○월부터 2009년 ○월까지 변증에 의한 헤파드를 복용한 결과 좌우수 진전, 무력, 보행 장애 등의 증상이 더 악화되었다.

이○○ 환자는 2008년 ○월 내원 시 도파민 제제를 1일 3회 복용 중이었으며 좌수의 서동, 좌각의 끌림으로 인한 보행 장애, 좌수 경직, 좌견 통증, 수면 장애, 자세의 전굴 현상 등이 주요 증상이었다. 헤파드 복용 2개월 후 경직, 좌견 통증, 수면 장애, 자세의 전굴 현상이 호전되어 도파민 제제를 1일 2회로 감량시켰다. 2009년 ○월 상기 호전증상과 더불어 더 이상의 진행이 발견되지 않아 도파민 제제를 1일 1회로 감량시켰다.

결과적으로 2008년 ○월부터 2009년 ○월까지 변증에 의한 헤파드를 복용함으로써 증상의 호전과 진행의 멈춤과 더불어 복용 중인 도파민 제제를 1일 3회에서 1회로 감량시킬 수 있었다.

이○○ 환자는 2008년 ○월 내원 시 도파민 제제를 1일 4회 복용 중이었으며 항부 경직, 좌수 무력, 좌각 무력 및 불안정, 내부 진전, 수면 장애, 구음 장애 등이 주 증상이었다. 2008년 ○월까지 변증에 의한 헤파드 복용 결과 좌수 무력, 수면 장애, 구음 장애 등이 호전되어 도파민 제제를 1일 3회로 감량하였다. 2008년 ○월 전반적인 증상의 호전 현상을 보여 도파민 제제를 1일 2회로 감량하였다. 2009년 ○월 좌수 무력, 좌각 무력 및 불안정, 불면증 등이 호전을 보였다.

결과적으로 2008년 ○월부터 2009년 ○월 헤파드의 복용 결과 증상의 호전과 진행의 멈춤과 더불어 복용 중인 도파민 제제를 1일 3회에서 1회로 줄일 수 있었다. 향후 도파민 제제의 감량 내지 중단이 가능할 것으로 예측된다.

종합해 보면 6개월 이상 헤파드를 복용한 환자 7케이스에서 현상 유지 2, 호전 4, 악화 1의 비율을 나타냈다. 헤파드의 효과 발현의 기전이 항산화 효과나 신경보호 작용, 도파민의 대사 과정 중 MAO 억제작용,

COMT 억제작용 등에 일부 또는 복합적으로 작용하는지에 대한 추가적인 연구가 필요하다.[10]

한약이 의료보험이 되지 않아 비교적 고가인 점, 본원이 지방에 있어 매월 내원하기가 어려운 점 등으로 인해 많은 환자들의 지속적인 관리가 잘 되지 않는 것으로 판단된다.

향후 헤파드에 대한 동물실험, 임상실험, 도파민 대사와 관련된 기전과 구체적인 성분 등에 대한 지속적인 연구가 이루어지길 바라며 파킨슨병 환자들에게 희망이 되길 바란다.

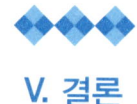

V. 결론

Y한의원에 내원한 파킨슨병, 파킨슨 증후군의 환자들에게 보익간신(補益肝腎)하는 파킨슨병 치유 한약 헤파드1, 2, 3, 4와 활혈거어(活血祛瘀), 평간식풍(平肝息風), 청열안신(淸熱安神)하는 헤파드5를 매월 변증에 의해 복용하게 한 결과 다음과 같은 결론을 얻을 수 있었다.

환자 본인이 직접 작성한 치료 과정 점검표의 파킨슨병의 주 증상과 부수적 증상의 종합결과 진행의 멈춤이 28.5%, 진행의 멈춤과 증상의 호전이 57.1%, 증상의 악화가 14.2%로 조사되었다.

이상의 결과로 보아 파킨슨병, 파킨슨 증후군에 대한 한의학적인 치료가 신경보호 효과가 나타나면서 유효함을 알 수 있었다. 향후 더 많은 사례에 대한 고찰과 도파민 농도 상승 및 신경보호 효과에 대한 기전에 추가적인 연구가 필요할 것으로 사료된다.

# 참고문헌

1. 박연철, 〈특발성 파킨슨 환자에서 경혈에 따른 침 치료 효과의 비교연구〉, 경희대학교대학원, 2007:1-2,19,24.
2. 이주연, 〈초기 파킨슨병 환자의 식이형태 및 영양 상태에 관한 연구〉, 경희대학교 동서의학대학원, 2007:2-4.
3. 이애영, 〈파킨슨병과 파킨슨 증후군〉, 초판. 서울 : 군자출판사, 2000:1-2,21,61.
4. 남선우, 〈조기 발병형 파킨슨병과 parkin 유전자이상에 관한 연구〉, 충남대학교대학원, 2003:1-2,4,7.
5. 권전록, 〈익신소전탕이 파킨슨병 유발 흰쥐에 미치는 효과〉, 동국대학교대학원, 2001:1,16-7.
6. 이현민, 〈수중운동과 균형훈련이 파킨슨병 유발 흰쥐모델에서 기능회복과 Tyrosine Hydroxylase 발현에 미치는 영향〉, 대구대학교대학원, 2008:1.5.
7. 문준전, 박종현, 안규석, 김성훈, 최승훈, 심범상, 박경모, 김동희, 박종오, 최달영, 김준기, 정현우, 엄현섭, 지규용, 이선구, 성찬실, 김징범, 이광규, 정우열, 전병훈, 《한방병리학》, 초판 2쇄. 서울 : 일중사, 2002:220,231,240,391,437.
8. 누탄사마, 엘렌리치맨, 《파킨슨병》, 초판, 서울 : 허원미디어, 2007:55-64.
9. 길석주, 〈파킨슨병 흰쥐모델에서 5-hydroxytrypamine이 L-dopa 유발 이상운동증에 미치는 영향〉, 한양대학교 대학원, 2008:1.
10. 김종민, 〈MPTP-파킨슨병 모델에서 신경세포 사멸에 관련된 유전자군에 대한 cDNA microarray 연구〉, 서울대학교 대학원, 2004:2-5.
11. 박상은, 〈1-Methyl-4-1,2,3,6-tetrahydropyridine 유발 파킨슨병 모델 마우스에서 glycyrrhizin의 신경보호효과〉, 중앙대학교 대학원, 2007:29.

12. 문정호, 〈파킨슨병에 관련한 석위 물추출물의 Monoamine Oxidase 활성억제효과〉, 동의대학교대학원, 2003:4.
13. 서정화, 천상명, 김재우, 〈파킨슨병 환자의 ON, OFF 상태와 임상양상의 연관성〉, 《대한파킨슨병 및 이상운동질환 학회지》, 2008:66.
14. 임재환, 김종우, 정선용, 조성훈, 오명숙, 황의완. 〈귀비탕과 가미귀비탕의 항산화 효과 및 6-Hydroxydopamine에 대한 PC12 세포보호 효과 비교연구〉, 《동의신경정신과 학회지》, 2009:20:11.
15. Andrew Weil, 《자연치유》, 1판, 서울 : 정신세계사, 2005:23,141.
16. Heh-In Im, 〈Study on the Neuroprotective Effects of Baicalein in 6-Hydroxydopamine-induced Parkinsonian Mice〉, Seoul National University, 2005:1.
17. Jin Mei Ying. 〈Recovery of normal behavior and neural activity of basal ganglia of Parkinson's disease model of rats after acupuncture treatment〉, DEPARTMENT OF PHYSIOLOGY COLLEGE OF HALLYM UNIVERSITY, 2004:4.
18. 배원식, 《한방임상보감》, 1판, 경기 : 대성의학사, 2001:64.
19. 황도연, 《증맥. 방약합편》, 9판, 서울 : 남산당, 1988:121,166,359.
20. 이상인, 김동걸, 이영종, 노승현, 주영승, 《방제학》, 서울 : 영림사, 1988:325. 4장.

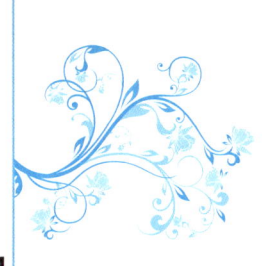

'五正療法'에 의한 파킨슨병 치료종결의 1례에 대한 고찰

박병준[1] · 김동희[2*]
1 : 순천 영진한의원, 2 : 대전대학교 한의과대학 병리학교실

A study on a case of treatment termination of Parkinson's disease treated by 5 upright life cure regulations therapy

Dong Hee Kim[1], Byung Jun Park[2*]

1 : Department of Pathology, College of Oriental Medicine, Daejon University

2 : Young Jin Oriental Medical Clinic, Suncheon

Parkinson's disease is a degenerative disease of a cranial nerve and has a main symptoms of irregular movement of muscle, stiffening, trembling which occurred by about 1% of population in the age of over 65. Moreover, the and prevalence rate and attack rate are soaring according to increase of elderly population. However, allopathy and surgery were done through dopamine and anticholinergic medicine for treatment but it developed a lot of complications due to medicine and progress since it makes slow progress or can't stop the treatment. Hereupon, I report that there is a case on one of the patients Young Jin Oriental Medical Clinic. The patient who is in state of treatment termination who doesn't need any further remedy and no worsening of symptoms after conduction of therapies of dialectic and 5 upright life cure regulations. 5 upright life cure regulations means five practive way for improvement of nature healing power. Upon undertaking the 5 upright life cure regulations, there were found significant results in such tests as Unified Parkinson Disease Rating Scale (UPDRS), Hoehn & Yahr Staging Scale, and Activity of Daily Living (ADL), and the ingestion of Benztropine 1mg and Requip 0.25mg was decreased from 3 times to 0 times. The study offers objective clinical data on Oriental Medicine treatment for Parkinson's disease which is one of representative neuro-degenerative diseases and thus broadens the application range of Oriental Medical treatment and presents the fundamental data on the clinical research on Parkinson's disease by adopting evidence-based medicine (EBM).

Key words : Parkinson's disease, Termination of treatment, 5 upright life cure regulations

*교신저자 : 박병준, 전남 순천시 조례동 1616-12 영진한의원
E-mail : bjp120@hanmail.net   Tel : 061-723-3601

I. 서론

파킨슨병은 진전(振顫), 경직(硬直), 서동(徐動)을 대표 증상으로 하는 뇌신경의 퇴행성 질환으로, 65세 이상 인구의 약 1%에서 발생한다.[1) 이에 대한 임상 진단은 상기한 대표 증상 2가지 이상과 도파민 제제에 대한 반응을 보이는 경우에 한하며, 확진은 사후 뇌조직의 조직병리학적인 검사에 의한다.[2) 발병 원인과 병리는 아직까지 명확하게 밝혀지지 않았으며, 유전적 원인과 환경적 원인이 복합적으로 작용하여 흑질의 도파민성 신경세포의 사멸을 유도하는 것으로 보고되고 있으며,[3) 환경독소, 산화적 손상, 미토콘드리아의 기능 이상 및 염증 반응 등의 다양한 이론이 추정되고 있다.[4) 이에 대한 치료 방법으로는 도파민 및 항콜린성 약제를 통한 대증요법과 수술요법이 이루어지고 있으나, 진행을 느리게 할 뿐 치료 종결이 되지 않아 약물과 진행에 의한 합병증이 빈발하고 있는 실정이다.[5)

한의학에서는 파킨슨병을 간신음허(肝腎陰虛), 기혈양허(氣血兩虛), 담열동풍(痰熱動風)으로 인하여 나타나는 '진전마비(振顫痲痺)', '진전(振顫)', '진도(振掉)', '진전(震顫)' 등을 유사 범주로 인식하고 있으며, 이러한 증상에 사용되는 치료법을 중심으로 다양한 기초 및 임상 연구를 진행하고 있다.[6-10)

본 임상 연구에서 치료 목적으로 사용된 '5정요법(五正療法)'은 인체 내 자연치유력을 끌어올리기 위한 실천적 치료방법으로, 현미밥 위주의 정식요법(正食療法), 활보장 중심의 운동요법인 정심요법(正心療法), 환부를 지압하는 정혈요법(正血療法), 파킨슨병 치유를 위한 한약요법인 정체요법(正體療法), 체질에 맞는 간식을 섭취하는 정음요법(正飮療法)을 의미한다. 또한 환자의 증상이 더 이상 나타나지 않거나 진행이 멈추면 한약 복용을 더 이상 하지 않으면서 환자 스스로 질병을 관리하게 할 수 있도록 함이 주 목적이다.

'5정요법'을 통한 체계적이고 유기적인 치료 효과에 대한 연구는 보고된 바가 없다. 이에 저자는 파킨슨병으로 진단 받은 후 본원에 내원한 환자 중 한의학적인 변증(辨證)과 치료를 통해 의미 있는 결과가 나타난 임상 1례에 대하여 보고하고자 한다.

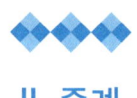

II. 증례

1. 환자의 병력

1) 주소증

오른쪽 하지 진전, 오른쪽 어깨 경직, 자율신경 장애로 인한 연하작용, 좌우 불균형과 이로 인한 손저림

2) 현 병력

68세의 여자 환자로 2009년 7월경 상기 증상들이 나타나 부산 S병원 신경과에서 파킨슨병으로 진단을 받고 벤즈트로핀 1mg, 리큅 0.25mg 1일 3회 복용을 하여 약간의 호전을 보였으며 영상 검사상 뇌의 기질적 이상은 발견되지 않음. 다만 파킨슨병의 서양의학적 치료는 진행이 멈추거나 느리게 하지 못하기 때문에 이에 대한 회의감, 두려움으로 본원에 내원하게 됨.

3) 기왕력

15년 전 교통 사고로 입원 치료함.

4) 가족력

특이 사항 없음.

5) 치료 기간

2009년 8월 29일부터 2010년 8월 7일까지

2. 검사 소견 및 평가 소견

1) 검사 소견

148.3cm/ 47.5kg의 단아한 체격의 소유자로서 강단이 있어 보이고, 고집이 센 성격의 태양인으로 판단. 오른쪽 다리 부위의 비자발적 떨림과 오른쪽 어깨 부위의 굳어짐, 자율신경 장애로 인한 약한 연하작용, 좌우 불균형과 이로 인한 손저림의 증상들을 호소함. 2009년 7월경 며느리와의 갈등으로 심적인 부담감이 컸으며, 이로 인해 심한 스트레스를 받고 이와 같은 증상들이 발생했다고 생각함.

2) 임상병리검사 소견(Table 1)

Table 1.

Group	AST IU/L	ALT IU/L	γ GTP IU/L
초진	20	16	10
6개월 후	25	15	11

3) 영상의학검사 소견

별무

4) 한방 변증 소견

체격 조건이 상성하허(上盛下虛)하며, 평소 화를 잘 내는 편이며, 하체는 오히려 점점 약해지는 경향을 보이고, 표면적으로는 강건하나 내면적으로는 양성생기력(凉性生氣力) 약화의 증상을 겸하고 있으며 설질(舌質) 홍적(紅赤), 맥세삭(脈細數)하는 것으로 보아 간양상항(肝陽上亢), 태양인 외감요척병(外感腰脊病), 내촉소장병(內觸小腸病) 겸증으로 판단.

3. 평가 방법

파킨슨병 진단의 객관성을 위하여 종합병원 신경과에서 진단 후 도파민 제제을 복용하고 변화가 관찰된 경우에 일차적인 대상으로 함. 또한 본원에서 치료 시작 전 United Kingdom Parkinson's Disease Society Brain Bank(UKPDS)의 진단 기준[15])에 의해 다시 한 번 검증을 함. 1개월에 1회 내원 시 환자의 상태변화를 평가하기 위하여 Unified Parkinson's Disease Rating Scale(UPDRS), 혼 & 야 단계(Hoehn & Yahr Stage), Activity of Daily Living(ADL), PD 환우들의 치료 과정 점검표를 관찰 및 기록함.

UPDRS는 정신, 행동 및 정서, 일상 생활능력, 운동 기능검사, 약물의 부작용에 대한 세부 항목으로 장애 정도를 평가하는 방법으로 점수가 높을수록 장애 정도가 높음. 혼 & 야 단계는 0, 1, 1.5, 2, 2.5, 3, 4, 5 등의 단계로 구성되며, 0은 초조기, 1은 일측성, 2는 양측성, 3은 보행 장애, 4는 보행 불능, 5는 생활 불능을 나타내어 점수가 낮을수록 초기에 해당됨. ADL은 생활의 질을 측정하는 지표로 0에서 100까지를 점수화하여 100은 완전히 독립적인 생활을 유지하는 상태이며, 0은 침상 생활만 가능하고 대소변 기능의 비정상적인 상태를 나타내고, 점수가 높을수록 장애 정도가 낮음을 의미함. UPDRS, 혼 & 야 단계, ADL은 파킨슨병 환자의 이환 상태를 객관적으로 수치화할 수 있는 장점은 있으나 검사자의 숙련도 정도, 복용 중인 약물의 온-오프(on-off) 상태, 피로도의 정도에 의해 오차가 많이 발생하는 단점을 가지고 있음. 이에 지난 1개월 정도 환자 본인이 느끼는 전반적인 상태를 스스로 기록하는 PD 환우들의 치료과정 점검표를 통하여 위 단점을 보완함.

4. 주 증상의 경과(표 2)

Table 2.

	내원 당시 (2009년 8월 29일)	치료 종결 당시 (2010년 7월 7일)
도파민 제제 복용 내용	벤즈트로핀 1mg 리큅 0.25mg 1일 3회 복용	1일 0회 복용
오른쪽 다리 부위의 진전	비자발적으로 나타남	거의 나타나지 않음
오른쪽 어깨 부위 경직	자주 나타남	약간 나타남
연하작용	삼키기가 약간 곤란함	거의 없어짐
손 저림	저림이 나타남	별무 변동

5. 치료 과정 및 임상 경과

내원 당시부터 치료 종결까지 매월 1회 내원하여 한의학적인 변증에 의하여 처방하였으며, 1첩 1회분으로 하여 1일 3회 복용하도록 함. 약물 상충 현상의 사전 예방을 위하여 한약과 양약의 복용 시간을 1시간 이상 간격을 두도록 함. 증상의 개선 상태에 따라 환자의 동의하에 복용 중이던 양약을 3회에서 점차 줄이도록 함(Table 3, 4, 5, Fig. 1).

Table 3. **Herbal medication**

Date	Prescription
2009. 08. 29~ 2009. 09. 28	加味釣藤散 釣鉤藤, 天麻, 黃芩, 黃栢(鹽水炒), 蒼朮, 枳殼, 白芍藥, 半夏, 柴胡, 山藥, 山茱萸, 丹蔘 各 4g, 甘草 2g
2009.09.29~ 2009.10.28	彌猴藤植腸湯 彌猴藤16g, 木瓜, 葡萄根 各8g, 蘆根, 櫻桃肉, 五加皮, 松花 各 4g, 梧頭糖 半柗
2009. 10. 29~ 2010. 01. 29	加味釣藤散 釣鉤藤, 天麻, 黃芩, 黃栢(鹽水炒), 蒼朮, 枳殼, 白芍藥, 半夏, 柴胡, 山藥, 山茱萸, 丹蔘 各 4g, 甘草 2g
2010. 01. 30~ 2010. 03. 05	五加皮腸脊湯 五加皮16g, 木瓜, 靑松節 各 8g, 葡萄根, 蘆根, 櫻桃肉 各 4g, 蕎麥米 半柗
2010. 03. 06~ 2010. 05. 16	加味釣藤散 釣鉤藤, 天麻, 黃芩, 黃栢(鹽水炒), 蒼朮, 枳殼, 白芍藥, 半夏, 柴胡, 山藥, 山茱萸, 丹蔘 各 4g, 甘草 2g

Table 4. **Western medication**

Date	Prescription	Dose number
2009. 08. 29~ 2009. 10. 29	benztropine 1mg, requip 0.25mg	3
2009. 10. 30~ 2010. 01. 02	benztropine 1mg, requip 0.25mg	2
2010. 01. 03~ 2010. 04. 17	benztropine 1mg, requip 0.25mg	1
2010. 04. 18 이후	benztropine 1mg, requip 0.25mg	0

▎Table 5. **UPDRS, Hoehn & Yahr Stage, ADL**

Date	UPDRS	Hoehn & Yahr Stage	Activity of Daily Living(ADL)
2009. 08. 29	9	2	95
2009. 09. 29	4	1	95
2009. 10. 29	1.5	1	100
2009. 11. 28	5.5	1	100
2010. 01. 02	7.5	1	100
2010. 01. 30	6.5	1	100
2010. 03. 06	5.5	1	100
2010. 04. 17	6	0.5-1	100
2010. 06. 01	6.5	0.5	100
2010. 07. 07	5	0.5	100

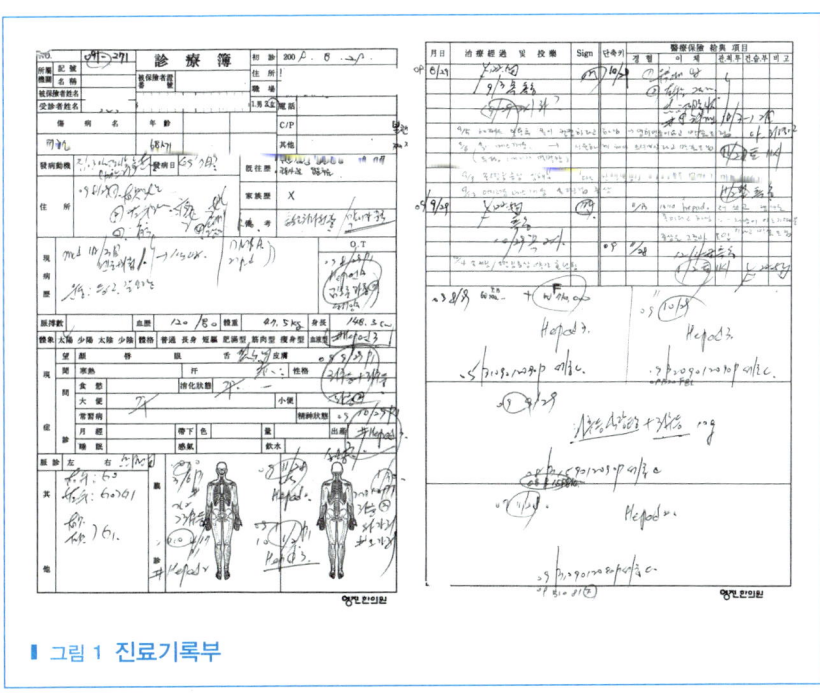

▎그림 1 진료기록부

III. 고찰

파킨슨병은 1817년 영국의 외과의사 제임스 파킨슨이 "진전 마비에 대한 보고(Essay on the Shaking Palsy)"를 기술하였던 것에 기초하여 명명되었다. 그 후 1914년 트레티아코프(Tretiakoff)가 주된 병소가 흑질임을 밝히게 되며, 20세기 중반에는 파킨슨병의 외과적 수술요법이 도입되었다. 1960년에 신경 전달물질인 도파민의 결핍이 증상 유발의 원인임이 입증되었으며, 임상 진행 정도를 나타내는 5단계 임상 기준이 1967년 혼-야(Hoehn-Yahr)에 의해 세분화되었다. 1980년대에 MPTP 독성기전, 셀레질린의 사용, 태아 이식에 대한 연구 등이 시작되었으나, 파킨슨병이 기술된 지 200여 년이 지난 현재에도 완전한 치료법은 아직 없는 실정이다.

대표 증상으로는 진전, 경직, 서동증이며, 진행과 더불어 자율신경 장애, 보행 장애를 수반하게 된다. 국내의 경우 평균 발병 연령은 64.1세이며, 65세 이상 인구의 약 1% 정도에서 발병하는 것으로 추정되어 전국적으로 30~40만 명의 환자가 있는 것으로 추정된다.[1,2]

이에 대한 파킨슨병의 진단은 대표 증상 중 2가지 이상이 있으면서 도파민 제제에 대한 반응을 보이는 경우에 한하여 임상 진단하며, 확진은 사후 뇌조직의 조직병리학적인 검사에 의한다. 파킨슨병으로 진단 받은 환자 100명을 병리학적으로 분석한 결과 이 중 75%만이 파킨슨병의 병리적 특징인 레비 소체가 발견되었다. 나머지 25%는 파킨슨 증후군 또는 유사 병증일 가능성이 높은 것으로 인식되고 있다. 파킨슨 증후군은 파킨슨병에 비해 비교적 진행이 빠르기 때문에 환자의 예후와 치료 방향을 설정함에 있어 신중한 진단이 요구된다.[2]

이에 대한 발병 원인은 아직까지 명확하게 밝혀지지 않았으며, 유전적 요인과 환경적 요인이 복합적으로 작용하는 것으로 추정되고 있으며,

최근에는 유전적 요인뿐 아니라 환경적 요인의 중요성이 강조되고 있다. 환경적 요인으로는 식이적 요인, 약물, 농약, 반복적인 뇌손상 및 일산화탄소 중독 등이 위험 요인으로 제시되고 있다.[3]

파킨슨병 연구에 대한 궁극적 목적은 발병 원인 규명과 더불어 흑질의 도파민성 신경세포가 사멸되는 기전을 밝히는 것이다. 세포 안에서 발생하는 활성 산소는 미토콘드리아의 기능 장애를 일으켜 세포를 손상시킨다. 파킨슨병 환자의 흑색질에는 유리기의 과잉 생산과 이로 인한 세포의 손상을 보여주는 생화학적 변화들이 관찰된다. 또한 사망한 파킨슨병 환자 흑질의 미토콘드리아에서는 에너지 합성에 관여하는 효소인 complex I의 부족이 관찰된다. MPTP에 의한 실험적 파킨슨병태 모델을 관찰해 보면 활성산소가 증가되면서 complex I의 활동이 억제되고 미토콘드리아의 이상이 나타남을 관찰할 수 있다. 환경 독소로서의 제초제인 로테논 또한 강력한 complex I 억제작용을 나타내고 있다. 그 외에 염증성세포에 의한 사멸, 글루탄산염에 의한 흥분독성설 등이 발병 기전으로 제시되고 있다.[4,12]

이에 대한 치료법으로는 도파민 및 항콜린성 약제를 통한 대증요법 및 수술요법이 이루어지고 있으나 진행을 느리게 할 뿐 치료가 종결되지 않아 약물과 진행에 의한 합병증이 빈발하고 있는 실정이다. 또한 흑질의 사멸로 인해 부족해지는 신경전달 물질을 단지 도파민 계열로 인식하여 도파민의 보충, 아세틸콜린의 억제를 통해 뇌신경계를 조화시키려 하고 있으나, 그 밖의 밝혀지지 않은 물질에 대해서는 또 다른 불균형을 초래하게 된다. 이러한 문제로 인하여 이상운동증, 약효 소실 현상, 환청, 환각, 환시 등의 부작용 등이 나타나 진행을 느리게 하거나 멈추게 하지 못하고 있는 실정이다.[5,13]

한의학에서는 파킨슨병을 '동요(動搖)'의 개념으로 '진전마비(振顫痲痺)', '진전(振顫)', '진도(振掉)', '진진(震顫)' 등이 유사병증으로 인식되고 있다. 심신의 과로로 간신음허(肝腎陰虛), 기혈양허(氣血兩虛), 담열동풍(痰

熱動風), 근맥실양(筋脈失養) 등의 조건이 되면 '풍(風)', '화(火)', '담(痰)', '어(瘀)'가 발생하여 근락(筋絡)을 저체(沮滯), 근맥(筋脈)이 실양(失養)되어 나타나는 것으로 해석하고 있다[16].《소문 지진요대론(素問 至眞要大論)》[17]에서는 "諸風掉眩 階屬於肝……, 諸暴強直 階屬於風……"이라 하여 진전(振顫), 강직(強直)의 생리, 병리에 대해 기술을 하고 있으며,《소문 지진요대론(素問 至眞要大論)》[17]《준치준승(準治準繩)》[18]에서는 진전(振顫)과 관련되어 도(掉), 계종(瘈瘲), 진전(振顫)이라는 용어가 기술되어 있다. 이 밖에 경직에 대하여《소문 지진요대론(素問 至眞要大論)》[17]에서는 풍(風)과 관련된 강직(強直)이 기술되어 있으며,《동의보감(東醫寶鑑)》[19]에서는 풍문(風門)의 편고(偏枯), 중부(中腑)에서 강직증(強直症)이,《장씨의통(張氏醫通)》[20]에서는 진전(振顫)과 계종(瘈瘲)이 비슷한 류(類)이면서도 상이점이 있는 부분에 대해 비교적 상세히 기술을 하고 있다.

최근 중의학에서는 파킨슨병 환자의 임상 증상을 부위별로 나누어 각각 '전진(顚震)', '진전률(振戰慄)', '수전(手顫)', '족전(足顫)' 등으로 구분하고 있으며, 원인에 있어서도 실증(實證)에는 풍(風), 담(痰), 화(火), 혈어(血瘀), 허증(虛證)에는 간허(肝虛), 비허(脾虛), 신허(腎虛)로 각각 구분하였다.

전반적으로 한의학 문헌을 종합하여 보면 파킨슨병은 '진전(振顫)'의 병증에 가장 유사하며, 풍(風), 담(痰), 화(火), 혈(血), 허(虛)가 병인으로 간신음허(肝腎陰虛), 기혈양허(氣血兩虛), 담열동풍(痰熱動風), 근맥실양(筋脈失養), 기체혈어(氣滯血瘀)의 병리 기전을 통해 임상 유형을 나타내고, 간(肝), 비(脾), 신장(腎臟)이 생병리에 관여하는 주요 장부임을 알 수 있다.

최근 유관한 실험적 연구로《동의보감》에 기재된 뇌질환 관련 한약제에 대한 항산화, 항염증 효과에 대한 검색 결과[8]와 더불어 석위 물 추출물이 MOA에 대한 효과[5], PD-1의 신경보호 효과[10]등의 다양한 실험 연구가 보고된 바가 있다. 이 밖에 양릉천 자침의 영상의학적인 효과[8], 체질침에 대한 효과[9] 등 임상연구 분야에서도 다양한 처방과 구성 약물에 대한 지속적인 연구가 끊임없이 이루어지고 있다. 다만, 한의학적인 치료를 통해 양약의 금단 증상을 제거하면서 진행의 멈춤이 일어나고 일정기간 이 상태를 유지하는 치료 종결에 대한 객관적인 임상 보고와 연구는 미비한 실정이다. 따라서 임상에서 기존의 처방과 더불어 단일 약제를 응용하여 부작용이 없으면서 치료 종결이 가능한 공통 분모를 도출해 내는 것은 전 세계 파킨슨병 환우들에게 중요한 의의를 줄 수 있을 것이다.[6-8]

본 한의원에서는 특성화된 '5정요법(五正療法)'을 통하여 인체에 내재된 자연치유력을 향상시킴으로써 인위적인 공급 형태가 아닌 스스로의 도파민 분비를 향상시켜 기존 증상의 호전과 더불어 새로운 증상이 더 이상 나타나지 않게 하는 데 주안점을 두었다.

본 환자는 2009년 7월 이전 가벼운 교통사고 이외에 특별한 선행질환 없이 오른쪽 다리의 진전, 오른쪽 어깨의 경직과 통증이 발생하여 부산의 ○○종합병원 신경과에서 파킨슨병 진단을 받고 항파킨슨제를 1일 3회 약 1개월 복용하던 중 본원에 내원하게 되었다.

내원 당시 벤즈트로핀 1mg, 리큅 0.25mg을 3회/1일로 약 1개월간 복용하고 있었으며, 오른쪽 다리의 비지발적인 진전, 오른쪽 어깨의 경직 및 저림, 약간의 연하 장애 등이 나타나고 있었다. 설질(舌質) 적(赤), 맥(脈) 현삭(弦數)하며 얼굴이 약간 붉고, 목소리에는 힘이 있으면서, 작고 단단한 체격의 형태로 '간양화풍(肝陽化風)'에 해당하는 실증이었으며, 고령과 파킨슨병의 투병하는 과정이 비교적 장기간으로 허증과 실증의 반복 또는 허실협착(虛實挾錯)인 경우도 나타났다. 증상과 병의 유발 인자 등을 고려하여 볼 때 애노(愛怒)의 과극(過極)에 의한 '간실증(肝實證)'과 '태양인병증(太陽人病症)'으로 판단하고 가미조등산(加味釣藤散)과 오가피장척탕(五加皮腸脊湯), 미후등식장탕(彌猴藤植腸湯)을 매월 변증(辨證)에 의거하여 투여하였다.

투여된 처방 중 가미조등산(加味釣藤散)은 조구등(釣鉤藤), 천마(天麻), 황금(黃芩), 황백(염수초)(黃栢 鹽水炒), 창출(蒼朮), 지각(枳殼), 백작약(白芍

藥), 반하(半夏), 시호(柴胡), 산약(山藥), 산수유(山茱萸), 단삼(丹蔘), 감초(甘草) 등으로 구성되어 평간식풍(平肝熄風), 청렬안신(淸熱安神)하는 효능이 있어 간양화풍(肝陽化風), 간풍내동(肝風內動)으로 인한 진전(振顫), 두통(頭痛), 현훈(眩暈), 이명(耳鳴) 및 실면(失眠) 등에 적합한 처방이다. 사상방(四象方)인 오가피장척탕(五加皮腸脊湯)은 오가피(五加皮), 모과(木瓜), 청송절(靑松節), 포도근(葡萄根), 노근(蘆根), 앵도육(櫻桃肉), 교맥미(蕎麥米) 등으로 이루어져 있으며, 미후등식장탕(彌猴藤植腸湯)은 미후등(彌猴藤), 모과(木瓜), 포도근(葡萄根), 노근(蘆根), 앵도육(櫻桃肉), 오가피(五加皮), 송화(松花), 오두당(梧頭糖)으로 각각 구성되어 애노(愛怒)의 과극(過極)에 의하여 간장계(肝臟系)의 생리 작용력의 약화로 인한 요척병(腰脊病)과 소장계(小腸系)의 약화 등을 치유한다. 변증(辨證)에 따라 위 처방의 2첩을 전탕하여 하루 3회씩 복용하게 하였다.

난치성질환의 경우 심신의 과로와 잘못된 양생이 문제이므로 한약 복용인 정체요법(正體療法)을 포함하는 5가지로 구성된 '5정요법(五正療法)'을 시행하게 하였다. 이 중 정혈요법(正血療法)은 파킨슨병에 효과적인 경혈 자리로 보고된 양릉천혈을 지시해 주고 환자 스스로 1일 15분씩 지압하게 하였다. 정식요법(正食療法)은 현미밥 위주의 식사를 50회 이상씩 저작하게 함으로써 곡식에 내재된 기를 바르게 섭취하게 하였다. 정음요법(正飮療法)은 한의학 특유의 체질론에 입각하여 편식을 지양하고 식품의 약이적 효능을 지향하게 하였다. 정심요법(正心療法)은 팔다리를 크게 흔들면서 걷는 활보장에 집중함으로써 울체된 기를 순환시키고, 심신을 평정하게 하였다. 특히 정체요법(正體療法)은 매월 정확한 변증(辨證)에 의거하여 처방을 하였다.

'5정요법(五正療法)'을 시행 후 2009년 10월 29일 약 2개월이 지나자 오른쪽 다리의 진전 증상이 호전되고 UPDRS가 9에서 1.5로 낮아졌으며, 혼 & 야 단계가 2에서 1로 낮아지고 ADL은 95에서 100으로 상승되었다. 이에 조심스럽게 환자와 보호자의 동의하에 벤즈트로핀 1mg, 리쿱 0.25mg을 3회에서 2회로 감량하였다. 5개월 후인 2010년 1월 2일에는 발의 진전과 손저림 증상도 호전이 되었으며, UPDRS 7.5, 혼 & 야 단계 1, ADL은 100을 유지하여 벤즈트로핀 1mg, 리쿱 0.25mg을 2회에서 1회로 감량하였다. 이때 UPDRS가 약간 상승함이 보였으나 이는 복용 중인 양약의 감량에 의한 것으로 보였다. 그 후 2010년 4월 17일 치료 시작 후 약 7개월이 지나자 진전과 손저림의 호전 증상과 더불어 동반 증상이 호전되었다. 이때 UPDRS는 6점, 혼 & 야 단계는 1, ADL은 100을 유지하며 호전되어서 벤즈트로핀 1mg, 리쿱 0.25mg을 1회에서 0회로 복용하게 하였다. 그 후 치료 시작 약 11개월 후이며, 도파민제 중단 약 3개월 후의 시점인 2010년 7월 7일 UPDRS는 5점, 혼 & 야 단계는 1, ADL은 100을 유지하였다. 진행성 질환인 파킨슨병의 특성상 복용 중인 양약의 용량 및 횟수와 종류는 늘어나게 되는 것이 일반적이다. 그러나 한약을 포함한 5정요법을 병행함으로 인하여 증상의 호전과 더불어 혼 & 야 단계, UPDRS, Activity of Daily Living(ADL)의 객관적인 지표가 향상됨은 매우 긍정적인 치료 효과를 의미한다. 아울러 환자 스스로 흑질이 더 이상 빨리 사멸되지 않게 하는 지연적 치유 상태를 유지하고 있음을 의미한다. 다만, 흑질은 자연적으로 10년에 5%씩 사멸되므로 완치보다는 1차적으로 치료를 종결하고 정기적인 내원을 통해 관리함이 합당할 것으로 사료되었다.

　본 환자는 양·한방 겸치로 시작하여 한방 단독 치료로 이어지기까지 비교적 빠른 시기에 치료가 종결된 1례이나 환자의 상태가 비교적 초기이며, 다른 질병이 없는 상태이고 강건한 상태였기에 나타난 결과로 보인다. 추후에도 이러한 임상 결과를 바탕으로 파킨슨병 중기·말기 상태와 다양한 증상들에 대한 지속적인 증례 관찰 등을 통해 공통 분모에 대한 연구가 필요할 것으로 사료된다.

Ⅳ. 결론

본 증례에서 고령군에 속하나 초기 상태인 파킨슨병 환자를 한의학적인 변증과 5정요법에 의해 치료함으로써, 진전을 포함한 임상 증상과 혼 & 야 단계(Hoehn&Yahr Stage), UPDRS, ADL 등의 객관적 지표의 호전과 도파민 제제의 감량이라는 긍정적 결과를 얻을 수 있었다. 인구 고령화가 심해지는 시점에서 본 연구 결과는 신경계의 대표적 퇴행 질환인 파킨슨병에 대하여 한의학적 치료의 객관적 임상 자료를 제시함으로써 한의학의 진료 영역 확대와 더불어 EBM 구축을 통한 파킨슨병 임상 연구에 기초적 자료가 될 것으로 사료된다.

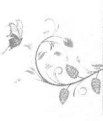

참고문헌

1. 이애영, 《파킨슨병과 파킨슨 증후군》, 서울, 군자출판사, P1, 2000.
2. 박병준, 〈특발성 파킨슨병, 파킨슨 증후군환자 7례의 치료경과사례 고찰〉, 《동의신경정신과 학회지》 20(3):284,289, 2009.
3. 이주연, 〈초기 파킨슨병 환자의 식이형태 및 영양상태에 관한 연구〉, 경희대학교 석사학위논문, 2007.
4. 김종민, 〈MPTP-파킨슨병 모델에서 신경세포 사멸에 관련된 유전자군에 대한 cDNA microarray 연구〉, 서울대학교 박사학위논문, 2004.
5. 박연철, 〈특발성 파킨슨 환자에서 경혈에 따른 침 치료 효과의 비교 연구〉, 경희대학교 석사학위논문, 2007.
6. 오민규, 김태용, 김동진, 신현수, 〈신정휴손으로 병증한 파킨슨병 환자의 이상운동증 치험 1례〉, 《대한한방내과학회지》 28(4):920-926, 2007.
7. 정병주, 김진원, 김병철, 우성호, 나유진, 심효주, 이원희, 이지영, 서호석, 김용호, 〈파킨슨병으로 유발된 진전이 한약 치료를 통하여 호전된 치험 1례〉, 《대한한방내과학회지》 27(4):955,959, 2006.
8. 이정욱, 〈1-methyl-4-phenyl-1,2,3,6-tetrahydrophridine으로 유도된 파킨슨병 쥐에서의 도파민 신경세포 손상에 대한 PD-1 처방의 보호 효과〉, 동국대학교 석사학위논문, 2009.
9. 김인락, 〈파킨슨병 관련한 석위 물 추출물의 Monoamine Oxidase 활성 억제효과〉, 동의대학교 박사학위논문, 2003.
10. 김경미, 〈파킨슨병 환자의 양릉천 자침에 따른 뇌기능 자기공명영상 변화 관찰〉, 경희대학교 석사학위논문, 2007.
11. 金洲, 《性理臨床論》, 서울, 大星文化社, p.328-344, 1997.
12. Schapira, T, 《파킨슨병》, 서울, 도서출판 아카데미아, p.37-47, 2005.

13. 권전록, 〈익신소전탕이 파킨슨병 유발 흰쥐에 미치는 효과〉, 동국대학교 석사학위논문, 2001.
14. 이상인, 김동걸, 이영종, 노승현, 주영승, 《方劑學》, 서울, 永林社, p.325, 1990.
15. 박병준, 《파킨슨병의 한방치료》, 서울, 에세이퍼블리싱, p.81-96, 2009.
16. 《실용중의뇌과학》, 북경, 중국의학연구원광안문의원, p.3, 1993.
17. 홍원식 교편, 《정교황제내경소문》, 서울, 동양의학연구원출판부, p.23-25, 39-40, 1995.
18. 王肯堂, 《證治準繩》, 서울, 翰成社, p.255-256, 1982.
19. 許準, 《東醫寶鑑》, 서울, 大成文化社, p.58-59, 1992.
20. 張璐, 《張氏醫通》, 上海科學技術出版社, p.295-296, 1990.
21. 심재원, 〈배아 및 성체 줄기세포로부터 유전자 조작을 통한 파킨스병 세포치료용 도파민 신경세포 분화 유도〉, 서울대학교 대학원, 2007.
22. 김경희 외, 〈파킨스병 유전자와 도파민 신경계 보호 연구〉, 《약학연구논문집》, No.18, pp.103-112, 2008.

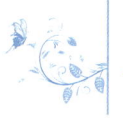

사진모음

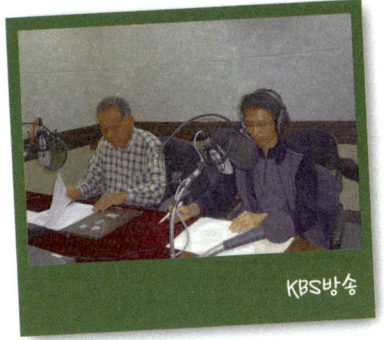

KBS방송

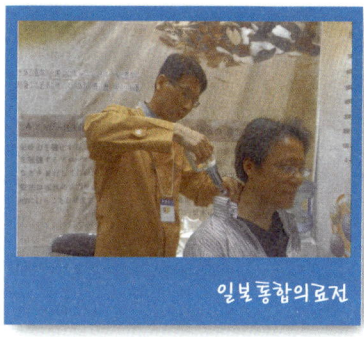

일본통합의료전

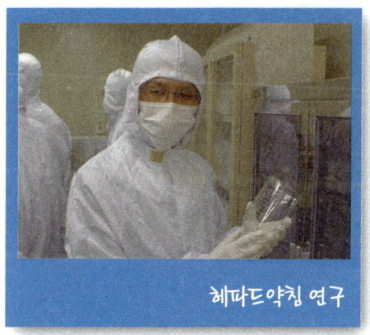

헤파드약침 연구

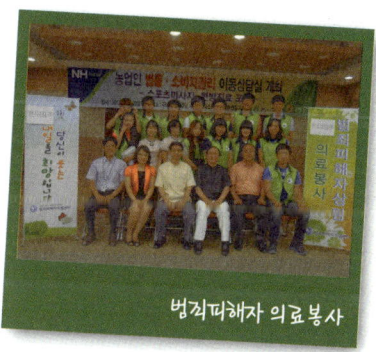

범죄피해자 의료봉사

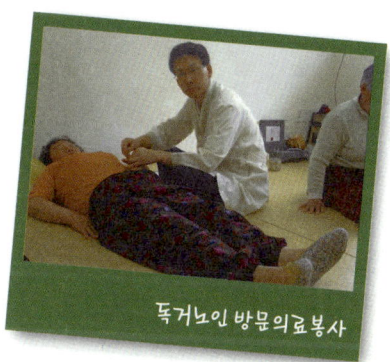

독거노인 방문의료봉사

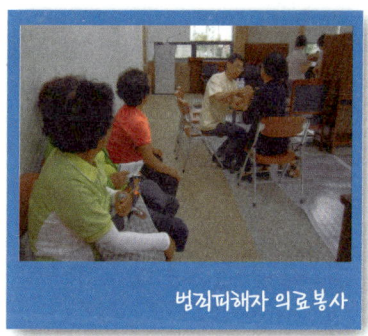

범죄피해자 의료봉사

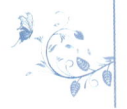
사진모음

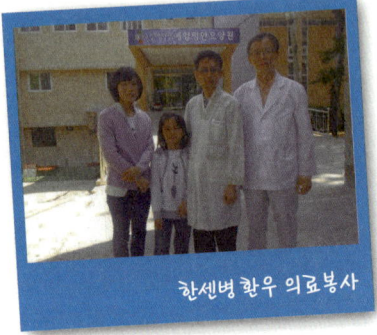
한센병 환우 의료봉사

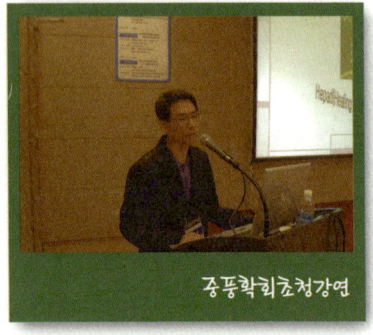
중풍학회 초청강연

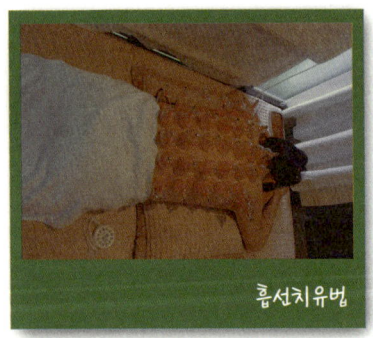
흡선치유법

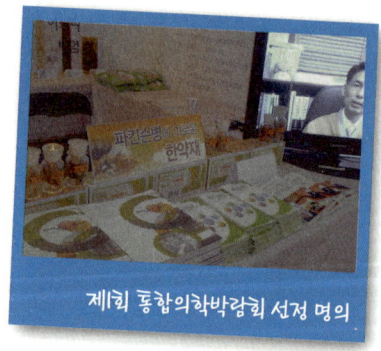
제1회 통합의학박람회 선정 명의

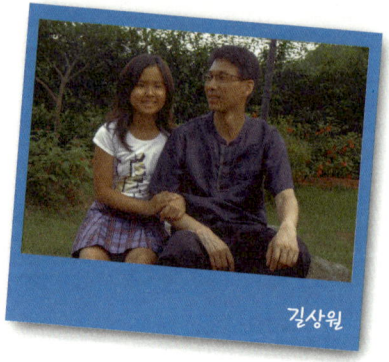
김상원

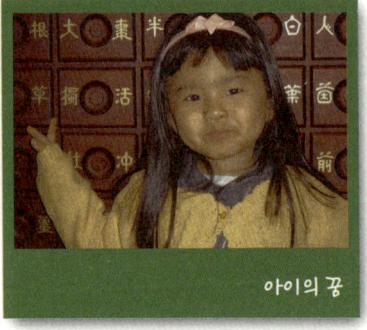
아이의 꿈

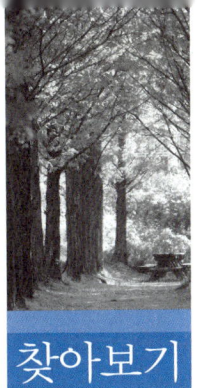

찾아보기

ㄱ

경직 • 46
근긴장 이상증(Dystonia) • 66
근육의 굳어짐(경직) • 37

ㄴ

낙상(落傷) • 40
내부 진전 • 38
뇌 심부 자극술(DBS : Deep Brain Stimulation) • 59, 156
뇌의 흑질 • 18, 133

ㄷ

다계통 위축증(MSA) • 65, 70
도파민 • 20, 56, 58, 64, 130
도파민 측정 그래프 • 132
동결 현상 • 45
떨림 • 52, 53

ㄹ

레보도파 • 57
레비소체(lewy body) • 21
레비소체병(DLBD) • 65, 69

ㅁ

망상 • 44
모관 운동 • 98

ㅂ

반신욕 • 96
발병 연령 • 28
변비 • 41, 109
보행 장애 • 40, 46, 65
본태성 떨림 • 52, 65
붕어 운동 • 97

ㅅ

사래 • 40

샤이 드레저 증후군(다계통 위축증)
 • 68
서동 • 46
서동증 • 41
선조체 흑질 변성(다계통 위축증)
 • 68
소양인 • 50
소양인의 식이요법 • 87
소음인 • 50
소음인의 식이요법 • 88
손발의 떨림(진전) • 36
수술 • 59
신경 보호 효과 • 131

ㅇ

알츠하이머병 • 67
약물 유발 파킨슨 증후군 • 69
어싱(Earthing) • 100
연하 장애 • 39
온-오프(On-Off) 현상 • 45
올리브 뇌교 소뇌 위축증(다계통 위
 축증) • 68
요가 • 111, 112
우울증 • 43
움직임의 느림(서동) • 37
윌슨병(Wilson's Disease) • 65
이상 운동증 • 45

인지기능 장애 • 43
일상생활 평가에 의한 분류(Activity
 of Daily Living) • 31

ㅈ

자세 반사 장애 • 47
자율신경 장애 • 65
정식(正食) • 75
정식요법(正食療法) • 76, 284
정심(正心) • 93
정심요법(正心療法) • 94, 284
정음(正飮) • 83
정음요법(正飮療法) • 284
정체(正體) • 82
정체요법(正體療法) • 284
정혈(正血) • 89
정혈요법(正血療法) • 89, 284
제임스 파킨슨 • 18
종종걸음 • 40
진전(震顫) • 23, 46
진행성 핵상마비(PSP) • 65, 69

ㅊ

치료 과정 사례 • 186, 191, 193, 199,
 200, 202, 210, 211, 212
치료 과정 점검표 • 206

치료 사례 • 166, 171, 174, 178, 180, 183
치료 종결 • 168, 190, 195
치료 종결 사례 • 166, 197, 207
치료 패턴 • 134
침 흘림 • 40

ㅌ

태양인 • 49
태양인의 식이요법 • 84
태음인 • 49
태음인의 식이요법 • 85
특허 및 상표 등록 • 244

ㅍ

파킨슨 증후군 • 64, 70
파킨슨병 • 18, 64
파킨슨병 등급 척도(UPDRS : Unified Parkinson's Disease Rating Scale) • 32
파킨슨병 환우 호전도 통계 • 138, 139, 140, 141
파킨슨병에 사용되는 양약 • 58
파킨슨병의 3대 증상 • 36
파킨슨병의 발병 원인 • 72
파킨슨병의 원인 • 74

표본 7명의 통계 사례 • 178
풍욕 • 94
피질기저 핵변성(CBD) • 65

ㅎ

하지불안 증후군 • 42
할레보르덴-스파츠 증후군 (Hallerborden-Spatz Syndrome) • 67
항파킨슨 제제 • 160
헌팅톤병(Huntington's Disease) • 66
헤파드(Hepad : Healing herbmedicine of Parkinson Disease, 파킨슨병 치유 한약) • 15, 254
혈관성 파킨슨 증후군 • 68
혼 & 야 단계(Hoehn & Yahr Stage) • 29
활보장 • 99
흑질 • 20
흡선치유법(吸腺治癒法) • 91

기타

5정요법(五正療法) • 62, 74, 102, 283
Hoehn and Yahr progress • 260
MPTP 유발 파킨슨 증후군 • 69
UPDRS에 의한 호전도 통계 • 142